国家卫生健康委员会"十四五"规划教材

全国高等学校教材
供卫生管理及相关专业用

U0292376

卫生人力资源管理

Health Human Resource Management

第2版

主　编　毛静馥　王长青
副主编　刘晓云　孙　梅　金连海　王　静

编　委（以姓氏笔画为序）
王　静　华中科技大学　　　　陈　任　安徽医科大学
王长青　南京医科大学　　　　金连海　吉林医药学院
王兰英　大连医科大学　　　　周思宇　杭州师范大学
王海鹏　山东大学　　　　　　赵　璐　哈尔滨医科大学
毛静馥　哈尔滨医科大学　　　胡　睿　首都医科大学附属北京积水潭医院
刘晓云　北京大学　　　　　　唐昌敏　湖北中医药大学
孙　梅　复旦大学　　　　　　崔　宇　哈尔滨医科大学
李晋辉　四川大学华西第二医院

编写秘书
赵　璐（兼）

人民卫生出版社
·北　京·

图书在版编目（CIP）数据

卫生人力资源管理 / 毛静馥，王长青主编. -- 2 版. --
北京：人民卫生出版社，2025. 1. --（全国高等学校卫
生管理专业第三轮规划教材）. -- ISBN 978-7-117
-37335-7

Ⅰ. R192

中国国家版本馆 CIP 数据核字第 2025LT9204 号

人卫智网	www.ipmph.com	医学教育、学术、考试、健康，购书智慧智能综合服务平台
人卫官网	www.pmph.com	人卫官方资讯发布平台

卫生人力资源管理

Weisheng Renli Ziyuan Guanli

第 2 版

主　　编：毛静馥　　王长青

出版发行：人民卫生出版社（中继线 010-59780011）

地　　址：北京市朝阳区潘家园南里 19 号

邮　　编：100021

E - mail：pmph @ pmph.com

购书热线：010-59787592　　010-59787584　　010-65264830

印　　刷：人卫印务（北京）有限公司

经　　销：新华书店

开　　本：850×1168　1/16　　印张：17

字　　数：480 千字

版　　次：2013 年 11 月第 1 版　　2025 年 1 月第 2 版

印　　次：2025 年 2 月第 1 次印刷

标准书号：ISBN 978-7-117-37335-7

定　　价：69.00 元

打击盗版举报电话：010-59787491　　E-mail：WQ @ pmph.com

质量问题联系电话：010-59787234　　E-mail：zhiliang @ pmph.com

数字融合服务电话：4001118166　　E-mail：zengzhi @ pmph.com

全国高等学校卫生管理专业
第三轮规划教材修订说明

　　我国卫生管理专业创办于 1985 年，第一本卫生管理专业教材出版于 1987 年，时至今日已有 36 年的时间。随着卫生管理事业的快速发展，卫生管理专业人才队伍逐步壮大，在教育部、国家卫生健康委员会的领导和支持下，教材从无到有、从少到多、从有到精。2002 年，人民卫生出版社成立了第一届卫生管理专业教材专家委员会。2005 年出版了第一轮卫生管理专业规划教材，其中单独编写教材 10 种，与其他专业共用教材 5 种。2011 年，人民卫生出版社成立了第二届卫生管理专业教材评审委员会。2015 年出版了第二轮卫生管理专业规划教材，共 30 种，其中管理基础课程教材 7 种，专业课程教材 17 种，选择性课程教材 6 种。这套教材出版以来，为我国卫生管理人才的培养，以及医疗卫生管理事业教育教学的科学化、规范化管理作出了重要贡献，受到广大师生和卫生专业人员的广泛认可。

　　为了推动我国卫生管理专业的发展和学科建设，更好地适应和满足我国卫生管理高素质复合型人才培养，以及贯彻 2020 年国务院办公厅发布《关于加快医学教育创新发展的指导意见》对加快高水平公共卫生人才培养体系建设，提高公共卫生教育在高等教育体系中的定位要求，认真贯彻执行《高等学校教材管理办法》，从 2016 年 7 月开始，人民卫生出版社决定组织全国高等学校卫生管理专业规划教材第三轮修订编写工作，成立了第三届卫生管理专业教材评审委员会，并进行了修订调研。2021 年 7 月，第三轮教材评审委员会和人民卫生出版社共同组织召开了全国高等学校卫生管理专业第三轮规划教材修订论证会和评审委员会，拟定了本轮规划教材品种 23 本的名称。2021 年 10 月，在武汉市召开了第三轮规划教材主编人会议，正式开启了整套教材的编写工作。

　　本套教材的编写，遵循"科学规范、继承发展、突出专业、培育精品"的基本要求，在修订编写过程中主要体现以下原则和特点。

　　1. 贯彻落实党的二十大精神，加强教材建设和管理　二十大报告明确指出，人才是第一资源，教育是国之大计、党之大计，要全面贯彻党的教育方针、建设高质量教育体系、办好人民满意的教育，落脚点就是教材建设。在健康中国战略背景下，卫生管理专业有了新要求、新使命，加强教材建设和管理，突出中国卫生事业改革的成就与特色，总结中国卫生改革的理念和实践经验，正当其时。

2．凸显专业特色，体现创新性和实用性　本套教材紧扣本科卫生管理教育培养目标和专业认证标准；立足于为我国卫生管理实践服务，紧密结合工作实际；坚持辩证唯物主义，用评判性思维，构建凸显卫生管理专业特色的专业知识体系，渗透卫生管理专业精神。第三轮教材在对经典理论和内容进行传承的基础上进行创新，提炼中国卫生改革与实践中普遍性规律。同时，总结经典案例，通过案例进行教学，强调综合实践，通过卫生管理实验或卫生管理实训等，将卫生管理抽象的知识，通过卫生管理综合实训或实验模拟课程进行串联，提高卫生管理专业课程的实用性。以岗位胜任力为目标，培养卫生领域一线人才。

3．课程思政融入教材思政　育人的根本在于立德，立德树人是教育的根本任务。专业课程和专业教材与思想政治理论教育相融合，践行教育为党育人、为国育才的责任担当。通过对我国卫生管理专业发展的介绍，总结展示我国近年来的卫生管理工作成功经验，引导学生坚定文化自信，激发学习动力，促进学生以德为先、知行合一、敢于实践、全面发展，培养担当民族复兴大任的时代新人。

4．坚持教材编写原则　坚持贯彻落实人民卫生出版社在规划教材编写中通过实践传承的"三基、五性、三特定"的编写原则："三基"即基础理论、基本知识、基本技能；"五性"即思想性、科学性、先进性、启发性、适用性；"三特定"即特定的对象、特定的要求、特定的限制。在前两轮教材的基础上，为满足新形势发展和学科建设的需要，与实践紧密结合，本轮教材对教材品种、教材数量进行了整合优化，增加了《中国卫生发展史》《卫生管理实训教程》。

5．打造立体化新形态的数字多媒体教材　为进一步推进教育数字化、适应新媒体教学改革与教材建设的新要求，本轮教材采用纸质教材与数字资源一体化设计的"融合教材"编写出版模式，增加了多元化数字资源，着力提升教材纸数内容深度结合、丰富教学互动资源，充分发挥融合教材的特色与优势，整体适于移动阅读与学习。

第三轮卫生管理专业规划教材系列将于 2023 年秋季陆续出版发行，配套数字内容也将同步上线，供全国院校教学选用。

希望广大院校师生在使用过程中多提宝贵意见，为不断提高教材质量，促进教材建设发展，为我国卫生管理及相关专业人才培养作出新贡献。

全国高等学校卫生管理专业
第三届教材评审委员会名单

顾　　　问　李　斌

主 任 委 员　梁万年　张　亮

副主任委员　孟庆跃　胡　志　王雪凝　陈　文

委　　　员　（按姓氏笔画排序）

马安宁　王小合　王长青　王耀刚　毛　瑛
毛宗福　申俊龙　代　涛　冯占春　朱双龙
邬　洁　李士雪　李国红　吴群红　张瑞华
张毓辉　张鹭鹭　陈秋霖　周尚成　黄奕祥
程　峰　程　薇　傅　卫　潘　杰

秘　　　书　姚　强　张　燕

主编简介

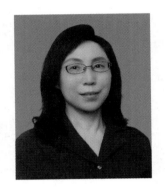

毛静馥

女，1961年7月出生于黑龙江省鸡西市。哈尔滨医科大学卫生管理学院教授，国家一级人力资源管理师，硕士研究生导师。现任《中国医院管理》期刊编委。曾任澳大利亚乐卓博大学特聘教授，国家卫生健康委人才交流服务中心全国卫生人才评价管理领域专家，黑龙江省公共健康安全及医改策略研究智库专家，《中国卫生经济》期刊编委，《中国卫生人才》专栏作家、卫生人力资源管理专业编辑委员会委员，复旦管理学奖励基金会"复旦管理学杰出贡献奖"同行评议专家，黑龙江省医院协会医院感染管理专业委员会专家委员，黑龙江省女医师协会常务理事，黑龙江省民营医院管理专家委员会特聘专家等职。

从事卫生管理教学及研究工作40年，荣获哈尔滨医科大学首届"师德师风建设标兵"称号，多次获得学校"课堂教学比赛"一等奖、"教案评比"一等奖，及"我心目中的好老师"称号；主持国家自然科学基金及其他基金课题多项；以主编、副主编、编委身份出版教材、专著15部；发表SCI收录、国家专业期刊研究论文百余篇；多次担任国家级、省级及地方卫生管理干部培训主讲教师，为全国多家医疗卫生机构提供管理咨询。

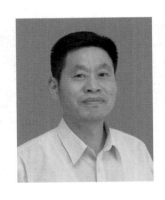

王长青

男，1962年8月出生于江苏省兴化市，现任南京医科大学二级教授、主任医师、博士研究生导师。兼任首届全国高校健康教育教学指导委员会副主任委员，教育部教育质量评估中心全国普通高等学校本科教育教学评估专家，国家自然科学基金项目评审专家。

从事医学教育、卫生人力资源管理教学及研究近40年。曾主持世界卫生组织传统医学合作项目研究课题1项，国家自然科学基金面上项目3项等10余项部、省级研究课题。主编教材《卫生管理学》（新世纪第三版），发表SCI收录及全国中文核心期刊学术论文60余篇。获卫生部卫生政策研究奖1项，江苏省高等教育科学研究成果奖特等奖1项，江苏发展研究奖1项，江苏智库研究与决策咨询优秀成果奖一等奖1项。培养博士研究生、硕士研究生近60名，指导本科生获"挑战杯"全国大学生系列科技学术竞赛一等奖2项。参加公益健康科普活动多项。

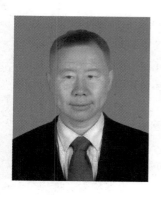

男，1973 年 7 月出生于山东，现任北京大学中国卫生发展研究中心副主任，教授，博士研究生导师。担任世界卫生组织西太区全民健康覆盖专家委员会委员、亚太地区卫生人力资源行动联盟（AAAH）指导委员会委员、中国卫生经济学会基层卫生经济专业委员会常务委员等职务。

从事卫生体系和卫生人力资源相关领域的教学科研工作 26 年。在 *The Lancet*、*The British Medical Journal*、《中国卫生政策研究》等国内外核心期刊发表论文 100 余篇。以主编、副主编等身份出版教材、专著 10 余部。

刘晓云

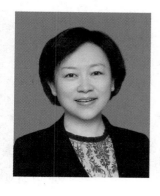

女，1979 年 5 月出生于江苏海安，现任复旦大学公共卫生学院教授、博士研究生导师；中华预防医学会卫生事业管理分会委员、副秘书长，上海市深化医药卫生体制改革研究专家库首批青年专家。

从教至今 18 年，主讲上海市课程思政示范课程、上海市教委精品改革领航课程等。主持国家自然科学基金、教育部人文社会科学研究基金等数十项纵向项目，多项研究成果被采纳应用。曾获上海市决策咨询研究成果奖等 6 项科技奖项，获评中华预防医学会卫生事业管理分会青年教师讲课比赛一等奖、中华医学会医学教育分会医学教育百篇优秀论文奖、上海市优秀指导教师、上海市新长征突击手等。

孙 梅

副主编简介

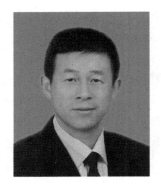

金连海

男，1972 年 7 月出生于黑龙江省牡丹江市，现任吉林医药学院党委常委、副校长、三级教授，吉林省 D 类人才。教育部教育质量评估中心全国普通高等学校本科教育教学评估专家、吉林省高等学校教学指导委员会委员、吉林省微量元素科学研究会理事长、吉林省心理学会理事、政协吉林市第十四届委员会委员。

从事医学教育管理与研究 25 年，主持完成省级项目 5 项，发表论文 28 篇，参编教材 4 部，获省教学成果奖一等奖 2 项、三等奖 2 项，省科学技术进步奖三等奖 1 项、市科学技术进步奖一等奖 2 项，获省级"虚拟仿真金课"1 门，获吉林省教育系统先进工作者、榜样教务处长荣誉称号。

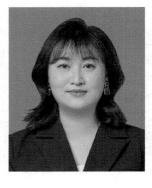

王　静

女，1978 年 3 月出生于湖北，现任华中科技大学同济医学院医药卫生管理学院副院长。担任中国农村卫生协会县域卫生专业委员会副主任委员，全国科学技术名词审定委员会全国公共卫生与预防医学名词审定委员会卫生管理学名词编写分委员会副主编，中国残疾人联合会残疾人事业发展研究会残疾人健康管理专业委员会委员。

从事教学工作 20 年，长期从事基层卫生政策、老年人健康政策，医疗保障与健康贫困政策等方面研究。重点围绕老年人失能、慢性病、健康贫困等问题，先后主持多项国家级及省部级科研项目，发表多篇中英文学术论文。

前　言

国以才立，业以才兴。党的二十大报告明确指出："教育、科技、人才是全面建设社会主义现代化国家的基础性、战略性支撑。"医疗卫生系统关乎人民群众的健康保障，承载"健康中国"建设的宏伟使命，是实现中国式现代化的重要力量。卫生人力是医疗卫生系统最重要的核心资源，造就和服务好一支适应卫生健康事业高质量发展、德才兼备的人力资源队伍，使命光荣，意义重大。

本教材立足"新医科"和"大健康"，以提升人民群众健康水平为目标，从卫生健康系统视角出发，对卫生人力资源管理的普遍规律进行总结和提炼，同时突出中国特色，彰显民族自信。我们期望这本教材有助于推动我国卫生人力资源管理学科体系、学术体系、话语体系的持续优化。

在教材编写过程中，我们遵循如下原则。第一，强化价值导向，注重政治性与科学性的统一。坚持以习近平新时代中国特色社会主义思想为引领，客观引入国外卫生人力资源管理理论，总结提炼中国卫生人力资源管理的创新实践，发挥学科课程思政的育人功能，严把政治思想关。第二，强化基本知识和基本技能，注重知识的继承性与学科前瞻性的统一。作为卫生管理专业教材，力求体现卫生人力资源管理学科基本知识和基本技能的系统性与结构完整性，使学生学有所获，学以致用。同时，对卫生人力资源管理的未来走向进行前瞻性展望思考，以引领学生持续创新，不断超越。第三，强化本学科教材编写特色的传承，注重本轮编写风格及体例的创新。本教材在继承第1版教材编写特色的基础上，采用新形态教材的编写形式，实现纸质内容与数字内容相互补充，线上与线下学习相结合，以进一步提高学生的学习兴趣和学习效果。

本教材以卫生管理专业本科生为主要对象，也可以作为研究生及各级卫生行政管理干部岗位培训参考书。

在本教材编写过程中，各位编委以高度的责任感和严谨的治学态度对教材的内容进行反复审阅与修改，哈尔滨医科大学卫生管理学院的张鑫老师等，在稿件校对过程中做了大量细致的工作。在此，对所有关心、支持、参与本教材编写的领导、专家和工作人员致以最衷心的感谢。

志存高远，创新无疆。卫生人力资源管理涉及医学及管理学等多个学科，还有很多知识有待拓展和深入，欢迎广大师生对本教材提出宝贵建议。

毛静馥　王长青
2024 年 8 月

目　　录

第一章　卫生人力资源管理概论

人力资源是所有资源中最活跃、最具有创造力的资源，是世界各国、各行各业、各类组织实现战略目标、获取核心竞争力的最关键性的资源。同样，卫生人力资源也是卫生健康事业得以健康、可持续发展的第一资源。如何利用人力资源管理系统的力量来实现卫生健康目标，需要不断探索、实践与创新。因此，全面系统地学习人力资源管理的经典理论、掌握卫生人力资源管理相关知识与技能，借鉴国内外卓越的管理实践经验，对于提升科学化、精细化人力资源管理的水平，保障卫生健康事业高质量发展具有重要意义。

第一节　卫生人力资源概述

卫生事业肩负着增进人类健康的伟大使命，作为实现这一神圣职责的核心力量——卫生人力资源，毋庸置疑，是一个国家、地区及各级各类卫生组织实现其战略目标的决定性资源。因此，我们必须在习近平新时代中国特色社会主义思想的指导下，全面贯彻习近平总书记关于做好新时代人才工作的重要思想，坚持党的卫生与健康工作方针，遵循卫生健康行业特点和人才成长规律，以人力资源管理理论为科学依据，总结提炼中国卫生人力资源管理的创新实践，全面提升卫生人力资源管理水平，提高各类人才素质和服务能力，创新卫生健康人才政策，激发人才活力，为加快推进健康中国建设提供强有力的人才支撑。

一、人力资源概念与特征

人力资源（human resource）是第一资源，财力、物力、信息等其他资源都必须经由人力资源的操纵与支配才能发挥其作用。因此，全面了解人力资源的内涵与特征，对于有效发挥人力资源的作用，具有重要的意义。

（一）人力资源概念

"人力资源"一词是由当代著名管理学家彼得·德鲁克（Peter F. Drucker）于 1954 年在其著作《管理的实践》一书中提出来的。在该书中，德鲁克引入了"人力资源"的概念，并认为，与其他资源相比，人力资源是一种特殊的资源，它必须通过有效的激励机制才能开发利用，并为企业带来可观的经济效益。自此之后，人们对人力资源重要性的认识逐步加深，世界各国的学者们对人力资源相关研究更是给予了高度关注，并投入了大量的时间与精力在理论上不断探索，在管理实践中不断总结、提炼与升华，使人力资源相关理论得以不断丰富与日臻完善。

从目前人力资源相关理论的研究成果来看，国内外学者们主要基于两个视角来对人力资源的概念进行界定：一种是从人的"能力"的角度来界定，将人力资源看作是"能够推动经济社会发展的人的脑力劳动能力和体力劳动能力的综合"；另一种是从"人"的角度来界定，将人力资源看作是"在一定范围内的人口中具有劳动能力的人的总和"。

本书将人力资源的概念从广义与狭义两方面来定义。广义的人力资源是指在一定范围内的人口中具有劳动能力的人的总和，是能够推动社会进步和经济发展的具有智力与体力劳动能力的人的总称；狭义的人力资源是指在一定时期内，组织中具有的能够为组织的发展贡献体力与智力的人的总称。

人力资源是各种生产要素中最具活力、最有创造力的资源，它在推动人类社会进步与经济发展中的主体地位是毋庸置疑的。因此，了解人力资源的特征是有效利用、开发人力资源的基础。

（二）人力资源基本特征

人本身所具有的生物学特点与所生存的社会环境，决定了人力资源具有以下基本特征。

1. 能动性　能动性是人力资源的首要特征，也是与其他资源最本质的区别。所谓能动性是说人力资源具有根据自身愿望与需求，有目的、有计划地安排、运用自己劳动能力的特点。人力资源在经济活动中起着主导作用，任何生产资料和生产工具如果离开了人的操纵都不能发挥作用，而且在价值创造过程中，人力资源总是处于主动地位，可以通过自我强化、选择职业、自我激励等行为来更有效地开发运用其劳动能力，是劳动创造过程中最积极、最活跃的因素，具有无限的潜力。因此，人力资源是第一资源，其社会意识、劳动目的、劳动能力决定其劳动状态、创新能力与绩效产出。

2. 生产性、消费性、再生性　人力资源具有生产性、消费性、再生性的特点。人力资源的生产性，是指人力资源能够运用智力与体力劳动为人类创造社会财富与物质财富，推动社会进步；人力资源的消费性是指人力资源在形成、维护与开发的过程中，需要消费大量有形和无形资源，来补充人力资源在智力、体力上的需求；人力资源的再生性对于劳动者个体来说，是指当劳动能力在劳动过程中消耗之后，通过休息调整和营养物质的补充，能得以恢复或重新生产出来，对于劳动者总体来说，人类通过不断的繁衍更替，劳动者的能力被不断地耗竭与再生产出来。

3. 时效性　人作为人力资源的载体，在生命周期的不同阶段（发育期、成年期、老年期）具有不同的劳动能力，即人的智力与体力在不同的年龄段存在较大差异。因此，对处于创造财富最佳时期的人力资源要及时进行有效的开发与利用，否则就会错失时机造成人力资源的浪费。人力资源的时效性也说明人力资源是无法储存的，因此，必须有计划、适时地利用人力资源才能发挥其价值，否则"过期作废"。

4. 增值性　增值性是人力资源区别于其他资源的重要特征，它表现在不同的方面。对于劳动者个体来说，通过劳动能力的不断使用，其知识、技能、经验得以积累与提升，劳动能力得到增强，劳动产出随之增加；对于组织来说，通过有计划地对劳动者进行教育与培训，开发其潜能，使其劳动能力得到发掘、创造价值的能力得到增强；对于社会来说，随着人类健康水平的提高以及社会经济、科技的飞速发展，特别是信息化程度的攀升，使人力资源劳动能力的提升条件得以不断改善，其人力资源的增值速度也得到飞跃的发展。

5. 社会性　人所具有的智力、体力明显受到政治、经济、文化、教育等社会环境因素的影响，因而具有社会属性。我国政治稳定，经济发展迅速，对卫生、教育等方面的投入逐年增加，劳动者的身体素质、受教育的程度也越来越高，因此人力资源的质量在稳步提升。

6. 可变性　人力资源在使用过程中会受到很多因素的影响，因此其能力发挥作用的程度可能会有所变动，从而具有一定的可变性。最常见的是劳动者处于不同的心理状态时，其劳动状态、劳动效果具有显著的差别。

7. 可开发性　人力资源开发的价值越来越受到认可与重视，它具有投入少、产出大的特点，是效益最高的投资领域。教育、培训、使用都是对人力资源进行开发的途径和手段。人力资源的再生性，也决定了人力资源开发对于不断发掘人的潜能使其为社会创造更多的财富成为可能。

二、卫生人力资源概念、分类与特征

卫生人力资源（health human resource）是一个国家、地区卫生健康系统的重要组成部分，是卫生健康系统实现、保持、强化自身功能的载体，因此是卫生系统最重要的资产、最宝贵的财富。卫生人力资源的数量、质量、结构、分布、状态，决定着一个国家或地区提供卫生健康服务的能力与水平。因此，了解卫生人力资源的概念与特征，对获取、使用、保持与激励卫生人力，促进卫生健康事业高质量发展，推动健康中国建设，具有重要意义。

（一）卫生人力资源概念

广义上的卫生人力资源是指接受过卫生教育与职业培训，正在或可能参与促进、保护、改善人口健康活动的所有人员的集合。包括：①正在卫生组织中工作的人员；②正在医学院校学习、毕业后可能补充到卫生组织中的人员；③曾经接受过卫生职业培训但未在卫生组织中工作，以及在卫生组织中离退休但仍具有工作能力的人员。其中，第一部分人员是卫生人力资源的主体。

狭义上的卫生人力资源是指在卫生行政组织、卫生服务组织、社会卫生组织中从事或提供卫生服务及相关服务的所有人员的集合。

在现实人力资源管理实践中，将卫生人力资源当中能力和素质相对较高的劳动者称为卫生人才。

本书将卫生服务组织中构成卫生人力资源的个体称为卫生人员（health workers），卫生人员是指在医院、基层医疗卫生机构、公共卫生机构工作的在职人员。

本书中的卫生人力资源主要是指卫生人员部分。

（二）卫生人力资源分类

卫生人力资源可分为卫生专业技术人员、其他专业技术人员、卫生管理人员以及工勤技能人员四大类。

1. 卫生专业技术人员　卫生专业技术人员（简称卫生技术人员）一般是指接受过系统的医疗卫生专业教育与技能培训，在卫生组织中直接或间接提供卫生服务的人员。卫生专业技术人员属于医疗卫生机构的主系列人员，占卫生人力资源的大多数，是卫生组织人力资源的主体，是新时代实施健康中国战略的中坚力量。

卫生专业技术人员根据专业能力划分为不同的级别，具体以专业技术职称的形式来呈现。2021年人力资源和社会保障部、国家卫生健康委和国家中医药管理局在《关于深化卫生专业技术人员职称制度改革的指导意见》中，对卫生专业技术人员职称作了明确的规定：卫生专业技术人员职称划分为医、药、护、技四个专业类别，职称设三个等级，即初级、中级、高级；初级分设士级和师级，高级分设副高级和正高级。医疗类各级别职称分别为：医士、医师、主治（主管）医师、副主任医师、主任医师；药学类各级别职称分别为：药士、药师、主管药师、副主任药师、主任药师；护理类各级别职称名称分别为：护士、护师、主管护师、副主任护师、主任护师；技术类各级别职称名称分别为：技士、技师、主管技师、副主任技师、主任技师。

2. 其他专业技术人员　其他专业技术人员是指从事医疗器械修配、计算机等非卫生技术工作的其他专业技术人员。

3. 卫生管理人员　卫生管理人员是指在卫生组织中担负领导职责或管理任务的工作人员。卫生管理人员又分为卫生行政管理人员和卫生业务管理人员，前者主要从事党政、人事、财务、信息等管理工作；后者主要从事医疗保健、疾病控制、卫生监督、食品监督、医学教育与科研等管理工作。

4. 工勤技能人员　工勤技能人员是指承担技能操作和维护、后勤保障、服务等职责的工作人员。

除以上四类人员之外，还有在卫生组织中提供服务的医疗社会工作者、志愿者等。

（三）卫生人力资源特征

卫生人力资源除了具有人力资源的一般特点外，还具有鲜明的行业特征。

1. 劳动需要较高的专业知识与技能 医疗卫生服务的复杂性与风险性,决定了从事医疗卫生健康服务的人员必须具备足够的专业知识、技能与经验,劳动能力的获取主要依赖于教育培训与工作实践。

2. 培养周期长、成本高 从事医疗卫生服务的人员不但需要系统的专业知识与技能,更需要丰富的临床经验,而这些能力的取得是需要一定时间的,因此,相对于其他行业的人力资源,卫生人力资源需要培养的时间更长。医学生除了在校学习时间普遍长于其他专业学生,其实践经验的积累也需要漫长的时间。只有经过长期持续的专业知识及技能学习与经验累积的卫生人员,才能够胜任这种高度专业性的工作。漫长的培养周期也决定了卫生人力资源的高培养费用及高时间成本。

3. 劳动具有风险性 卫生人力的劳动风险是由卫生职业本身特点决定的。由于疾病的复杂性、服务对象个体状况的多样性,以及医学对疾病认识的有限性,使得卫生人员在提供服务时要面临许多不确定因素,因而伴随着许多已知或未知的医疗风险;与此同时,卫生人员在提供服务的过程中也具有职业暴露的风险,职业暴露一旦发生,就会对卫生人员的身体健康或生命安全造成严重的威胁;在面对重大疫情、自然灾害等突发公共卫生事件时,卫生人员更是使命担当,相应地所承受的工作强度和心理压力也是巨大的,因此也会给自身健康带来一定的风险。

4. 劳动必须遵从法律规章 卫生专业技术人员是卫生人力资源的主体,在提供卫生服务的过程中必须遵守国家法律法规与卫生行业相关规章制度,以保障卫生服务的安全性。例如,医生在诊疗过程中必须遵守国家卫生健康委发布的《医疗质量安全核心制度要点》。

5. 劳动需要团队协作 医疗卫生服务的复杂性与连续性,决定了医疗卫生服务的提供者,必须通过明确的分工与有效的协作才能够完成这种高度复杂的工作,例如患者手术要通过临床医生、护士、麻醉师、药师等不同岗位专业人员的共同协作才能得以完成。

6. 对职业素养要求高 医疗卫生服务关系到人的生命与健康,承担救死扶伤的义务,社会责任重大。因此,卫生人员除了具有过硬的专业技术能力之外,还必须坚守纯粹医者信念,尊重医学科学规律,遵守医学伦理道德,具有敢于担当的责任心,敬畏生命、护佑生命的爱心与奉献精神。

7. 注重个人成长与发展 卫生人员属于高知群体,他们接受过良好的专业教育,拥有明确的职业理想,对人生价值的实现具有很高的追求,因此,他们对自己所从事的专业具有很高的忠诚度,也更加注重个人成长与发展。

三、卫生事业单位岗位设置

2006年人事部发布了《事业单位岗位设置管理试行办法》(国人部发〔2006〕70号)、《〈事业单位岗位设置管理试行办法〉实施意见》,明确规定了事业单位岗位设置的原则和方法。

我国卫生服务组织体系主要包括医疗服务组织体系和公共卫生服务组织体系两大类。医疗服务组织体系包括各级各类医院与基层医疗卫生机构;公共卫生服务组织体系包括疾病预防控制、健康教育、妇幼保健、精神卫生、应急救治、采供血、卫生监督等专业公共卫生机构。

在我国各级各类卫生服务组织中,由政府举办的卫生服务组织占有主体与主导地位,是提供医疗卫生服务与公共卫生服务的核心力量。政府举办的卫生服务组织属于卫生事业单位,因此,岗位设置要按照国家事业单位岗位设置管理的相关政策规定执行。卫生事业单位共设置三类岗位,分别为管理岗位、专业技术岗位(卫生专业技术岗位、其他专业技术岗位)、工勤技能岗位(图1-1)。

管理岗位		卫生专业技术岗位		工勤技能岗位		
岗位等级	职级	岗位等级	职级	岗位等级		职级
三级岗	厅级正职	一级 二级 三级 四级	正高级	技术工	一级	高级技师
四级岗	厅级副职				二级	技师
五级岗	处级正职				三级	高级工
六级岗	处级副职	五级 六级 七级	副高级		四级	中级工
七级岗	科级正职				五级	初级工
八级岗	科级副职	八级 九级 十级	中级			
九级岗	科员	十一级 十二级	助理级	普通工		
十级岗	办事员	十三级	员级			

图 1-1　卫生事业单位岗位设置

其他专业技术岗位等级设置参照相关行业指导意见和标准执行。

（一）管理岗位设置

全国事业单位的管理岗位分为 10 个等级，卫生事业单位管理岗位最高等级为三级职员岗位，共 8 个等级。卫生事业单位管理岗位的最高等级和结构比例根据卫生事业单位的规格、规模、隶属关系，按照干部人事管理有关规定和权限确定；卫生事业单位现行的厅级正职、厅级副职、处级正职、处级副职、科级正职、科级副职、科员、办事员依次分别对应管理岗位三至十级职员岗位；根据卫生事业单位的规格、规模和隶属关系，按照干部人事管理权限设置卫生事业单位各等级管理岗位的职员数量。

（二）专业技术岗位设置

1. 卫生专业技术岗位　卫生专业技术岗位是我国卫生事业单位的主体岗位，主要承担医疗与公共卫生服务的重任，因此，在卫生事业单位卫生专业技术岗位最多。

根据国家规定，卫生专业技术岗位设 13 个等级，即：卫生专业技术高级岗位分 7 个等级，即一至七级，高级专业技术职务正高级的岗位包括一至四级，副高级的岗位包括五至七级；中级岗位分 3 个等级，即八至十级；初级岗位分 3 个等级，即十一至十三级，其中十三级是员级岗位。

国家要求卫生服务组织要保证专业技术岗位占主体，一般不低于单位岗位总量的 70%。卫生事业单位卫生专业技术高级、中级、初级岗位之间，以及高级、中级、初级岗位内部不同等级岗位之间的结构比例，根据地区经济、卫生事业发展水平以及卫生事业单位的功能、规格、隶属关系和专业技术水平，实行不同的结构比例控制。

2. 其他专业技术岗位　其他专业技术岗位名称和对应等级参照相关行业指导意见和标准执行，原则上沿用现专业技术名称。

（三）工勤技能岗位设置

国家对卫生事业单位中的工勤技能岗位设置也有明确的要求。技术工设 5 个等级：高级技师、技师、高级工、中级工、初级工，依次分别对应一至五级工勤技能岗位。普通工不分等级。

国家对卫生事业单位工勤技能岗位结构比例也做出相应的规定：一级、二级、三级岗位的总量占工勤技能岗位总量的比例全国总体控制目标为 25% 左右，一级、二级岗位的总量占工勤技能岗位总量的比例全国总体控制目标为 5% 左右。工勤技能一级、二级岗位主要应在专业技术辅助岗位承担技能操作和维护职责等对技能水平要求较高的领域设置。各地区、各部门要制定政策措施严格控制工勤技能一级、二级岗位的总量。

第二节 卫生人力资源管理概述

卫生人力资源是实现卫生健康目标的关键性资源。因此,各级各类卫生组织要通过科学、有效的人力资源管理,激发卫生人力资源的活力,使卫生人员在卫生健康事业中发扬"敬佑生命、救死扶伤、甘于奉献、大爱无疆"的崇高精神,以更加饱满的工作热情为卫生健康事业创造价值、贡献力量。

一、卫生人力资源管理的概念与特征

(一)卫生人力资源管理概念

卫生人力资源管理(health human resource management)是指卫生组织根据组织发展战略要求,运用现代科学理论与方法,对卫生人力资源进行有效获取、开发、配置与使用,并通过培训、考核、薪酬等一系列管理措施,发掘卫生人员的潜能,充分调动卫生人员的工作积极性与创造性,最终实现卫生组织与员工发展的双向目标。

卫生人力资源管理的概念可以从以下几方面来理解:①卫生人力资源管理的目的是实现卫生组织战略目标及满足卫生人员工作需求;②卫生人力资源管理是战略性人力资源管理,其一切管理活动都必须与实现卫生组织战略目标保持一致;③卫生人力资源管理涵盖卫生人员从获取、配置、使用到开发的全过程;④卫生人力资源管理活动丰富、灵活,并随着社会的发展、管理理念的变化而不断变化。

(二)卫生人力资源管理特征

1. 战略性 卫生人力资源管理是从卫生组织的全局和发展目标出发,对组织中的人力资源进行一系列管理活动,其目的是保障卫生组织战略目标的实现,因此,卫生人力资源管理具有鲜明的战略性特征。

2. 人本性 大多数卫生人员具有较高的学历背景,作为知识型员工,对尊重、理解、文化、管理模式、个人价值实现等方面具有更高的关注与要求,因此,卫生人力资源管理所采用的管理方法更加重视"以人为本",更加重视员工的参与。

3. 全员性 医疗卫生服务具有多学科交叉及多岗位协作的特点,优质医疗卫生服务的提供要靠卫生组织中所有岗位人员的共同努力,因此,卫生人力资源管理的对象是组织中的全体员工。

4. 互惠性 卫生人员作为知识密集型人力资源,更加注重个人的发展与自身价值的体现,因此,对卫生人力资源的管理强调获取组织绩效和员工满意的双重结果;强调组织和员工之间的"共同利益",并重视发掘员工更大的主动性和责任感。

5. 创新性 不同类型的卫生组织,在组织目标、组织架构、业务特点、工作流程等诸多方面存在差异,相同类型的卫生组织也会因其规模、功能定位的不同,而对人力资源管理模式有着不同的要求,同一卫生组织在不同发展时期采取的人力资源管理政策也会不同,管理科学的发展、管理技术的进步对卫生人力资源管理同样产生重要的影响。因此,卫生人力资源管理会随着时代的发展,与时俱进地更新管理理念、改进管理方法,使卫生人力资源发挥出越来越大的作用。

二、卫生人力资源管理的目标

卫生人力资源是卫生组织获取核心发展能力的关键。因此,卫生组织要根据发展要求,通过有效的卫生人力资源管理,激发员工潜能与创造力,最终实现卫生组织与员工发展的双向目标。由此可见,要实现卫生组织与员工发展的双赢,卫生人力资源管理一方面要满足组织发展对人力资源的需要,与此同时,也要满足员工在职业发展上对组织的需要,只有这样卫生组织才能够吸引、留住优秀的卫生人才,使卫生人力资源真正成为卫生组织价值创造的源泉,助力卫生组织健康持续发展。

（一）满足卫生组织发展对人力资源的需求

卫生组织依据功能、规模、专业特点等划分为不同的种类与级别,不同组织之间的复杂程度也存在着巨大的差异。但无论是组织结构较为简单的社区卫生服务中心,还是组织结构、运作方式、人员构成都较为复杂的三级综合医院,或者是疾病预防控制中心等公共卫生服务组织,都必须通过卫生人力资源的力量来实现各自的组织目标。因此,卫生人力资源管理的首要目标就是要运用有效的人力资源管理策略(人力资源规划、招聘培训、绩效薪酬分配等),吸引、维持、开发、激励各类卫生人才,保障卫生人力资源在数量、质量、专业结构、工作状态等方面满足卫生组织在每一个发展阶段的需要,让卫生人力资源管理部门成为卫生组织的价值创造中心。

（二）满足员工发展对卫生组织的需求

工作在卫生组织中的员工大多数是知识型员工,工作对于他们来说不只是简单地为了谋生,他们更加重视工作体验、个人成长,更加追求职业成就。因此,只有理解并满足员工职业发展过程中对卫生组织的需求,才能吸引并留住优秀员工。随着社会经济的发展,卫生人才市场流动渠道也变得更加通畅,员工的流动意愿和流动能力也都变得更强,因此,卫生组织为员工提供更好的工作体验与职业发展机会,已成为吸引、激励、留住卫生人才的关键。因此,卫生人力资源管理部门要密切关注员工的诉求,通过营造良好的卫生人才成长环境为员工发展赋能,提升员工参与管理、开放性交流的机会,全面提升员工的工作满意度、敬业度以及对组织的忠诚度,激发员工创造价值的潜能与活力,并吸引更多的优秀卫生人才加盟,使卫生组织在高素质人才队伍的支撑下,获得持续健康发展的动力。

三、卫生人力资源管理的职能

卫生人力资源管理包括六大职能:卫生人力资源规划、卫生人员招聘与配置、卫生人员培训与开发、卫生人员薪酬管理、卫生人员绩效管理、员工关系管理(图1-2)。

（一）卫生人力资源规划

以组织发展战略和组织目标为基础,制定与实施卫生人力资源规划,以实现卫生组织中的人力资源供需平衡,保障卫生组织在长期发展的同时,最大限度地实现员工的个人利益与价值。卫生人力资源规划有利于卫生组织明确在未来一定时期内人力资源管理的重点,有利于发挥卫生人力资源管理职能以及相关政策的合理定位,保持卫生人力资源长期竞争优势。

（二）卫生人员招聘与配置

人员招聘是卫生组织获取卫生人才的途径。通过招聘不但可以吸引、筛选、获取组织发展所需的卫生人员,还可以通过招聘平台传播组织文化、提升组织形象、提高组织竞争能力。因此,人员招聘是卫生人力资源管理的重要内容。

（三）卫生人员培训与开发

人员培训是卫生人力资源开发与增值的重要途径。卫生组织通过有计划地开展多层次、多种方式的培训,不断发掘卫生人员的潜能,提高专业素质,提升工作绩效;在此过程中,还能够让卫生人员更加深入地理解、接纳组织文化,提高员工忠诚度与贡献度,进而实现卫生组织整体绩效的提升。

（四）卫生人员薪酬管理

科学、合理、公平、有竞争力的薪酬机制，能够有效地激励卫生人员工作积极性，提升其工作效率与工作品质，不合理的薪酬机制将会磨灭员工的工作热情，甚至可能导致卫生人员价值观与工作行为的扭曲，直接影响到医疗卫生服务的安全性与质量，因此制定科学合理的薪酬政策、确定合理的薪酬水平与设计合理的薪酬结构，对吸引、获取、保留、激励卫生人员意义重大。

（五）卫生人员绩效管理

绩效管理是人力资源管理的核心工作之一，卫生组织通过对员工进行科学、系统、有效的绩效管理，来不断提升卫生人员个人绩效水平，继而提升卫生组织的整体绩效水平，以保障组织目标的实现。人员绩效管理与其他人力资源管理模块关系密切，人员绩效考评结果可为人员培训、人员配置、薪酬调整、职业生涯规划管理等人力资源管理工作提供重要依据。

（六）员工关系管理

卫生组织通过拟订与实施各项人力资源政策和管理行为，调节员工与员工之间、员工与用人单位之间的相互关系，从而实现组织和个人的目标。员工关系管理包括员工沟通管理、冲突管理、离职员工管理，以及人事关系管理、劳动关系管理、职业安全卫生管理等内容。

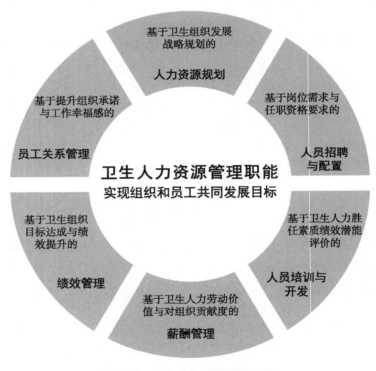

图1-2　卫生人力资源管理职能

四、卫生人力资源管理的意义

卫生人力资源管理的意义在于通过人力资源管理系统的有效工作，帮助卫生组织找到并留住组织发展所需要的员工，并通过员工激励，提升组织绩效、实现战略目标。

（一）提升组织整体绩效

卫生人力资源是卫生组织的第一资源，任何卫生组织的成功，都离不开拥有一支高素质的卫生人才队伍。而卫生人力资源管理的重要价值就在于通过人力资源管理系统的力量确保卫生组织战略目标的实现。有效的人力资源管理可以激发员工的工作积极性,提升卫生组织整体绩效,支撑卫生组织健康发展。

（二）实现组织中人岗匹配、人尽其才、才尽其用

卫生人力资源管理部门作为卫生组织发展的战略伙伴,在对卫生组织发展目标全面且深刻理解的基础上,能够通过有效的人力资源配置,实现组织中人岗匹配、人尽其才、才尽其用,最大限度地发挥人力资源的作用。卫生人力资源管理部门的业务素质与整体工作绩效,会对卫生组织人力配置的效率与质量产生直接的影响。

（三）激励员工,提升员工价值创造能力

卫生组织所提供的医疗卫生服务与百姓的生命健康息息相关,因此,卫生人力资源管理活动,可通过与组织文化的连接,提升卫生人员的职业荣誉感,激发卫生人员的敬业精神,使卫生人员获得积极向上的工作内驱力,进而以更加积极的态度为医疗卫生服务投入更多的精力与热情;通过客观、准确的绩效评价,以及公平合理的薪酬分配机制,使卫生人员的价值创造得到公正的认可与合理的回报。在此过程中,让员工感受到公平与尊重,使员工工作更加安心,工作更加努力,员工价值创造的能力也得到逐步提升。

第三节　卫生人力资源管理组织

2014年国务院颁布的《事业单位人事管理条例》明确规定了卫生事业单位人事管理组织架构。人力资源和社会保障部事业单位人事管理司为中央事业单位人事综合管理部门,负责全国卫生事业单位人事综合管理工作;县级以上地方各级事业单位人事综合管理部门负责本辖区卫生事业单位人事综合管理工作;卫生事业单位主管部门人事处具体负责所属卫生事业单位人事管理工作。各级各类卫生事业单位（公立卫生组织）人事管理部门负责贯彻落实国家、省、市以及所属事业单位人事主管部门的各项人事管理法律、法规、政策,全面负责卫生组织内部的人力资源管理工作。见图1-3。

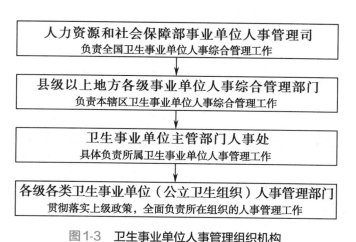

图1-3　卫生事业单位人事管理组织机构

一、人力资源和社会保障部事业单位人事管理司主要工作职责

第一,指导事业单位人事制度改革工作,拟订事业单位人事制度改革政策并组织实施,会同有关部门拟订分行业和重点领域事业单位人事制度改革政策并组织实施,参与拟订事业单位分

类改革和行业体制改革政策。

第二，贯彻落实《事业单位人事管理条例》，负责事业单位人事综合管理工作，完善事业单位人事管理制度，拟订岗位设置、公开招聘、竞聘上岗、聘用合同、考核、培训、回避、交流、奖励、处分、申诉、监督等事业单位人事管理政策法规并组织实施。

第三，建立和推行事业单位聘用制度，拟订事业单位聘用管理政策并指导实施，拟订事业单位聘用合同管理政策并指导实施，建立事业单位工作人员实名登记管理制度并组织实施。

第四，建立和推行事业单位岗位管理制度，指导事业单位岗位管理工作，拟订事业单位岗位管理政策并指导实施，建立事业单位管理岗位职员等级晋升制度并组织实施，负责事业单位专业技术一级岗位设置管理工作，承办国务院直属及部门所属事业单位等岗位设置方案的备案工作。

第五，拟订事业单位工作人员公开招聘政策并指导实施，负责国务院直属及部门所属事业单位等公开招聘工作的指导和招聘计划的备案工作，拟订事业单位招聘国（境）外人员政策。

第六，拟订机关工勤人员管理政策并组织实施，会同有关部门拟订国家综合性消防救援队伍消防员招录使用退出等政策并组织实施。

第七，承担事业单位工作人员及机关工勤人员等统计工作。

第八，负责事业单位人事管理制度和机关工勤人员管理政策执行情况的监督检查，拟订事业单位人事管理监督政策并指导实施，承担事业单位防治"吃空饷"工作。

二、县级以上地方各级事业单位人事综合管理部门主要工作职责

第一，负责本辖区事业单位人事制度改革和人事管理工作。

第二，负责事业单位岗位设置、公开招聘、人员聘用、教育培训、考核奖惩及申诉处理等政策拟订和指导实施。

第三，拟订机关工勤人员和事业单位工勤人员管理规定并指导实施。

第四，负责事业单位人事管理监督工作。

第五，负责本辖区深化职称制度改革及职称管理工作，负责专业技术职务聘任制度和专业技术职业资格制度的指导实施工作。负责职称评审和考试的政策拟订、指导实施和监督管理工作。负责对公务员录用考试、专业技术人员资格考试中应试人员的违纪违规行为进行认定与处理。

三、卫生事业单位主管部门人事处工作职责

拟订卫生健康人才发展政策并组织实施，承担机关和直属单位的干部人事、机构编制、人事管理、劳动工资、队伍建设等工作，负责卫生健康专业技术人员资格管理。负责组织卫生系列专业技术资格（任职资格）考试评审工作。承担机关和指导直属单位的离退休人员服务工作。

四、各级各类公立卫生组织人事管理部门工作职责

贯彻落实国家、省、市以及所属事业单位人事管理部门的各项人事管理法律、法规、政策；负责卫生组织内部人力资源规划，人员招聘与配置、人员培训与开发、薪酬管理、绩效管理、员工关系管理等各项人力资源管理工作。

第四节　卫生人力资源管理者的角色与素质

卫生人力资源管理者（human resource manager for health）是卫生组织中从事人力资源管理任务的管理人员，是卫生组织实现人力资源各项管理职能和活动的主体。随着我国医药卫生体制改革、事业单位人事制度改革、公立医院薪酬制度改革等一系列改革的不断深化，各类卫生组织对人力资源管理在组织发展中的地位有了更加全面而明确的认识，对人力资源管理的重视程度也日益深入。

卫生组织外部环境的不断变化，要求人力资源管理也必须不断转变管理理念，调整工作范畴，更新管理手段，才能使卫生人力资源管理系统在新形势下为组织发展作出战略贡献。

卫生人力资源管理在组织中的地位与职能的变化，使得卫生人力资源管理者所承担的业务活动由过去单一的行政事务性管理逐渐向业务职能性、战略变革性转型，卫生人力资源管理者在卫生组织中所扮演的角色也更为多元化，与此同时，对管理者的素质也提出了更高的要求。

一、卫生人力资源管理者的角色

（一）国家劳动人事法规的维护者

卫生组织作为社会组织中的重要组成部分，开展任何工作都需要在依法依规的前提下进行。同样，卫生组织中的人力资源管理也必须在国家劳动人事法律法规的框架下开展各项管理活动。用国家法律法规来约束和规范人力资源管理活动，是保障用人单位与员工根本利益的准绳。因此，卫生人力资源管理部门／管理者，必须知法、懂法、用法。国家劳动人事相关法律法规，是制定卫生组织内部人事劳动规章、制度的依据。在卫生人力资源管理实践中，常用的法律有《中华人民共和国劳动法》《中华人民共和国劳动合同法》《中华人民共和国工会法》《中华人民共和国社会保险法》《中华人民共和国劳动争议调解仲裁法》；常用的行政法规有《事业单位人事管理条例》《工伤保险条例》《中华人民共和国劳动合同法实施条例》《职工带薪年休假条例》《女职工劳动保护特别规定》等。

（二）国家劳动人事规范的落实者

卫生人力资源管理者在处理人事管理事务性工作时，必须在国家制定的与医疗卫生行业性质相关的劳动人事规范性文件的指导下，开展人力资源管理各项工作。医疗卫生行业规范性文件是卫生人力资源管理者制定人力资源管理制度、政策、工作流程的基础依据。因此，这就要求卫生人力资源管理者对国家劳动人事相关政策要有全面、深入的了解与把握，只有这样，才能在日常工作中运用自如。在卫生人力资源管理实践中常用的国家劳动人事规范性文件有很多，例如，《人力资源社会保障部　国家卫生健康委　国家中医药局关于深化卫生专业技术人员职称制度改革的指导意见》（人社部发〔2021〕51 号）、《事业单位工作人员处分规定》（人社部发〔2023〕58 号）、《事业单位工作人员考核规定》（人社部发〔2023〕6 号）等。

（三）卫生组织人力资源管理任务的执行者

卫生人力资源管理部门承担着卫生组织与人力资源相关的工作任务与职责，具体而言，包括基础性日常事务性人事管理工作，如员工考勤管理，员工档案管理，员工入职、离职、岗位调转、退休等异动手续办理，日常事务性工作相对简单，具有工作内容单一、重复性工作较多的特点；除此之外，工作重点是围绕人力资源管理的六大职能模块开展各类工作。人力资源管理具有多学科交叉的特点，卫生人力资源管理者作为一线管理人员，需要不断学习与实践，以提升处理各种问题的能力。

（四）卫生组织发展的战略伙伴

对于卫生组织而言，其战略目标的实现依赖于组织内部人力资源状态，以及获取外部人力资源的能力。因此，人力资源管理部门与人力资源管理者，必须作为组织发展战略合作伙伴参与到组织发展规划的制定与实施之中。对于卫生组织而言，制定发展规划需要全面了解组织内部人力资源相关信息，以明确组织内人力资源对组织战略的支撑力度，使组织的管理决策更有依据；对于人力资源管理部门／管理者而言，在参与卫生组织战略管理的过程中，能够全面、深刻地了解与理解组织发展的不同阶段对人力资源各方面的要求，并据此以组织战略为导向，制定出更加符合组织发展需要的人力资源管理政策、策略以及行动方案，从而构建出更加有效的卫生人力发展战略，并将此转化为改进卫生组织绩效的实际行动，最大限度地发挥卫生人力管理效能。战略伙伴这一角色的特殊性，不仅要求人力资源管理部门／管理者能够管理卫生组织内部已有的人力资本，还要求能够有效地预测以及管理未来组织所需的人力资源，使卫生组织发展获得健康而持久的卫生人力优势。

（五）卫生组织人力资源管理的创新者

卫生人力资源管理创新是在卫生组织应对不断变化的内外部环境背景下对卫生人力资源管理者的必然要求。通过对传统、繁复的事务性工作进行优化整合（比如外包），特别是利用信息化手段提升管理效率，逐步加大人力资源管理工作中的关键性、战略性、变革性内容的比重，通过创新管理模式、管理手段等，真正将卫生人力资源管理转化为卫生组织的生产力，使其在卫生组织发展中发挥更大的价值。

（六）卫生人员的支持者

卫生人力资源管理者要对卫生人员职业生涯全周期进行全程指导，和他们一起设计职业生涯规划，尽可能在资源上提供支持，帮助他们实现职业目标；卫生人力资源管理者还要帮助员工和组织建立健康而有价值的关系，增加员工参与关键决策的机会，适当减少控制权，在关键问题上能够充分考虑员工的利益；通过了解不同层次卫生人员对组织的期望与要求，设计出更具有活力、更加符合卫生人员职业生涯发展特点的培养机制；通过政策引领、措施保障等各种手段，激发卫生人员的职业价值感与奉献精神，提高员工对成果的承诺水平，逐步实现组织与员工合作共赢的目标。

（七）卫生人事制度改革的推动者

卫生人力资源管理者是国家人事制度改革、医药卫生体制改革政策的贯彻者与执行者，也是卫生组织人事制度改革的推动者。1997年《中共中央、国务院关于卫生改革与发展的决定》（中发〔1997〕3号）的发布，标志着我国医药卫生体制改革正式启动。人事制度改革作为医药卫生体制改革的重中之重，内容涉及事业单位机构编制、岗位设置改革、公立医院绩效与薪酬制度改革、机关事业单位养老保险制度改革等诸多方面。因此，人力资源管理部门必须通过有效的工作，才能够推动人事制度改革自上而下地落地。一方面，卫生人力资源管理者需要发动"承上"的政策传达力，准确解读国家各类人事政策文件的核心要义，将政策主旨与主要实施流程加以提炼，为上级领导提供决策支持；另一方面，卫生人力资源管理者还需具备"启下"的政策实施转换力，将国家各类人事改革的政策文件精神结合卫生组织的实际形成具体的实施方案，保证改革政策有效落实。因此，卫生人力资源管理者在制度改革中的推动作用非常重要。

二、卫生人力资源管理者的素质

卫生人力资源管理者是卫生组织实现人力资源管理职能和活动的载体，因此，人力资源管理者的思想素质、知识素质、能力素质将直接影响其履职能力。

（一）思想素质

思想素质是指卫生人力资源管理者应具备的高尚的思想道德品质与职业精神。由于工作需要，人力资源管理者会接触到组织的核心敏感信息，因此遵守职业操守、保守组织机密是对每一位人力资源管理者的基本要求；卫生组织所制定的人力资源管理政策、规程、规定等，都直接关系到卫生人员的切身利益，这就要求管理者在管理实践中不仅要严格执行国家相关的法律法规，还要遵守伦理道德，在政策设计、处理人事问题时努力做到公平公正地对待每一位员工。

因此，卫生人力资源管理者要深入学习与深刻领会习近平总书记关于做好新时代人才工作的重要思想，提高品德修养与思想站位，遵循卫生行业的特点和人才成长的规律，以国家深化事业单位人事制度改革为契机，强化"人才资源是第一资源"的理念，以高度负责的精神，在管理实践中积极探索符合卫生组织特点的人力资源管理模式，激发卫生人员活力，使各类卫生组织在加快推进健康中国建设中贡献出更大的力量。

（二）知识素质

随着经济社会的快速发展以及卫生服务需求的多元化，卫生组织也变得越来越复杂，相应地对卫生人力资源管理者专业能力的要求也越来越高。卫生人力资源管理者在管理活动中，不但需要熟练掌握相关的法律法规，还需要运用多学科的知识与技能去解决实际问题。综合来看，对卫生人力资源管理者知识素质的要求包括：①掌握与所承担的管理职能活动相关的理论知识。包括管理学、组织行为学、人力资源管理、卫生政策学、卫生经济学、医院管理学、卫生法学等学科理论。②掌握基本的医疗卫生专业知识。由于卫生行业的特殊性，卫生人力资源管理者除了要对卫生组织中的主要业务、工作流程充分了解外，还需要具备基础医学、临床医学、公共卫生、社会医学等卫生领域相关知识，掌握医学科学形成与发展规律，使之能够科学、合理地制定卫生组织中各类人员工作制度、岗位职责、绩效考评标准等，还能够帮助组织评定人岗匹配度以及工作流程的合规性等。

深厚而广博的多学科交叉知识，以及持续学习的能力，能够帮助人力资源管理者及时掌握人力资源管理的最新资讯，管理视角也将更加开阔，更能够从组织的战略层面思考人力资源管理问题。

（三）能力素质

卫生人力资源管理者在卫生组织中扮演着多重角色，这就要求管理者必须具备能够胜任这些角色的能力素质。卫生人力资源管理者不但要具备计划、组织、领导、控制等管理者通用的管理能力，还要具备与人力资源管理相关的专业能力，包括人力资源管理理论知识的应用能力、人力资源信息数据的统计与分析能力、人力资源管理工具的使用能力等。

本章小结

1. 广义的人力资源是指在一定范围内的人口中具有劳动能力的人的总和，是能够推动社会进步和经济发展的具有智力与体力劳动能力的人的总称；狭义的人力资源是指在一定时期内，组织中具有的能够为组织的发展贡献体力与智力的人的总称。

2. 卫生人力资源可分为卫生专业技术人员、其他专业技术人员、卫生管理人员以及工勤技能人员四大类。

3. 卫生人力资源具有鲜明的行业特征：劳动需要较高的专业知识与技能；培养周期长、成本高；劳动具有风险性；劳动必须遵从法律规章；劳动需要团队协作；对职业素养要求高；注重个人成长与发展。

4. 卫生人力资源管理是指卫生组织根据组织发展战略要求，运用现代科学理论与方法，对卫生人力资源进行有效获取、开发、配置与使用，并通过培训、考核、薪酬等一系列管理措施，发掘卫生人员的潜能，充分调动卫生人员工作积极性与创造性，最终实现卫生组织与员工发展的双向目标。

5. 卫生人力资源管理具有战略性、人本性、全员性、互惠性、创新性等特征。卫生人力资源管理目标包括两方面：满足卫生组织发展对人力资源的需求；满足员工发展对卫生组织的需求。

6. 卫生人力资源管理的职能包括六部分：卫生人力资源规划、卫生人力资源招聘与配置、卫生人员培训与开发、卫生人员薪酬管理、卫生人员绩效管理、员工关系管理。

7. 卫生人力资源管理对于卫生组织健康持续发展具有重要意义：提升卫生组织整体绩效；实现组织中人岗匹配、人尽其才、才尽其用；激励员工，提升员工价值创造能力。

8. 国务院颁布的《事业单位人事管理条例》明确规定了卫生事业单位人事管理组织架构。人力资源和社会保障部事业单位人事管理司负责全国卫生事业单位人事综合管理工作；县级以上地方各级事业单位人事综合管理部门负责本辖区卫生事业单位人事综合管理工作；卫生事业单位主管部门人事处具体负责所属卫生事业单位人事管理工作。各级各类公立卫生组织人事主管部门负责贯彻落实国家、省、市以及所属事业单位人事主管部门的各项人事管理法律、法规、政策；全面负责卫生组织内部人力资源规划，人员招聘与配置、人员培训与开发、薪酬管理、绩效管理、员工关系管理等各项人力资源管理工作。

9. 卫生人力资源管理者在管理活动中扮演着重要角色：国家劳动人事法规的维护者；国家劳动人事规范的落实者；卫生组织人力资源管理任务的执行者；卫生组织发展的战略伙伴；卫生组织人力资源管理的创新者；卫生人员的支持者；卫生人事制度改革的推动者。卫生人力资源管理者必须拥有过硬的思想政治素质、精深而广博的知识素质、出色的管理能力，才能够胜任卫生人力资源管理工作。

思考题

1. 卫生组织实现人力资源管理目标可能会受到哪些内部因素的影响？
2. 简述卫生人力资源管理职能。
3. 分析卫生组织成功实施国家卫生人事制度改革面临的主要障碍。

（毛静馥　赵　璐）

第二章　卫生人力资源管理理论基础

人力资源管理作为管理学科的重要分支，是一门集理论与实践为一体的应用学科。它不仅承载着管理学通用的理论框架，还构建了自己独特的理论体系。19世纪末20世纪初，随着人性假设理论、激励理论、人力资本理论的兴起与发展，以及人力资源管理基本原理的提出，一般人力资源管理活动逐渐形成了系统的理论体系。深入掌握人力资源管理理论的精髓与发展价值，汲取并提炼管理经验与智慧，是管理者高效领导组织成员的精髓所在。

第一节　人力资源管理的哲学基础

人力资源管理是研究组织如何根据战略发展要求，通过计划、组织、协调、控制等管理手段，对人力资源进行获取、整合、开发、激励、保持的过程，也就是说，人力资源管理的对象是人。要想对"人"进行有效的管理，就必须对"人性（人的本性）"有一个全面的了解与认识。纵观中西方近百年的管理思想史，关于"人性"的探讨，即对人性假设这个问题的探讨一直没有停歇，它始终对管理理论的发展与管理实践起着重要的作用。

管理中的人性假设，即管理中的人性观，它是指管理者在管理过程中对被管理者本质属性的根本看法，包括对被管理者的需求、工作目标、工作态度的基本估计或基本看法。人性假设是管理者对被管理者实施管理的依据、基础或前提。对被管理者人性的认识和看法，决定了管理者对被管理者采取的态度、管理原则、方法与手段。但是，管理者对被管理者的看法不是一成不变的，它可以随着管理者对人性假设的变化而改变。

到目前为止，最有代表性的人性假设理论共有四个，即："经济人"假设、"社会人"假设、"自我实现人"假设以及"复杂人"假设。

一、"经济人"假设

（一）"经济人"假设的源起

"经济人"假设源自享乐主义，最早是由英国经济学家亚当·斯密（Adam Smith）在18世纪末提出来的。"经济人"（economic man）又称"唯利人""实利人"，认为人的行为是为了追求自身最大经济效益，由此经济诱因才引发了人的工作动机，即人们工作的目的是获取经济报酬。

（二）"经济人"假设的内容

美国麻省理工学院心理学教授道格拉斯·麦格雷戈（Douglas M. Mc Gregor）在其《企业的人性面》一书中，对"经济人"假设的传统观点进行了综合概括，称为X理论。其内容包括：①人天生懒惰，厌恶工作，甚至想尽可能地逃避工作，尽量少干工作；②大多数人都没有远大抱负，没有进取心，且有较强的依赖心理，接受他人的指挥从而逃避责任；③人生来就以自我为中心，无视组织的要求，对组织的目标与需求毫不关心；④大多数人缺乏理性，缺乏主见，有较强从众心理，易受他人影响；⑤人们的工作动机就是满足自己对经济的需要，即为了获取最大的经济利益。

在此基础上，美国学者爱德加·薛恩（Edgar H. Schein）进一步概括了"经济人"的特征，包括以下几点：①人是由于经济诱因来引发工作动机的，并谋求最大经济利益；②经济诱因在组织控制之下，人是被动受组织操纵、激发和控制而工作的；③人的感情是非理性的，必须善于干涉他所追求的私利；④组织必须设法控制个人的情感和无法预计的品质。

（三）基于"经济人"假设所产生的管理方式

在"经济人"假设理论影响下涌现出的管理方式可归纳为四方面：

1. 在管理制度上　主要采用"胡萝卜加大棒"的管理模式，胡萝卜是指管理者采用经济报酬来激励员工的积极性，以金钱收买员工的服从；大棒是指采用严格的管理制度和工作规范来控制员工的行为，对消极怠工者采取严厉的惩罚措施。这时，组织目标的实现依赖于管理者对员工的控制。

2. 在管理重点上　以工作任务为核心，管理的主要目的是完成任务指标，提高工作效率。

3. 在领导方式上　以领导者的权力和严密的控制体系来维护组织运行，采用专制型领导方式，认为管理工作是少数人的工作，与广大员工无关，不接受员工参与管理，忽视员工对社会心理的需要。

4. 在管理职能上　只重视用指挥、控制、监督的方式来提高生产效率，完成任务指标，从根本上忽视人的情感需要、动机、人际交往等社会心理因素在管理中的作用。

二、"社会人"假设

（一）"社会人"假设的源起

"社会人"（social man）又称"社交人"，这一概念是由美国哈佛大学教授乔治·埃尔顿·梅奥（George Elton Mayo）在 1933 年出版的《工业文明的人类问题》一书中提到的。1924 年，梅奥开展了一项针对工作环境、工作条件对工人工作效率影响的研究，这就是著名的"霍桑实验"。梅奥在实验过程中发现了人们在社会和心理方面的需求，并根据实验结果，在"社会人"假设的基础上，提出了"人群关系"理论。

"霍桑实验"表明，人不是"经济人"而是"社会人"。工人并非孤立存在的个体，而是处于一定社会关系中的群体成员。梅奥认为，工业革命带来的机械化，使劳动丧失了原有的内涵，使工人变成了机器的附庸，工人需要在工作上的社会关系中寻求意义。因此工人的工作动机主要出于社会需要（如被同事喜爱和接受），通过与同事的关系而得到社会承认和归属感。工人对来自同事的社会影响力，要比对来自管理者的经济诱因和控制更为重视。管理者若能满足工人的社会需要，则能最大限度地提高其工作效率。梅奥的分析揭示了群体生产中的心理秘密，找到了提高效率的组织管理方法。

（二）"社会人"假设的内容

"社会人"假设认为在社会上活动的员工不是各自孤立存在的，而是作为某一个群体的一员有所归属的"社会人"，是社会存在。其内容包括：①人们工作的主要动机除了经济需要之外，还有社会需要与心理需要，把人性假设为"经济人"是不准确的，人应该是"社会人"；②由于技术进步和工作合理化，使人对工作本身失去乐趣和意义，于是便从社会关系中寻求乐趣和意义；③生产率的高低主要取决于员工的士气，而士气则取决于家庭生活和社会生活，以及组织中人与人之间的关系；④组织中存在非正式组织群体，这种非正式组织群体具有特殊的行为规范，对其成员产生很大影响；⑤领导者要善于了解人，倾听员工的意见，沟通看法，使正式组织的经济需求与非正式组织的社会需求取得平衡。

（三）基于"社会人"假设所产生的管理方式

"社会人"假设认为，人们在工作中得到的物质利益对于调动其生产积极性是次要的，人们最重视在工作中与周围的人友好相处，良好的人际关系对于调动人的工作积极性起决定作用。管理重点不再局限于工作任务，而是从以"工作任务"为核心转为以"人"为核心，关心员工、满足员工社会需要。管理者在管理职能上要突破传统的计划、组织、领导、控制，应增加对员工团体归属感的培养，重视人与人之间关系的调适。在奖励方式上提倡集体奖励制度，避免个人奖励制度，促进员工形成集体感与归属感。管理者的管理方式不再是"一言堂"，鼓励员工参与决策的探讨、参与管理。管理者自身应提高沟通能力，成为员工与员工、员工与上级之间的桥梁，同时应注重非正式组织的作用。

三、"自我实现人"假设

（一）"自我实现人"假设的源起

"自我实现人"（self-actualizing man）的概念主要源自美国社会心理学家亚伯拉罕·哈罗德·马斯洛（Abraham Harold Maslow）的需要层次理论中最高层次的需要——自我实现的需要。1957年，道格拉斯·麦格雷戈在需要层次理论的基础上，提出了"自我实现人"假设，并将这种人性假设总结为 Y 理论。Y 理论与 X 理论所总结的"经济人"假设相对立。

（二）"自我实现人"假设的内容

马斯洛在他的需要层次理论中提出，自我实现是人类需要的最高层次。所谓"自我实现"，是指人都需要发挥自己的潜力，表现自己的才能；只有当人的潜力充分发挥出来，才能充分表现出来时，人们才会感到最大的满足，即"每个人都希望成为自己所期望的那种人"。人只有积极努力，充分发挥自己的能力，才具有实现自我的内在心理基础和可能性，但这种可能性能否变为现实，主要看有没有适宜的外部环境。

"自我实现人"假设内容主要有以下六方面：①人并非天生懒惰，人们追求工作并消耗体力及脑力是件自然而然的事，就如同在玩乐和休息中消耗体力与脑力一样。②外部予以的控制和惩罚并非人们朝着组织目标努力的唯一手段，有时还会使人产生威胁感，造成不良后果。当人们承诺去完成一项工作后，会具有自我控制和自我监督的能力。③个人目标的实现与组织目标的实现并不冲突，在一定条件下，可以通过对目标的参与使个人目标与组织目标配合，达成一致。④人们渴望在工作上有所成就，实现独立：在条件适当的情况下，多数人不仅会接受责任，还愿意主动追求责任。⑤多数人都具有较高的想象力和创造力来解决组织出现的问题。⑥现代的工业生活使人们的智慧潜能仅得到了部分开发及利用。

（三）基于"自我实现人"假设所产生的管理方式

1. 从工作的角度看　管理者所提供的工作应尽量具有吸引力和挑战性，扩大工作范围、丰富工作内容，使其富有意义，这样可以使员工在工作过程中产生满足感与自信心，满足自我实现的需要。

2. 从管理职能的角度看　管理者的主要职能是创造一个能使员工从工作中得到内在奖励的工作环境，从而充分发挥他们的潜力与才华。

3. 从管理制度的角度看　管理者下放权限，把责任最大限度交予员工，用启发式代替命令式，鼓励员工为自己制定目标并参与组织决策和目标的制定，这样有助于员工将个人目标与组织目标结合起来，最大限度地调动员工的积极性，有助于员工产生强烈的责任感和成就感，达到自我实现的目标。

四、"复杂人"假设

（一）"复杂人"假设的源起

"复杂人"（complex man）假设是美国管理学家埃德加·沙因（Edgar H. Schein）等在 20 世纪 60

年代末、70 年代初提出的。他们经过长期研究发现，人的需要与动机甚是复杂，并非如上述 3 种人性假设那样单一。它不仅因人而异，而且就同一个人而言，其需要和动机也会随年龄、时间、地点的不同而有不同的表现，会随着其学识、地位的变化而变化。人既不是单纯的"经济人"，也不是完全的"社会人"，更不是纯粹的"自我实现人"，而是"复杂人"。"经济人""社会人""自我实现人"三种人性假设，各有其合理的一面，然而并不适用于所有的人。美国管理心理学家约翰·莫尔斯（John J. Morse）和杰伊·洛希（J. W. Lorsch）根据"复杂人"假设，提出了"超 Y 理论"，也称为"权变理论"。他们认为，组织管理方式须根据组织所处的内外部环境和条件而随机应变，不存在一成不变、普遍适用的、所谓最好的管理方法。

（二）"复杂人"假设的内容

1. 人的需要和动机是多种多样的　人在不同的组织或者同一组织的不同部门，会产生不同的需要和动机。人的动机的形成，是内部需要和外部环境相互作用的结果。随着人在组织中的工作和生活条件的不断发展变化，其需要和动机也在变化，会产生新的需要和动机。

2. 人在同一时间内有多种需要和动机　它们相互作用并结合为统一的整体，形成错综复杂的动机模式。

3. 管理方式根据人的需求有所不同　由于人的需要不同，能力各异，对于不同的管理方式会有不同的反应，因此，没有一套适合于任何时代、任何组织和任何个人的普遍行之有效的管理方法。

（三）"复杂人"假设所产生的管理方式

根据"复杂人"假设，没有适合于任何组织、任何时间、任何个人的统一的管理方式，依据权变理论，组织在管理上应该将"X 理论"与"Y 理论"相结合，视权宜而选择管理方法。

1. 采取不同的组织形式提高管理效率　组织根据工作性质不同，有时采取固定的组织形式，有时采取灵活、变化的组织形式，有的采取直线式，有的采取直线职能式，有的采取矩阵型组织结构。

2. 采取弹性、应变的领导方式提高管理效率　若组织任务不明、工作混乱，应采取较严格控制的管理方式；若组织任务明确，则应采取民主的、授权的管理方式。组织在初创阶段要有开拓奋斗的管理方式；成长阶段要有民主敬业与守业的管理方式；饱和阶段要有改革创新的管理方式。

3. 采取灵活的管理和奖酬方式提高效率　善于发现员工需要、动机、能力、个性的个别差异，因人、因时、因事、因地制宜地采取灵活多变的管理方式与奖酬方式。

第二节　人力资源管理的基础理论

人才是组织的生命所在，如何管好人才、用好人才、培养和留住人才，则成为组织发展的关键。管理者在人力资源管理理论的指导下，科学认知管理角色与管理范畴以及人力资源的价值，并在不同环境适时转变，发散思维，才能用科学的管理理论指导卫生组织的实践活动，才能不断提高管理能力。本节将介绍人力资源管理的基础理论，主要包括激励理论、一般系统理论、行为角色理论与人力资本理论。

人们为什么要工作？如何才能激发员工的工作积极性？动机是一种驱使人进行活动，从而满足需要、达到目标的内部动力。动机往往是以愿望、兴趣、意图、信念、理想等形式表现出来的，是激励人们行动的主观因素，是推动人们行为的直接原因。20 世纪 30 年代在西方发达国家掀起了动机研究的热潮，其研究的最主要问题就是解释个体为何会产生某种行动，以及如何有效地使个体产生或者抑制这种行动。激励理论就是在这样的热潮中应运而生。

一、激励理论

美国管理学家伯纳德·贝雷尔森（Bernard Berelson）和鲁道夫·斯坦纳（Rudolf Steiner）认为："内心要争取的条件、希望、愿望、动力等都构成了对人的激励……它是人类活动的一种内心状态。"如何满足人们的这种内心状态，从而更好地、持续地激励员工，使其对组织作出更大的贡献，一直是学者、管理者们不断探究的问题。20 世纪以来，世界各国的心理学家、管理学家等不同领域的学者们从不同的角度对此开展了大量的研究，提出了多种激励理论，为人力资源管理实践提供了理论基础。激励理论可以归纳为 3 种类型：内容型激励理论、过程型激励理论、行为修正型激励理论（表 2-1）。

表 2-1　激励理论的理论类型及理论重点

理论类型	代表理论	理论重点
内容型激励理论	需要层次理论 ERG 理论 双因素理论 成就需要理论	从研究需求入手，着重探讨激发动机的诱因
过程型激励理论	期望理论 公平理论 目标设置理论	研究满足需求的过程中行为产生、发展、改变的过程
行为修正型激励理论	强化理论 归因理论	着重探讨如何改造和修正人的行为

（一）内容型激励理论

内容型激励理论（content theory）是针对产生工作动机的因素，研究如何满足需要的理论，又称为需要理论。主要包括：需要层次理论、ERG 理论、双因素理论和成就需要理论。

1. 需要层次理论　美国社会心理学家马斯洛在 1943 年发表的《人类动机理论》一书中提出了需要层次理论。马斯洛将人的需要分为 5 个层次：①生理需要（physiological needs）；②安全需要（safety needs）；③社交需要（social needs）；④尊重需要（self-esteem needs）；⑤自我实现的需要（self-actualization needs）。

2. ERG 理论　美国耶鲁大学行为学教授、心理学家克雷顿·奥尔德弗（Clayton Alderfer）在马斯洛需要层次理论的基础上，提出了"ERG 理论"，即生存需求（existence needs），关系需求（relatedness needs），成长需求（growth needs）。

3. 双因素理论　双因素理论是美国心理学家弗雷德里克·赫茨伯格（Frederick Herzberg）于 1959 年提出来的，又叫激励保健理论。该理论强调正确处理物质满足和精神鼓励的关系，对组织激励工作起到了一定的指导作用。

4. 成就需要理论　成就需要理论是美国哈佛大学心理学教授戴维·麦克利兰（David McClelland）于 20 世纪 50 年代在一系列文章中提出的。他认为人的许多需要都是社会性，而非生理性的，而且人的社会性需求因时代不同、经历不同、文化背景不同，对"自我实现"的标准也不同。在人的基本需要得到满足后，人的主要需要有：权力需要、社交需要和成就需要。

（二）过程型激励理论

过程型激励理论（process theory）是指着重研究人从动机产生到采取行动的心理过程。它的主要任务是找出对行为起决定作用的某些关键因素,弄清它们之间的相互关系,以预测和控制人的行为。这类理论表明,要使员工出现组织期望的行为,须在员工的行为与员工需要的满足之间建立起必要的联系,代表理论有期望理论、公平理论、目标设置理论。

1. 期望理论 期望理论是美国心理学家维克多·弗罗姆(Victor Vroom)于 1964 年在《工作与激励》一书中提出的理论,主要研究对行为起决定作用的关键因素及它们之间的相互关系,用于预测和控制人的行为。期望理论认为,人们采取某种行为的动机是他认为这种行为可以达到某种结果,而且这种结果对他有足够的价值。换言之,动机激励水平取决于人们认为在多大程度上可以期望达到预计的结果,以及人们判断自己的努力对于个人需要的满足是否有意义。

期望理论表明,员工对某项工作及其目标结果的价值评价很高,而且预判自己获得目标结果的概率很大时,管理者采用相应的激励方式就会收到很好的效果。

2. 公平理论 公平理论由美国心理学家约翰·斯塔希·亚当斯(John Stacey Adams)于 1965年提出。该理论主要研究员工报酬分配的合理性、公平性及其对员工积极性的影响,是研究人的动机和知觉关系的一种激励理论。亚当斯认为,员工做出成绩并取得报酬以后,他不仅关心自己所得报酬的绝对量,而且关心自己所得报酬的相对量。员工首先会思考自己的收入与付出的比率,然后将自己的收入与付出比率与其他人进行比较。如果员工感觉到自己的比率与他人相同,则认为达到了公平;如果感到两者的比率不相同,则产生不公平感,即认为自己的收入过低或者过高。通过这类比较所产生的公平感或者不公平感会影响员工的态度和行为。除此之外,员工还会将自己的收入与付出比率与自己过去的经历进行比较,如果满意则产生公平感。在医疗卫生组织中,该理论对于引进人才薪酬水平的确定具有参考价值。

3. 目标设置理论 目标设置理论是由美国心理学家埃德温·洛克(Edwin Locke)在 1967 年提出的。这一理论的核心观点是,目标本身就具有激励作用,能够将个人的需要转化为动机,引导行为朝着特定方向努力,并在行为过程中根据目标进行调整和修正,以实现目标。目标设置理论在实际应用中强调具有明确和具体的目标对于提高个人或组织绩效的重要性。在管理实践中,通过设定具体、可衡量、有时限的目标,可以激发员工的动机,引导行为,提高专注力和努力程度,以实现更好的绩效。此外,目标设置理论还强调了反馈的重要性,及时的反馈可以帮助个体调整行为,确保目标的实现。

(三)行为修正型激励理论

行为修正型激励理论(behavior modification theory)研究的是改变和转化人们的行为,使其达到目标的理论,其代表理论有强化理论和归因理论。

1. 强化理论 强化理论是美国心理学家和新行为科学家伯尔赫斯·弗雷德里克·斯金纳(Burrhus Frederic Skinner)等学者提出的一种激励理论。所谓强化,是通过相应的刺激,使某种行为的发生频率发生改变(增加或减少)。

按照强化的性质和目的,可分为以下两种。①正强化:又称为积极强化,当员工的行为符合组织期望时,采取表扬、奖励、改善工作环境、晋升等方式予以奖励,从而加强这种行为。②负强化:又称消极强化,当员工的行为背离组织期望时,通过批评、处分、降薪等措施对其惩罚,使其削弱这种行为。在某些情况下,减少奖励或不予奖励也是一种负强化。

斯金纳强化理论强调的是刺激和行为的关系。一种行为必然产生后果,而后果在一定程度上决定这种行为是否重复发生。组织想要得到预期结果,管理者可以通过正、负刺激手段去控制和影响员工的自愿行为,因而,强化理论被广泛地应用在激励和人的行为改造方面。

2. 归因理论 归因理论是美国社会心理学家弗里茨·海德(Fritz Heider)于 1958 年在他的著作《人际关系心理学》中提出的,所谓归因是指人们对已发生事件的原因的知觉或推论,该理论主要解决的是日常生活中人们如何找出事件的原因。

1972 年,美国心理学家伯纳德·韦纳(Bernard Weiner)在海德归因理论基础上,提出了自己的归因理论，这是一种关于判断和解释自己或他人行为结果形成原因的动机理论。韦纳理论对行为成败因素的分析可归纳为以下6种：能力、工作难度、努力、身心状态、运气、其他因素。按各因素的性质，可分别纳入因素来源（内控和外控）、稳定性和可控性三个维度。

（1）因素来源：指人们自己判断影响其成败因素的来源，个人条件（内控）或外在环境（外控），其中能力、努力及身心状态三项属于内控，其他各项则属于外控。

（2）稳定性：指人们自己判断影响其成败的因素，在性质上是否稳定，其中能力与工作难度是比较稳定的，其他各项则为不稳定因素。

（3）可控性：指人们自己判断影响其成败的因素，在性质上能否由个人意愿所决定。其中，只有努力一项是可以由个人意愿控制的，其他各项均不受意愿控制。

韦纳的研究结论是，人们将成功归因于能力和努力等内控因素时，他的自豪感和满意度高，而将成功归因于运气和其他外控原因时，产生的满足感则较少。反之，如果人们将失败归因于缺乏能力或努力，则会产生愧疚和自责，而将失败归因于工作难或运气欠佳时，产生的自怨情绪则较少。考虑到对前次成就结果的归因，以及对下一次行为的期望、情绪和努力程度的影响，组织管理者要引导员工对行为进行正确的归因。

二、一般系统理论

一般系统理论是由美籍奥地利理论生物学家路德维希·冯·贝塔朗菲（Ludwig Von Bertalanffy）创立的，1958年贝塔朗菲发表了其代表作《一般系统理论：基础、发展和应用》奠定了该理论的学科基础。一般系统理论认为任何系统都是一个有机的整体，不是各部分的机械组合或简单相加，系统的整体性是各要素在孤立状态下所没有的特质，系统中的各要素不是孤立存在的，每个要素在系统中都处于一定的位置，起着特定的作用，要素之间相互关联，构成一个不可分割的整体。

怀特（P. M. Wright）和斯内尔（S. A. Snell）根据一般系统理论提出了用开放式的系统观点来解释组织中的竞争管理模式，其中员工能力和技能被视为"投入"，员工行为被视为"转换"，而员工的满意度与工作绩效则被视为"产出"。在这个系统中，有效的管理才能包括才能的取得、利用、维持和剔除。有效的管理行为包括①行为控制：例如通过绩效管理和薪酬系统来引导与控制员工的行为；②行为协调：例如通过人力资源战略的制定和规划来协调员工的行为。因此根据一般系统理论，战略型人才管理系统可以通过整合与协调人力资源管理的各项职能活动来提升组织的效能。

三、行为角色理论

行为角色理论在人力资源管理领域的提出，可以追溯到20世纪初期德国社会学家和组织理论家马克斯·韦伯（Max Weber）的工作。他在探讨官僚组织结构特征时提到了人力资源的角色概念。韦伯认为，组织中的人力资源管理者承担着正式的角色，这些角色是基于其经验和资格来完成任务的。他强调了人力资源职能角色与组织层面的特征之间的联系，如组织结构形态、管理层级状况等。

行为角色理论是一种试图从人的社会角色属性解释社会心理和行为的产生、发展变化的社会心理学理论。

行为角色理论强调个人在社会中所扮演角色的重要性，以及这些角色如何影响他们的行为和社会互动。这一理论认为，人们的行为不是孤立存在的，而是受到他们在社会中角色的影响。例如，一个人在家庭中的角色可能与在工作中的角色不同，而这些不同的角色会引导他们表现出不同的行为模式。此外,角色理论还涉及角色期望和角色冲突的概念,即个人需要满足社会对其特定角色的期望,但有时这些期望可能会相互冲突,导致个人在行为选择上面临挑战。

行为角色理论认为,一个员工的行为与其他员工相联系,进而产生可以预测的结果。人力资源管理则是组织的工具,用来传递角色信息,支持期望变成行动,审视角色的表现,以实现组织的目标。

四、人力资本理论

美国经济学家西奥多·舒尔茨(Theodore W. Schultz)在 1961 年首先提出了人力资本理论(human capital theory,HCT),意在指出人本身所包含的生产能力。一个人所具备的生产能力,来自对人自身的生产力投资,比如教育投资、劳动技能和管理技能的投资、健康投资等,当然也包括接受这种"投资"时的机会成本。正因为接受了这种投资,所以人将获得有助于生产的知识、劳动技能、管理技能以及服务于生产的健康体魄。之后,加里·贝克尔(Gary S. Becker)等学者也加入人力资本理论的研究之中,并取得了丰硕的成果。

人力资本理论认为,人力资本可以看作是人所具有的知识、体力、健康、经验、技术、能力及精神存量的总和,反映了劳动力质的差别。人力资本具有以下特征:①人力资本的载体是劳动者,是与劳动者密不可分的一种生产能力。②人力资本的出现有赖于人力资本投资,它是人力投资形成的产物。人力投资可包括人员培训、学校教育、医疗保健等。③如同其他投资一样,人力资本的投资也具有风险,有时相同的人力投资并不能获得同样的人力资本。④有别于物质资本,人力资本的价值具有隐性特点,难以准确评估。该理论认为,人力资本投资增长水平决定着社会经济发展水平,人力资本投资收益率远远高于物质资本投资收益率。人力资本理论对人力资源管理实践产生了巨大而深刻的影响,它直接导致了在人力资源管理中,由人力成本的观念向人力投资观念的转变。

第三节 人力资源管理的基本原理

人力资源管理作为管理学的一个分支,和其他管理领域一样,也必须遵循相应的管理规律,才能做到科学化、功能化、效率化。卫生人力资源管理作为人力资源管理的一个分支,也同样具有人力资源管理的共同属性和普遍规律。因此,卫生组织应该结合卫生行业的特点,运用人力资源管理的基本原理为本组织人力资源管理活动提供理论上和方法学的指导。人力资源管理的基本原理包括:同素异构原理、系统优化原理、能级对应原理、互补增值原理、激励强化原理、弹性冗余原理、动态优势原理等。

一、同素异构原理

同素异构原理一般是指事物的成分因在空间组合关系和方式的不同,即在结构形式和排列次序上的不同,会产生不同的结果,引起不同的变化。在群体成员的组合上,同样数量和素质的一群人,由于排列组合不同而产生不同的效应;在生产过程中,同样人数和素质的劳动者因组合方式不同,其劳动效率也不同。

同素异构是化学上的一个原理,最典型的就是金刚石与石墨,其结构是同样数量的碳原子,但由于碳原子之间在空间上的排列方式与组合关系的不同,形成了在物理性质上存在着极为明显差别的两种物质:金刚石坚硬无比,而石墨却十分柔软,在色泽与导电等方面两者也迥然不同。

根据这一原理，各级各类卫生组织必须建立科学、有效的人事调控机制，重视组织内部各种信息的传递和反馈，根据组织发展要求，对组织与人员结构方式进行适时调整，以争取组织绩效的最大化。

二、系统优化原理

系统优化原理是指人力资源系统通过计划、组织、协调、控制等管理活动，使其整体功能获得最优绩效、更加满足组织实现战略目标要求的过程。

根据系统优化原理，首先要求各级各类卫生组织必须将人力资源管理提升到组织战略的高度，即人力资源管理的目标、政策、功能必须与卫生组织发展战略保持高度的一致；其次，卫生人力资源管理各子系统要优化配置，使各子系统之间支撑、协调，以实现人力资源管理系统的整体功能达到最大化。

卫生组织要在组织战略目标的指导下，对组织架构进行优化设计，并在此基础上，对人力资源规划、招聘与配置、培训、绩效、薪酬、员工关系管理六大子系统进行整体、系统的设计，使各子系统在目标、政策、措施、信息等方面协调有序、互为支撑，最大限度地减少系统内部人员消耗，增强人力资源系统支撑组织战略实现的动力，以实现卫生组织整体绩效的不断提升。

三、能级对应原理

能，是指人的能力、才能，能级是指人的能力大小分级。能级对应原理是指根据岗位的要求和员工的能力，将员工安排到相应的工作岗位上，保证岗位的要求和员工的实际能力相一致、相对应。

根据能级对应原理，卫生组织在人员招聘、选拔、任用、职业生涯规划等人力资源管理活动中，要做好岗位分析与员工素质测评、绩效测评等工作，要根据员工能力的大小来安排岗位和职位，做到人岗匹配、才尽其用、互补凝聚、共赴事功。

四、互补增值原理

互补增值原理是指组织在人员安排上，要充分考虑员工个体的多样性与差异性，注重发挥每个员工的特长，采用协调与优化的方法，扬长避短，互为补充，聚集团体优势，实现人力资源的合理配置。

人作为个体，不可能十全十美，而作为群体，则可以通过相互结合、取长补短，组合成最佳的结构，更好地发挥团队的力量，实现个体不能达到的目标。互补的内容与形式是多样化的，如个性互补、气质互补、年龄互补、知识互补、技能互补、经验互补等。

互补增值原理在卫生组织中应用十分广泛，如医院在排班时，要将不同年龄、经验、职称的医生（护理人员）进行合理的搭配，这既能够让年轻的医生（护理人员）得到锻炼与提高，又能够保证在遇到急危重患者时，有年资高、经验丰富的医生（护理人员）在岗指导与处理，这种互补式排班原则对保障诊疗工作的安全性与质量非常重要。

五、激励强化原理

激励强化原理是指组织通过采用奖励和惩罚的方法，让员工明确组织对员工的期望与要求，以激励员工的正向行为、约束限制员工的负向行为，继而达到有效激励员工朝着实现组织目标的方向而不断努力的过程。

根据激励强化原理，卫生组织要根据知识型员工的特点，明确各层次员工的不同需求，综合运用激励手段，通过塑造员工的职业价值观、宣传组织文化，以及设计薪酬制度、奖惩制度等多种方法，将精神激励与物质激励相结合、外在激励与内在激励相结合、正激励与负激励相结合，以激发卫生人员的工作热情与积极性，建设一支德才兼备的高素质卫生人才队伍。

六、弹性冗余原理

弹性冗余原理是指在人力资源开发过程中，必须留有余地，保持弹性，即必须考虑劳动者在生理、心理上的特点，在劳动强度、劳动时间、劳动定额的制定上，都要有一个合适的"度"，如果超过这个度来对人力资源过度开发，就会欲速则不达，导致劳动者身心疲惫，精神萎靡不振，甚至会给人力资源造成伤害。

人力资源管理中的弹性冗余原理主要包括下列内容：①必须考虑劳动者体质的强弱，使劳动强度具有弹性；②必须考虑劳动者智力的差异，使劳动分工具有弹性；③必须考虑劳动者年龄、性别的差异，使劳动时间有适度的弹性；④必须考虑劳动者性格、气质的差异，使工作定额有适度弹性；⑤必须考虑行业的差异，使工作负荷有弹性；⑥必须重视对积极弹性的探索与实践，注意防止和克服管理中的消极弹性，努力创造一个有利于促进劳动者身心健康，提高劳动效能的工作环境。

弹性冗余原理在卫生人力资源管理上的应用尤为重要。卫生行业属于高风险行业，如果医护人员在工作时间、工作负荷、心理压力等方面超过了一定的"度"，其精力、体力都会下降，伴随而来的是注意力、判断能力、反应力的下降，在这种疲惫状态下，医疗风险将会随之增加，患者安全与医疗质量就会受到威胁。因此，卫生组织应在充分发挥和调动卫生人员能力、动力、潜力的基础上，在人力配置、工作量确定、工作时间安排等方面运用此原理，科学制定相关人事政策，保障卫生人员工作张弛有度，使其拥有充沛的精力与积极心态，高效率、健康地工作，全面提升卫生人员的工作体验与工作幸福感。

七、动态优势原理

动态优势原理是指在动态中用好人、管好人，充分利用和开发人的潜能与聪明才智。社会中的一切事物和现象都处在变动之中，组织中的员工在体力、能力、工作态度、工作绩效等方面也都会发生变化。从人才优化的角度看，组织应该依据战略发展要求，以及对员工绩效考评和潜能开发的结果，通过人事调整让员工进行合理流动，使组织始终保持人才竞争优势。

遵循动态优势原理，卫生组织要建立起人员能进能出，职务能上能下，待遇能高能低，有利于优秀人才脱颖而出的充满生机与活力的运行机制。

本章小结

1. 管理中的人性假设，即管理中的人性观，它是指管理者在管理过程中对被管理者本质属性的根本看法，包括对被管理者的需求、工作目标、工作态度的基本估计或基本看法。到目前为止，最有代表性的人性假设理论共有四个，即："经济人"假设、"社会人"假设、"自我实现人"假设以及"复杂人"假设。

2. 管理者在人力资源管理理论的指导下，科学认知管理角色与管理范畴以及人力资源的价值，并在不同环境懂得适时转变，发散思维，才能用科学的管理理论指导卫生组织的实践活动，才能不断提高管理能力。人力资源管理的基础理论，主要包括激励理论、一般系统理论、行为角色理论与人力资本理论。

3. 卫生组织应该结合卫生行业的特点，运用人力资源管理的基本原理为本组织人力资源管理活动提供理论与方法学上的指导。人力资源管理的基本原理包括：同素异构原理、系统优化原理、能级对应原理、互补增值原理、激励强化原理、弹性冗余原理、动态优势原理等。

思考题

1. 人力资源管理的基础理论有哪些？
2. 人力资源管理的基本原理有哪些？
3. 激励理论可以分为哪几种类型？

（崔　宇）

第三章　卫生系统中的人力资源管理

卫生人力资源是卫生系统的一个重要组成部分，是提供公平可及、高质量、可负担的卫生服务的核心力量。本章主要介绍卫生系统中的人力资源管理。首先，介绍人力资源在卫生系统中所发挥的作用及分析卫生人力资源的框架；其次，分析中国卫生人力资源发展现状以及卫生系统中人力资源发展的影响因素，包括卫生服务需求、卫生系统因素和社会经济环境因素等。最后，提出政府在卫生系统人力资源中的宏观管理策略，包括卫生人力资源规划、培养和使用、准入及岗位管理等。

第一节　卫生人力资源与卫生系统

一、人力资源在卫生系统中的作用

卫生系统（health system）的主要目标是促进、恢复和维持健康。所有以此为主要目标的人力、财力和物力资源及其相关活动都属于卫生系统的范畴。世界卫生组织（World Health Organization，WHO）认为卫生系统包括六个主要的组成部分，分别是卫生服务提供、卫生人力资源、卫生信息、医疗产品和技术、卫生筹资以及领导管理。可见，卫生人力资源是整个卫生系统的重要组成部分，对整个卫生系统的有效运转、卫生政策制定和实施、卫生服务的提供，以及最终健康结果的产生具有重大的影响。卫生系统其他组成部分发生的改变，经常会对卫生人力资源发展产生直接或间接的影响。

（一）卫生人力资源是提供卫生服务、提高健康水平的核心力量

卫生系统通过提供卫生服务来促进、恢复和维持人群的健康。所有卫生服务都由一定的卫生技术人员来提供。卫生系统的其他资源（财力、技术、设备、药品、信息等）最终都需要通过卫生人力资源来操作和使用，才能转化为有效的卫生服务。卫生人员用自己的知识技术为居民和患者提供预防、诊断、治疗、康复、健康促进等医疗卫生服务。因此，卫生人员的数量是否足够、知识和技术是否适宜、结构和分布是否均衡、激励机制是否合理等因素都会影响到卫生服务的提供，进而影响人群的健康水平。

分析全球各国卫生人员数量与卫生服务和健康水平的关系发现，每千人口卫生人员的数量与儿童免疫接种率和孕产妇的专业接生率密切相关。每千人口卫生技术人员数达到 1.5 时，麻疹疫苗接种率可以实现 80% 的目标；每千人口卫生技术人员数达到 2.5 时，80% 的孕产妇可以接受专业接生。同样，卫生人员的数量与孕产妇死亡率、婴儿死亡率、5 岁以下儿童死亡率、慢性病导致的过早死亡率等可持续发展目标（sustainable development goals，SDGs）的相关健康指标也密切相关，尤其是对于降低孕产妇死亡率的作用更为明显。据此，世界卫生组织提出，若要实现全民健康覆盖的目标，每千人口卫生人员数量须达到 4.45 人。

（二）卫生人力资源是保障卫生政策制定和实施的主要力量

大多数卫生政策与卫生人力资源的关系非常密切。一方面，卫生政策通常是由卫生管理人员来制定和实施的，卫生服务提供者（医生、护士等）也是实施卫生政策的重要执行者。比如基本药物政策由卫生行政管理人员制定，基层医疗机构的医务人员在提供服务的过程中需要遵循

基本药物政策的要求，合理使用基本药物。制定和实施卫生政策对卫生人力资源提出了很高的要求。卫生政策制定者需要深刻理解卫生政策的背景、内容、过程以及各利益相关者的诉求，需要在政策制定过程中合理使用证据，进行循证决策。卫生政策执行者需要理解卫生政策的内容和要求，有足够的能力和动力来严格执行卫生政策，将卫生政策最终转化为有效的卫生服务。因此，卫生人力资源是卫生政策能够合理制定和顺利实施的重要保障。另一方面，卫生政策也会对卫生人力资源产生重要的影响。卫生政策会在一定程度上改变卫生技术人员的工作内容和工作方式，比如临床路径政策要求医务人员遵循临床路径提供诊疗服务；基本公共卫生服务均等化政策可能需要一部分临床医生承担一些公共卫生服务的任务；医疗保险政策（如城乡居民基本医疗保险）会吸引更多的患者就医，从而增加医务人员的工作量。更为重要的是，卫生政策可能改变卫生人员的激励机制，进而影响他们的服务提供行为。最为明显的例子是供方支付方式：如果支付方式为按项目付费（fee for service），医务人员就有可能被激励提供更多的服务（包括检查和药物等）；如果支付方式改为按人头付费（capitation），医务人员过度提供服务的现象就可能减少。

（三）卫生人力资源占用大量卫生资源

除此之外，卫生人力资源在卫生系统中的作用还体现在卫生人力的费用上。在所有国家的卫生系统中，卫生人力费用在卫生总费用中都占有很大的比例，有时高达75%。在大多数中低收入国家，这一比例一般超过2/3。因此，卫生系统和医疗机构必须充分重视卫生人力资源的建设，特别是卫生人力资源的规划和激励机制的建设。

尽管人力资源在卫生系统中有如此重要的作用，与其他卫生资源相比，卫生系统中人力资源的规划和管理并没有得到足够的重视。可能的原因包括：首先，影响卫生人力资源发展的因素非常复杂，特别是卫生人员的激励受到很多因素的影响。其次，卫生人力资源发展的决策往往分属于多个行政部门，包括卫生健康委员会、人力资源和社会保障部、教育部、财政部等，部门之间的协调存在较大挑战。最后，卫生人力的培养需要经过很长的时间，例如一名优秀的临床医生，需要经过8~10年的时间才能完成培养，而卫生领域的很多问题都需要在相对较短的时期内解决。因此，卫生人力不足、质量不高等往往成为限制卫生政策执行的障碍因素。

二、卫生人力资源的分析框架

图3-1显示了一个用于分析卫生人力资源的框架，包括卫生人力准备、流失、绩效管理和绩效产出四部分。

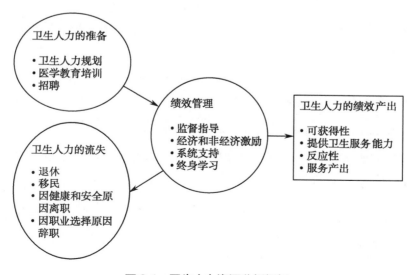

图3-1　卫生人力资源分析框架

卫生系统中人力资源发展的首要任务是获得足够数量的、具备适宜知识技能的卫生人员，为居民提供公平可及的卫生服务。因此卫生人力资源管理的第一步是卫生人力的准备，包括卫生人力资源规划、卫生人力资源教育培训以及将培养的卫生人员招聘到卫生系统中。

针对卫生系统中已有的卫生人员进行有效的绩效管理，可以提高他们的绩效表现，更好地为居民提供所需要的卫生服务。这些绩效管理策略包括：提供支持性的监督指导是提高卫生人员技能的有效管理工具；合理的经济性激励和非经济性激励可以调动卫生人员的工作积极性；改善工作条件，包括提供卫生服务所需要的仪器设备、药品、交通工具等，是卫生人员提高工作绩效的保障；通过继续医学教育提供终身学习机会，不断改善卫生人员的知识技能等。

卫生系统中人力资源管理的第三个重要领域是卫生人员流失的管理。卫生人员的过度流失将导致卫生系统缺少足够的卫生人才。卫生人力流失的主要途径包括退休、移民、因健康和安全原因离职、因职业选择原因辞职等。做好退休规划、保护卫生人员的健康和安全、提高卫生工作岗位吸引力以减少因辞职而流失的卫生人员等，是减少卫生人员流失的重要策略。

以上三个领域（卫生人力的准备、绩效管理和流失管理）的合理规划与管理，将有助于提高卫生人才队伍的整体绩效表现，包括卫生人力的可获得性、提供卫生服务的能力、反应性（常用患者满意度来反映）以及服务产出四方面。

第二节　卫生人力资源发展现状及影响因素

一、卫生人力资源发展现状分析

充足的卫生人员数量、合理的结构和分布以及优良的工作绩效是保障基本卫生服务提供的重要前提。要了解一个国家或地区卫生人力资源现状，必须对这些基本信息进行分析。本节将介绍卫生人力资源现状分析所使用的指标以及注意事项，并根据《中国卫生健康统计年鉴（2022）》和《2015—2020 中国卫生健康人力发展报告》等资料，对中国卫生人员的数量、结构、分布特征以及工作绩效加以描述和分析。

（一）卫生人员数量

卫生人力资源数量分析的维度，见表 3-1。

表 3-1　卫生人力资源数量分析的维度

卫生人力资源数量分析维度		具体指标（举例）
卫生人员数量	绝对数	卫生人员总量
	相对数	每千人口卫生技术人员数
卫生人员数量的比较	横向比较	每千人口卫生技术人员数量与其他国家和地区的比较
	纵向比较	卫生人员总量或每千人口卫生技术人员数随时间的变化

分析一个国家或地区的卫生人力资源状况，首先要了解其卫生人员数量。这既可以是绝对的数字，也可以是相对数，通常用每千人口卫生技术人员数来表示。如截至 2021 年底，中国的卫生人员总量为 1 399 万人，其中卫生技术人员 1 124 万，每千人口卫生技术人员的数量达到 7.97 人。

分析卫生人员数量可以做两类比较。一类是横向比较，即卫生人员数量与其他国家和地区的比较。由于不同国家和地区人口规模的不同，这种横向比较需用相对数字进行比较，即每千人口卫生技术人员数量的比较。世界卫生组织负责收集和比较各国卫生人员数量的信息，但由于各国卫生人员种类、统计口径以及卫生信息系统的差异，甚至能获取资料的年份也各有不同，有时难以对卫生人员数量进行直接的比较。以每千人口医生数为例,世界卫生组织网站最新的资料显示:中国 2020 年为 2.39 人,英国 2021 年为 3.17 人,印度 2020 年为 0.73 人,而肯尼亚 2021 年为 0.23 人(资料检索时间为 2024 年 3 月)。与全球其他国家相比,中国的每千人口医生数量处于较高水平。

分析卫生人员数量的第二类比较为纵向比较,即同一国家或地区不同年份卫生人员总量或每千人口卫生技术人员数量随时间变化的趋势。对于变化趋势的分析可以清楚地了解该国家或地区卫生人力资源发展的情况,为做好卫生人力资源规划、完善医学教育提供重要信息。我国卫生人力总量在过去 70 多年的时间里,总体保持上升的趋势。特别是 2005 年以后,卫生技术人员数量快速增长,每年新增卫生技术人员数量从 2006 年的 16.4 万上升到 2021 年的 56.6 万。图 3-2 显示了从 1949 年中华人民共和国成立以后,我国卫生人员总数量的变化趋势。在各类卫生技术人员中,注册护士的增长速度最快,2014 年开始,注册护士数量首次超过执业(助理)医师数量。值得一提的是中国农村"赤脚医生"和乡村医生队伍的变化。从 1968 年我国开始培养和建立"赤脚医生"队伍,短时间内培养了大量的"赤脚医生"和卫生员,数量接近 500 万。从 1985 年开始,中国停止使用"赤脚医生"这一名称,开始建设和发展乡村医生队伍。近年来,由于农村人口减少等原因,乡村医生和卫生员的数量有所减少,从 2011 年的 112.6 万逐渐减少到 2021 年的 69.7 万。

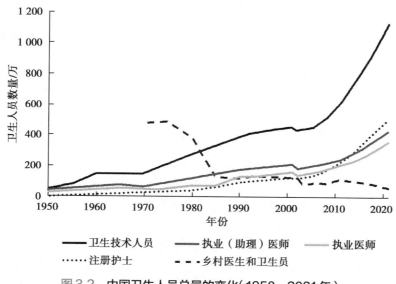

图 3-2　中国卫生人员总量的变化(1950—2021 年)

(二)卫生人员结构

卫生人员的结构对卫生服务的提供也会产生重要影响。不同年龄、不同性别、不同学历背景的卫生人员在很大程度上影响其知识和技能、提供服务的方式等。分析卫生人员的结构包括许多内容,本部分从影响卫生服务提供的角度,重点分析卫生人员的类别、性别、年龄和学历结构。

1. 卫生人员类别结构　不同类别卫生人员的结构决定着卫生服务提供的模式和能力。比如在以预防为主、基本公共卫生服务均等化的政策框架下,公共卫生人员的数量对于公共卫生服务的提供至关重要。近年来,公共卫生人员数量稳步增长,每万人口公共卫生人员数从 2020 年的 6.56 增长到 2022 年的 6.94。全科医生的数量是决定基层卫生服务水平、建立分级诊疗体系的重要人才保障。近年来中国全科医生的数量持续增长,到 2021 年,每万人口全科医生数量达到 3.08 人。医护比(医生和护士数量的比例)对于医疗机构的服务提供影响甚大。当护理人员数量较少,医生就需要承担一些护士的工作,从而降低卫生资源配置的效率。我国护理人员长期处于短缺的状态。中华人民共和国成立初期,护士数量仅为医生数量的 10%。但是护士数量的增长速度明显比医生数量的增长速度快,到 2021 年,医护比基本维持在 1∶1.17 左右。

2. 卫生人员性别结构 卫生人员通常以女性居多。2021年中国卫生技术人员中女性占73.0%，其中注册护士这一职业中，女性更是高达96.7%。值得一提的是，女性在卫生技术人员中所占比例有逐年增高的趋势。2002—2021年，女性在卫生技术人员中的占比增加了9.2个百分点。农村地区女性卫生技术人员的占比增长更快。女性在卫生服务提供中发挥着重要的作用。尤其是那些非正式的卫生人员，如照顾患者的护工等，女性的作用更是不可替代，但这些非正式的女性卫生人员信息在卫生统计资料中往往得不到反映。

3. 卫生人员年龄结构 卫生人员的年龄结构对于卫生人力规划至关重要。在预测卫生人力供给时，需要根据卫生人员的年龄结构预测未来的退休人员数量。如果现有卫生人员中接近退休年龄者的比例较高，那就意味着在未来一段时间内会有较多的人退休，在人员供给量的规划中必须充分考虑这一因素。目前我国卫生技术人员的年龄结构以中青年为主，2021年卫生技术人员中25~54岁年龄段的人数占82.1%，55岁及以上的卫生技术人员只占8.2%。但与2005年相比，55岁以上卫生技术人员所占比例有明显上升（表3-2）。

表3-2 中国卫生技术人员年龄构成（2005年和2021年）　　　　　　单位：%

年龄组	2005年	2021年
<25	7.0	9.7
25~<35	37.8	41.9
35~<45	31.3	24.8
45~<55	19.7	15.4
55~<60	3.1	4.1
≥60	1.1	4.1

4. 卫生人员学历结构 学历结构反映卫生技术人员接受医学专业教育的水平，在很大程度上影响着医疗服务的质量。我国卫生技术人员的学历通常分为研究生、大学本科、大专、中专、高中及以下五类。我国卫生技术人员的学历水平不断提高，2021年拥有大学本科及以上学历的卫生技术人员数量占44.2%，而2005年这一比例只有17.1%。在所有卫生技术人员中，执业医师的学历明显高于其他类别的卫生技术人员，大学本科及以上学历者占68.9%（2021年）；注册护士中，大学本科及以上学历者也由2005年的2.7%上升到2021年的30.5%（表3-3）。卫生人员学历结构的改善得益于我国医学教育的快速发展。

表3-3 中国卫生技术人员学历构成（2005年和2021年）　　　　　　单位：%

学历	2005年			2021年		
	卫生技术人员	执业医师	注册护士	卫生技术人员	执业医师	注册护士
研究生	1.6	4.3	0.0	6.5	17.8	0.3
大学本科	15.5	34.3	2.7	37.7	51.1	30.2
大专	29.3	32.1	28.9	38.8	22.2	48.7
中专	43.3	24.3	60.5	16.3	8.3	20.6
高中及以下	10.3	5.0	7.9	0.7	0.6	0.2

（三）卫生人员的分布

卫生人员的分布包括地域分布、城乡分布和机构分布，是分析卫生人力资源现状的一个重要方面。

1. 地域分布　经济水平、社会发展程度、卫生投入和卫生服务需求量的差异是造成卫生人力资源配置地域差异的主要原因。从地域分布来看,我国的东、中、西三类地区的卫生人力资源分布差距有所改善。2021 年,东部地区每千人口卫生技术人员数为 7.67 人,中部和西部地区分别为 7.26 人和 7.74 人。

2. 城乡分布　卫生人力资源的城乡分布差异是限制农村地区卫生事业发展的重要因素。与卫生人力资源的地域差异相比较,卫生人力资源的城乡差异更大。2021 年我国城市地区每千人口卫生技术人员数为 9.87 人,而在农村地区仅为 6.27 人。卫生人力资源的城乡差异不仅表现在数量上,人员素质的差异更加明显。以基层医疗卫生机构为例,2021 年城市地区社区卫生服务中心的卫生技术人员中大学本科及以上学历者占 44.0%,而农村地区乡镇卫生院这一比例仅为24.0%(表 3-4)。

表 3-4　2021 年中国基层卫生技术人员分布的城乡差异　　　　　　　　单位:%

学历	城市社区卫生服务中心			农村乡镇卫生院		
	卫生技术人员	执业医师	注册护士	卫生技术人员	执业医师	注册护士
研究生	1.9	5.3	0.1	0.1	0.5	0.0
大学本科	42.1	59.9	33.0	23.9	41.3	19.2
大专	38.1	25.4	45.3	43.3	37.9	45.6
中专	16.6	8.5	21.1	30.5	18.6	34.4
高中及以下	1.3	0.9	0.5	2.2	1.7	0.8

卫生人力资源的城乡分布差异是全球许多国家共有的问题。据估计,全球约有一半的人口生活在农村地区,但仅有 38% 的护理人员和不到 25% 的医生为农村人口提供卫生服务。甚至在一些发达国家(如法国和德国),尽管卫生人员总量不少,但是农村地区也同样缺少卫生人力资源。在一些国家,尽管农村地区严重缺乏卫生人力资源,城市地区却有大量未就业的医务人员,如科特迪瓦、马里、刚果(金)等。

(四)卫生人力资源的工作绩效

卫生人力资源的工作绩效对卫生服务和人群健康有直接的影响,可以从四个维度进行测量(表 3-5)。这四个维度综合测量卫生人力的工作绩效,其中卫生人力的可获得性(如卫生人员的数量和分布)和提供卫生服务的能力(如学历结构)已在以上部分详细介绍。反应性这一维度(如患者满意度)在有关卫生系统和卫生服务的教材中讨论。本部分主要介绍卫生人力资源工作绩效的最后一个维度,即服务产出。

表 3-5　卫生人力资源的工作绩效

卫生人力资源工作绩效	维度说明	测量指标(举例)
可获得性	有足够的卫生人力数量提供卫生服务,包括卫生人力的分布	卫生人员数量;卫生人员分布;平均每周(或每天)工作时间
能力	卫生人员提供卫生服务的能力	卫生人员的学历结构;卫生人员的知识水平和技术
反应性	卫生人力能够为患者和居民提供适宜的服务	患者满意度
服务产出	卫生服务的效率、健康结果等	医生日均担负诊疗人次;医生日均担负住院床日

在卫生人力资源的工作绩效中，服务产出是指固定投入下的产出量，即服务效率的概念。常用的反映服务产出的指标包括：医生日均担负诊疗人次、医生日均担负住院床日、医院病床使用率等。从我国的情况来看，1990—2000 年的十年间，医生人均担负工作量呈现下降趋势，综合医院医生日均诊疗人次从 1990 年的 5.5 次下降到 2000 年的 4.8 次。同期，医生日均承担住院床日数从 2.1 下降到 1.4。农村的乡镇卫生院也呈现同样的趋势。但从 2003 年以后，随着新型农村合作医疗的推广，乡镇卫生院的服务量，尤其是住院量大幅度增加。相应地，乡镇卫生院的医生人均工作量和病床使用率有明显增加。到 2021 年，乡镇卫生院医生日均诊疗人次达到 8.9 次。从病床使用率来看，1990—2000 年，全国医院的病床使用率从 80.7% 下降到 60.6%，大约下降了 20 个百分点。2000 年以后开始回升，到 2012 年全国医院的病床使用率达到 90.1%，此后又有所下降，到 2021 年，下降至 74.6%。

二、卫生人力资源发展的影响因素

卫生系统中人力资源的发展状况受到多种因素的影响。分析卫生人力资源的现状或相关政策时，必须充分考虑这些影响因素的作用，才能因地制宜地制定出有效的卫生人力资源政策。这些影响因素可以分为三大类：卫生服务需求因素、卫生系统因素和社会经济环境因素。

（一）卫生服务需求因素

人群的健康状况决定了卫生服务需要，居民利用卫生服务的意愿和支付能力决定其卫生服务需求，卫生服务需要和需求的多少决定着对卫生人力资源的数量和质量的要求。因此，分析人群健康状况及其对卫生服务需要的需求，是人力资源规划和发展的重要内容。

中华人民共和国成立以来，我国居民健康状况得到了大幅度的提高。1949 年人口期望寿命只有 35 岁，1957 年达到 57 岁，到 2021 年人口期望寿命提高到了 78.2 岁。同时，婴儿死亡率和孕产妇死亡率也有明显下降。

尽管我国居民健康状况有明显提高，但健康指标的地区差异仍然非常显著。2021 年我国城市地区婴儿死亡率为 3.2‰，农村地区为 5.8‰，尽管城乡差异在逐年缩小，但农村居民的健康服务需要仍然高于城市地区。这些健康状况的差异意味着农村地区的居民需要更多的卫生服务，也就意味着农村地区对卫生人力资源的需求量要高于城市地区。

疾病谱的变化对卫生人力资源的规划也有着至关重要的影响。由于社会经济快速发展、居民行为生活方式以及生存环境的变化，慢性非传染性疾病的患病率和死亡率逐年上升，已经成为主要的疾病负担。根据 2018 年全国第六次卫生服务统计调查报告，全国 15 岁以上居民慢性病患病率达到 34.3%，特别是农村居民慢性病患病率增长迅速，与城市居民的慢性病患病率水平相当。慢性病患病率的快速增长对卫生服务提出了新的挑战，对卫生人力资源的数量和结构也提出了新的要求。慢性非传染性疾病的防治，既需要疾病诊断和治疗的知识技能，也需要健康教育和行为干预等方面的知识技能，医防融合的服务模式对从事慢性病防治卫生人员的知识和能力结构提出了新的要求与挑战。

除了客观的卫生服务需要外，居民主观的卫生服务需求也在发生变化。随着居民收入水平的提高和医疗保险覆盖率的提高，居民对卫生服务的支付意愿和支付能力也在快速提高，相应地，对卫生服务的数量和质量也都提出了新的要求。居民的卫生服务利用数量大大提高，年住院率从 2003 年的 3.6% 上升到 2018 年的 13.7%。同时，对高质量卫生服务的需求促使许多居民到二、三级医院利用医疗服务，而较少利用基层医疗卫生服务。这对分级诊疗制度的建立带来障碍，也对卫生人力资源在不同机构间的分布带来影响。

（二）卫生系统因素

卫生人力资源作为卫生系统的一个重要组成部分，与卫生系统的其他组成部分之间相互协调、相互作用。卫生系统的每一部分发生的变化，都会对卫生人力资源产生相应的影响。本部分主要以公立医院改革、非公立医疗系统和医疗保障政策为例，讨论其对卫生人力资源的影响。

1. 公立医院改革 公立医院是我国医疗服务体系的主体，近年来特别是党的十八大以来，公立医院改革发展作为深化医药卫生体制改革的重要内容，取得重大阶段性成效，为持续改善基本医疗卫生服务公平性和可及性、防控重大传染病疫情、保障人民群众生命安全和身体健康发挥了重要作用。公立医院管理体制、运行机制、筹资机制等一系列改革，均对卫生人力资源的工作环境和工作内容产生深远的影响。

2. 非公立医疗系统 20 世纪 80 年代末，在全球范围内开始了一场以市场为导向的卫生体制改革。非公立医疗系统（或称为私立医疗系统、民营医疗系统）的发展是这场改革的主要内容之一。非公立医疗系统为医疗市场引入了竞争机制，对于提高卫生服务的效率和质量发挥了重要作用。中国非公立医疗系统出现于 20 世纪 80 年代，多由私人诊所发展壮大或民间资本参与公立医院改制而来。随着医药卫生体制改革的深入开展，非公立医疗机构在我国卫生事业中发挥着越来越重要的作用。到 2021 年，我国非公立医院数量达到 24 766 家，占医院总数的 67.7%，但非公立医院的床位数只占全国医院总床位数的 29.8%。

非公立医疗机构的规模对于卫生人力资源的影响主要在于对公立医疗机构卫生人员的吸引。如果非公立医疗机构提供的工资待遇高于公立医疗机构，将有一部分卫生技术人员选择离开公立医疗机构，到非公立医疗机构就业。2021 年非公立医疗机构的卫生技术人员占我国卫生技术人员总量的 25.6%，比 2004 年增加了 17.9 个百分点。

3. 医疗保障政策 医疗保障政策旨在为参保者提供经济风险保护，使患者不至于因为卫生服务利用而致贫、返贫。我国目前有两种主要的基本医疗保险形式，即城镇职工基本医疗保险和城乡居民基本医疗保险（由城镇居民基本医疗保险和新型农村合作医疗合并而成）。基本医疗保险几乎覆盖了所有城乡居民。

许多国家的经验和证据表明，拥有医疗保险能促进居民对卫生服务的利用，从而使医疗机构和卫生人员的服务量大大增加。我国从 2003 年实行新型农村合作医疗以来，居民对卫生服务的利用持续增长，住院服务利用的增长尤其明显。服务量的增加意味着对卫生人力需要的增加。

医疗保障制度对医生的服务提供行为也可能产生直接的影响。部分医生会因为患者拥有医疗保险而提供额外的服务，称为医生诱导需求（supplier-induced demand）。

4. 其他卫生政策 许多其他卫生政策也会对卫生人力资源发展产生影响。例如基本药物制度会影响医生的处方行为和业务收入；卫生信息系统的发展，特别是远程医疗的发展，使得基层对卫生人才的需求发生相应的变化；我国推行住院分娩政策后，增加了对助产士和妇产科医生的需求量，而在此之前提供助产服务的传统接生员则只能停止提供助产服务，改做其他妇幼保健工作。

（三）社会经济环境因素

卫生系统之外的宏观社会经济环境对卫生人力资源也会产生直接或间接的影响。

1. 经济发展 经济发展对卫生人力资源产生多方面的影响。经济发展促进了人群对健康的期望以及对优质卫生服务的需求，进一步对卫生人力的数量和质量提出更高的要求。经济发展以及与其相适应的科技发展在很大程度上改变了医务人员的工作特点以及提供卫生服务的方式，比如更多地依赖仪器设备和最新的药品等。此外，不同地区，尤其是城乡之间经济发展水平的差异也决定了不同地区对卫生人力资源的吸引力，造成卫生人力资源在地域之间和城乡之间分布的不均衡。

2. 教育政策 高等院校的数量，尤其是医学院校的数量，决定了医学教育培训的规模。在 1999 年出台的高等教育扩招政策的鼓励下，我国医学院校的办学规模迅速扩大。2021 年高等医学教育的招生数量是 1998 年招生数量的 16.6 倍，学生与教师的比例也持续增加。

3. 劳动力市场 劳动力市场的供需关系和开放程度与卫生人力资源发展密切相关。当某一地区劳动力市场供给大于需求，该地区剩余的劳动力会转向其他领域或其他地区就业。反之当供给小于需求时，则会吸引其他领域或其他地区的人才前来就业。此外，我国在 20 世纪 90 年代之前，大多数高校毕业生回原籍工作，由政府部门统一安排工作。随着劳动力市场的逐渐开放，这一限制已经基本取消，大学毕业生可以根据市场需求选择不同地区灵活就业。

第三节　卫生人力资源管理宏观策略

政府部门需要采用行政和市场手段，对卫生系统中的人力资源进行系统管理。政府在卫生人力资源管理中的主要作用可以分为：卫生人力资源的规划、卫生人力资源的培养、卫生人力资源的使用等。

一、卫生人力资源规划

卫生人力资源规划是一个国家和地区根据总体卫生规划，对未来卫生人力的需求量、供给量和供需关系进行预测，并制订相应措施，改善卫生人力供需平衡的过程。

卫生人力资源规划必须与社会经济发展规划、卫生健康事业规划相适应。而且卫生人力资源规划必须与卫生服务发展现状、医学教育的培训能力、卫生人力的绩效产出等多种因素协调一致，否则即便制定出了详尽的卫生人力资源规划，也无法有效促进卫生人力资源的发展。

从卫生人力资源规划的准备工作开始，一直到规划的执行、监督和评价，这是一个持续不断的循环过程。其中以下三个环节尤其重要。

（一）卫生人力需求量预测

卫生人力需求量预测是卫生人力资源规划最重要、最困难的步骤之一。卫生人力的需求量可以根据人群健康状况所决定的卫生服务需要量进行预测（卫生服务需要法），也可以根据人群的实际卫生服务利用数量进行预测（卫生服务需求法）。其他常用的方法还包括：服务目标法（比如每位孕妇接受至少 5 次产前检查）、人力 / 人口比值法（比如每万人口至少 3 名全科医师）。

（二）卫生人力供给量预测

卫生人力供给量预测是指根据卫生人力的现有存量、新增加的数量以及流失的数量，预测未来一段时间内卫生人力资源真正可获得的数量及其特征。卫生人力供给量的预测主要考虑 3 个要素：现有卫生人员的数量及其特征，未来可增加的卫生人员数量及其特征（医学毕业生、从其他地区和部门调入、返回卫生系统工作等途径），未来可能损失的卫生人员数量及其特征（退休、调离、死亡等原因）。

（三）卫生人力需求量与供给量的匹配

对卫生人力的需求量和供给量进行预测后，需要对卫生人力的需求量和供给量进行匹配，确定在未来某个时间内卫生人力的供需是否均衡。应该注意的是，供需的均衡匹配不仅要关注数量上的均衡，也要注意卫生人力在结构和分布上的供需关系是否均衡。此外，现有卫生人员的工作绩效对卫生人力的供给和需求也会产生重要影响。因此，在卫生人力规划中也应该将现有卫生人员的工作绩效作为一个重要的因素加以考虑。

若卫生人力供需出现不匹配的失衡状态，特别是出现供给量小于需求量的情况时，卫生人力资源规划者还应该根据供需平衡关系的特点、产生不匹配的原因、可利用的资源等因素，提出解决不匹配的策略和方法。通常的方法包括：通过扩大医学教育规模培养更多卫生人才、减少人员流失、提高在岗人员的工作效率、改善现有卫生技术人员知识结构等。

二、通过医学教育培养更多优秀卫生人才

医学教育通过培养医学生来满足卫生人力市场对人才的需求,医学院校培养医学生的数量和质量将直接影响到卫生服务的提供能力。首先,医学教育的招生规模以及毕业生就业率是决定卫生人员数量的重要因素。其次,医学教育的学制和专业结构、医学教育的形式和内容在很大程度上影响着卫生人员的结构和分布。最后,卫生人员的绩效表现与卫生人员的知识和技能密不可分,而后者主要受医学教育质量的影响。因此,改善医学教育可以有力地促进卫生系统中人力资源的发展。

(一)医学教育规模应与卫生人力资源规划协同发展

医学教育规模的发展与卫生人力的数量、质量和绩效直接相关,未来医学教育的发展需要对教育规模的发展予以足够重视。对于卫生人力数量和医学院校招生规模问题,教育及卫生健康行政部门应加强协作。医学教育机构应根据卫生人力规划和医疗卫生体系发展的需求,合理制定招生规模,使医学教育与卫生人力资源协同发展。

(二)调整医学教育培养结构,满足卫生服务需要

优化医学教育的结构与布局是卫生健康事业改革与发展的需要,也是医学教育改革的当务之急。中国近年来医学教育的结构不断改善,特别是2014年开始的住院医师规范化培训,对于完善医学教育结构发挥着重要的作用。目前,一些持续紧缺的专业,如全科医生、儿科医生、公共卫生人员等领域仍需要加强医学教育的培养。当然,这些急需紧缺专业的卫生人才,除了扩大相应的医学教育外,也需要通过其他激励措施进行改善。

(三)提高医学教育质量,改善卫生人员绩效

医学教育应以知识、态度和技能的培养为重点,注重核心能力的培养和终身教育,优化教学内容和方法,同时推进以问题为中心和以岗位胜任能力为基础的医学教育改革。考虑到我国医学教育扩招的国情,在推进医学教育改革的过程中可能会有很多阻碍,但是还应强化以问题为中心的临床医学教学模式,早期接触临床实践,为医学和临床课程的学习提供专业意识,促进临床思维的形成和临床技能的掌握,进而培养医学生的岗位胜任能力;公共卫生人员的教育应加强对传染病、慢性病防治等知识和能力的教育。另外,建立行之有效的继续医学教育制度,特别是利用日益发展的信息化技术开展继续医学教育,保证医务人员知识能力的不断提高。

三、合理配置和使用卫生人力资源

(一)为农村地区吸引与保留卫生人才

农村地区缺少合格的卫生人员,是全球许多国家普遍面临的问题。为了解决这一难题,许多国家和地区尝试了不同的干预措施。

1. 教育类干预措施　医学教育是卫生技术人员培养的源头和基础。因此,从医学教育的招生、课程设置、培养方式等方面,提高医学毕业生到农村和基层就业的比例是各国普遍采用的办法。

(1)招收农村背景的医学生:首先,已有大量可靠证据表明,农村背景的医学生毕业后更容易回到农村工作。南非的一项研究表明,农村背景的学生毕业后到农村地区工作的可能性是城市学生的3倍。美国的学者进行了一项长达20年的纵向研究,发现毕业11~16年后,仍有68%的农村背景的毕业生在农村工作。Cochrane系统综述的结果表明:"从单项措施来看,招收农村医学生与农村工作的关联强度最高。"从农村地区定向招收医学生,通常需要固定的招生名额、

一定的经济资助以及学业和社会支持，否则农村学生难以获得接受医学教育机会。

（2）在农村地区开设医学院校：许多观察性研究的结果显示，在农村地区的医学院校，医学生毕业后更容易留在农村工作。中国的一项研究发现，农村地区的医学院校培养的学生有34%留在农村工作，而在两所城市地区医学院校，这一比例分别为4.9%和9.8%。

（3）医学教育中增加农村卫生的内容：农村和城市卫生服务在内容与形式上有很大差异，因此对卫生人员知识和技能的要求也有不同。临床医学生大多数在城市的二级和三级医院里实习，学习先进的技术，利用复杂的仪器进行疾病的诊断治疗。而农村的医疗机构缺乏先进的仪器和技术，毕业生难以有效根据农村的特点提供卫生服务。在医学教育课程设置中增加与全科医学和农村卫生相关的内容，可以提高毕业生到农村工作的知识和能力，但是否能提高毕业生到农村工作的比例，这方面的证据很少。另外，在临床实习中如果能够到农村医疗机构轮转一段时间（4~36周），也会影响医学生毕业后的职业选择，增加去农村工作的可能性。

如果位于农村的医学院校招收了农村背景的医学生，并提供与农村卫生服务相适应的医学教育内容，这些因素结合在一起，更能够提高医学生毕业后留在农村就业的机会。因此，政策制定过程中应充分考虑如何将这些因素有效地结合在一起，以取得良好的效果。

2. 强制性干预措施　强制性干预措施是指通过行政命令的手段，强制性安排医学毕业生或卫生人员到特定的地区工作一段时间，以解决当地缺少卫生人员的问题。强制性干预措施在世界各地广泛运用。WHO一项综述发现有70多个国家曾经或正在采用各种不同形式的强制性手段促使卫生人员到农村工作。

根据有无激励机制，强制性措施可分为有激励机制和无激励机制两类。

有激励机制的强制性措施并不完全依靠政府的行政命令，同时也依靠强制性手段所附加的激励机制吸引卫生人员到农村地区工作。这些激励措施可以分为几类：

（1）与教育培训有关的激励措施：医学毕业生为了获得研究生教育或专科进修的机会，必须到农村地区服务一定的时间，如蒙古国和越南。

（2）与职业发展有关的激励措施：规定医学毕业生或卫生人员在获得执业资格或者晋升之前，必须到农村地区服务一段时间，如缅甸、南非。

（3）与经济有关的激励机制：将在以下的经济激励性干预措施中介绍。

（4）无激励机制的强制性措施：这类措施要求医学毕业生或卫生人员无条件地服从国家和政府的分配，到农村服务一段时间。中国在实行"双向选择，自由择业"的政策之前，也是实行这种"国家包分配"的强制性政策。伊朗、古巴等国家都有类似的政策。甚至在澳大利亚，国际医学毕业生如果要进入该国执业，也必须首先在卫生人力缺乏的地区服务满10年。这类无激励机制的强制性措施的理论依据是：国家和政府承担了医学教育的主要成本，因此医学毕业生获得了行医的知识和技能后，有义务按照国家的需要，为农村和偏远地区的人群提供服务。

尽管强制性干预措施在全球许多国家普遍实施，但极少有项目对这些干预措施的效果进行严格的评估。强制性干预措施能在较短时间内为缺少卫生人力的地区提供临时的解决方案。但从长期来说，仍然无法解决问题。对强制性干预性措施的主要质疑有两个。首先，有人认为，强制性干预措施违背了人类迁徙自由的基本权利；其次，尽管强制性干预措施能在短时间内增加农村卫生人力的数量，但大多数人在服务期满以后都会选择离开农村地区，因此造成了非常频繁的人员流动，对农村地区卫生人力队伍的建设反而不利。

3. 经济激励性干预措施　经济激励也是各国经常采用的干预措施。几乎每个国家都有不同形式的经济激励措施吸引和留住农村地区卫生人力。这类措施的形式多样。本章节根据经济激励措施发挥作用的不同机制，将这类措施分为直接的经济激励和有附加条件的经济激励两类。

（1）直接的经济激励：这类经济激励措施不附加任何的条件，单纯依靠经济杠杆的作用吸引医学生和卫生人员到农村工作。如提高农村地区的工资待遇、发放农村补贴、为农村医学生提供奖学金或助学金等。这类措施的组织实施相对比较简单，只要有足够的资金来源，在较短时间内就可以组织实施。而且，在其他条件保持不变的情况下，利用经济学的原理和方法，也比较容易预测这类直接的经济激励措施能够在多大程度上提高农村地区的吸引力。

（2）有附加条件的经济激励：这类措施在为医学生和卫生人员提供经济激励的同时，要求接受对象必须到农村地区服务满一定的时间，否则就要如数或加倍退还接受的经济激励。这其实是经济激励性干预措施和前面提到的强制性干预措施的结合。

有关这类项目的文献主要来自发达国家，尤其是美国和日本。日本自治医科大学从 1972 年开始，每年从每个地区招收 2~3 名医学生，为他们提供全额奖学金，但学生必须与学校和当地政府签订合同，6 年学业结束后必须回当地农村医疗机构服务 9 年。美国科罗拉多州从 1992 年开始，为医务人员偿还总额不超过 7 万美元的教育贷款，作为条件，受资助对象必须到农村地区服务至少 2 年。

尽管有些证据表明，接受经济激励的卫生人员比未接受的人员更容易到农村地区工作，但由于研究方法上无法排除选择偏倚的影响，目前的证据还无法得出这类干预措施是否有效的结论。尤其是这类经济激励性干预措施主要来自发达国家，其结论能否推广到像中国一样的发展中国家，还有待进一步的证据支持。另外，经济激励性干预措施自然需要一定的财政能力才能实施。

4. 管理和支持性干预措施　农村地区的个人生活环境和职业发展环境等方面的条件远远比不上城市地区，因此在这些方面采取一些管理和支持性的干预措施也将有助于改善农村地区对卫生人员的吸引力。在有些文献中，把这类措施归入非经济类的激励性措施。这些措施包括：

（1）改善生活条件：包括卫生条件、住房条件、交通条件、网络和电话、子女教育等。这些因素在不同地区的重要程度有很大差异。比如，子女教育在中国是一个非常重要的因素，尤其对于女性卫生人员来说更是如此。

（2）改善工作环境：包括设备条件、管理风格、指导支持等。

（3）促进农村和城市卫生人员的交流。

（4）为农村卫生人员创造进修培训和职业晋升的机会。

（5）提高农村卫生人员的社会地位。

（二）强化绩效管理，提高现有卫生人员的绩效

为提高现有人员的工作绩效，应该从以下三方面加强绩效管理：

1. 工作本身　从工作层面，以下措施可以提高卫生人员的绩效：

（1）明确具体的工作任务。

（2）促进和发扬职业化精神。

（3）卫生人员所拥有的知识技能与所承担的工作任务相协调一致。

（4）支持性的监督、考核和反馈机制。

2. 支持系统　每一位卫生人员都需要一定的支持才能有效开展工作。这些支持系统包括：

（1）合理的薪酬水平。

（2）充分的信息和沟通。

（3）良好的设施和物资供应。

3. 工作环境　以下三类措施能有效改善工作环境，从而提高现有卫生人员的工作绩效：

（1）倡导终身学习。

（2）建立有效的团队管理。

（3）管理团队的责权一致。

四、加强卫生人力资源准入、岗位和薪酬管理

（一）准入制度

《中华人民共和国基本医疗卫生与健康促进法》明确规定，国家对医师、护士等医疗卫生人员依法实行执业注册制度，医疗卫生人员应当依法取得相应的执业资格。

1. 医师准入　1998 年，中国颁布《中华人民共和国执业医师法》，2021 年修订为《中华人民共和国医师法》，规定我国实行医师资格考试制度，分为执业医师考试和执业助理医师考试。均实行国家统一考试，每年举行一次，执业医师类别包括临床、中医、口腔、公共卫生四类。考试分为实践技能和医学综合笔试。考试合格者取得执业医师资格或执业助理医师资格，由省级卫生健康主管部门颁发国家印制的《医师资格证书》。

《中华人民共和国医师法》同时规定，国家实行执业医师注册制度。取得执业医师资格后，可向所在地县级以上卫生健康行政部门申请注册获得医师执业证书。未经注册取得医师执业证书者，不得从事医疗、预防、保健等相关活动。医师注册内容包括执业地点、执业类别、执业范围。目前我国实行执业区域注册制度，即执业地点由最初的医疗卫生机构变为省级或县级行政区域，实现"一地注册，全区有效"。依法取得医师资格，经注册在医疗、预防、保健机构中执业的医师，需要每两年为一个周期进行定期考核。

2. 其他卫生人员的准入　为加强护士管理，提高护士质量，保障医疗和护理安全，保护护士的合法权益，1993 年和 2008 年先后颁布了《中华人民共和国护士管理办法》和《护士条例》，建立了护士执业资格准入制度和执业注册制度。国家卫生健康委负责组织实施护士执业资格考试，考试成绩合格者，须申请护士执业注册，方可从事护士工作。护士执业考试每年举行一次。

国家在药品生产、流通领域实行执业药师资格制度。执业药师资格实行全国统一的考试制度，一般每年举行一次，由人力资源和社会保障部、国家药品监督管理局共同负责。执业药师资格考试合格者，按规定申请注册后，方可按照注册的执业类别、执业范围从事相应的执业活动。未经注册者，不得以执业药师身份执业。

乡村医生是中国卫生体系中一支重要的力量。2003 年制定出台的《乡村医生从业管理条例》规定国家实行乡村医生执业注册制度。同时国家鼓励符合条件的乡村医生申请参加国家执业（助理）医师资格考试。2015 年，《国务院办公厅进一步加强乡村医生队伍建设的实施意见》（国办发〔2015〕13 号），提出建立乡村全科执业助理医师制度。按照国家医师资格考试相关规定，实行国家统一组织的考试，考试合格者发放乡村全科执业助理医师证书，限定在乡镇卫生院或村卫生室执业。取得乡村全科执业助理医师资格的人员可以按规定参加医师资格考试。

（二）岗位与职称制度

1. 岗位管理制度　岗位管理是指在对机构职能及岗位进行分析的基础上，科学设置岗位职责、岗位数量及岗位结构的比例。我国卫生事业单位的工作岗位分为管理岗位、专业技术岗位和工勤技能岗位三类。其中，管理岗位指担负领导职责或管理职责的工作岗位；专业技术岗位指从事专业技术工作，具有相应专业技术水平和能力要求的工作岗位，以医、药、护、技等卫生专业技术岗位为主体；工勤技能岗位指承担技能操作和维护、后勤保障服务等职责的工作岗位。国家对每一类岗位的等级、数量结构都有详细的规定。如专业技术岗位分为 13 级，其中 1~4 级为正高级，5~7 级为副高级，8~10 级为中级，11~13 级为初级。高级、中级和初级之间的结构比例全国总体控制目标为 1:3:6，各地根据经济发展和卫生事业发展水平等因素，实行不同的结构比例调整。

近年来，卫生事业单位用人制度不断改革，实行由身份管理向岗位管理的转变，大力推行聘任制。按照公开招聘、择优聘用、平等自愿、协商一致的原则，用人单位与职工签订聘用合同，明

确单位与被聘人员的责权利,保证双方的合法权益,打破行政职务和专业技术职务的终身制。卫生事业单位新聘用人员,应该向社会公开招聘,并对公开招聘的程序提出明确要求。

2. 编制管理制度　卫生事业单位实行编制制度,这是国家满足人民医疗卫生服务需要的重要制度保障。保障卫生事业编制,加强医疗卫生机构人员配备,是卫生事业公益性的重要体现。卫生事业单位编制制度涵盖机构管理、人员管理、待遇保障和财政补助等方面的内容。

公立医院主要根据病床数量配备工作人员,这一政策对促进医疗卫生事业发展起到了重要保障作用。但目前公立医院编制管理也面临着诸多挑战,如编制标准过低,多年未加调整,与医疗卫生服务需求和改革发展不相匹配。医院往往通过聘用编外人员缓解用人压力。2009 年新一轮医改以来,各地在公立医院编制改革方面进行了大量探索,包括根据核定床位动态核增编制、建立编制周转池、县域医共体范围内编制统筹使用、设立编制备案制等。

除了对公立医院编制规定外,中国对其他类别医疗卫生机构也分别制定了编制政策。如,乡镇卫生院的编制原则上按照服务人口 1% 的比例核定;社区卫生服务机构按每万名居民 2~3 名全科医师、1 名公共卫生医师进行配备;疾病预防控制中心的编制原则上按照各省(自治区、直辖市)常住人口 1.75/10 000 的比例核定;村卫生室原则上按照每千服务人口不低于 1 名的比例配备村级卫生人员。

3. 职称制度　我国从 1986 年开始建立实施专业技术职务聘任制,专业技术职务是根据实际工作需要设置的有明确职责、任职条件和任期,并需要具备专门的业务知识和技术水平方能承担的工作岗位。针对医、药、护、技四类岗位,分别设置主任、副主任医(药、护、技)师为高级技术职务,主治(主管)医(药、护、技)师为中级技术职务,医(药、护、技)师 / 士为初级技术职务。对每一类技术职务,均设定相应的资格评审和考试制度。初、中级技术资格实行以考代评和执业准入制度并轨的考试制度,高级专业技术资格采取考试和评审相结合的办法。近年来,针对卫生职称评审采取了一系列改革,逐步淡化以论文、外语等作为职称评审的条件要求,建立以医疗服务水平、质量和业绩为导向,以社会和同行认可为核心的人才评价机制。

（三）薪酬制度

1. 岗位绩效工资制度　中国从 2006 年开始对事业单位实行统一的岗位绩效工资制度。事业单位人员工资由岗位工资、薪级工资、绩效工资和津贴补贴等构成。其中岗位工资和薪级工资属于基本工资。岗位工资主要体现工作人员所聘岗位的职责和要求,不同等级的岗位对应不同的工资标准。薪级工资主要体现工作人员的工作表现和资历。专业技术岗位和管理岗位设置 65 个薪级,工勤技能岗位设置 40 个薪级,每个薪级对应一个工资标准。绩效工资主要体现工作业绩和贡献,是收入分配中灵活浮动的部分。2009 年我国率先在专业公共卫生机构和基层医疗卫生机构开始实施绩效工资政策。绩效工资分为基础性绩效和奖励性绩效两部分。基础性绩效主要体现地区经济发展、物价水平、岗位职责等因素,奖励性绩效主要体现工作量和业绩贡献等。根据考核结果采取灵活多样的分配方式和办法。津贴补贴主要包括艰苦边远地区津贴、特殊岗位津贴补贴、国家规定的改革性津贴补贴、保险性津贴补贴以及地方规定的不在绩效工资总额范围内的其他津贴补贴。

2. 公立医院和基层卫生人员薪酬制度改革　2016 年,习近平总书记在全国卫生与健康大会上提出,"允许医疗卫生机构突破现行事业单位工资调控水平,允许医疗服务收入扣除成本并按规定提取各项基金后主要用于人员奖励",即"两个允许"。在这一思想的指导下,公立医院和基层医疗卫生机构进行了一系列薪酬制度改革探索。公立医院薪酬制度改革探索的主要内容包括:积极落实"两个允许",合理确定公立医院薪酬水平,探索具有激励性的薪酬制度;优化公立医院薪酬结构,注重医务人员长期激励,探索实行年薪制、协议工资制、项目工资制等多种分配模式;改革医院主要负责人薪酬制度,采用年薪制等分配模式;落实医院内部分配自主权,绩效工资由医院自主分配;健全以公益性为导向的考核评价机制等。

基层医疗卫生机构从 2009 年开始实施绩效工资，此后逐渐完善，特别是进一步改革完善全科医生薪酬制度，按照"两个允许"的要求，合理核定政府办基层医疗卫生机构绩效工资总额，提升全科医生工资水平，使其与当地县区级综合医院同等条件临床医生的工资水平相衔接。建立基层医疗卫生机构绩效工资水平增长机制，推进基层医疗卫生机构逐步建立"公益一类保障与公益二类激励相结合"的运行新机制，逐步建立符合基层医疗卫生行业特点、有利于人才下沉和县域医共体发展的薪酬制度。

本章小结

1. 本章从卫生系统的角度讨论了卫生人力资源管理。人力资源是卫生系统中最重要的资源之一。卫生人力资源对于卫生服务提供、健康产出以及卫生政策的制定和执行都发挥着重要的作用。卫生系统人力资源管理包括卫生人力的准备、绩效管理和流失管理等环节，其目的是提高卫生人力资源绩效表现。

2. 卫生人力资源的发展和管理受众多因素的影响。首先，居民的健康状况及其对卫生服务的需求是决定卫生人力资源需求的重要因素。其次，卫生系统和卫生政策中的其他组成部分与卫生人力资源相互影响，如非公立医疗机构的发展、医疗保障政策等。另外，卫生系统之外的其他宏观社会经济环境对卫生人力资源也产生重要的影响，包括经济发展、教育政策、劳动力市场等因素。

3. 卫生系统中人力资源的现况分析包括：①卫生人员的总数量、每千人口卫生技术人员的数量以及横向和纵向的比较。②卫生人员的类别结构、性别结构、年龄结构和学历结构。③卫生人员的地域分布和城乡分布。④卫生人力资源的工作绩效分析包括四个维度，分别是卫生人力资源的可获得性、能力、反应性和服务产出。

4. 要改善卫生系统中的人力资源管理，政府需要利用行政和市场手段，加强卫生人力资源规划；通过医学教育培养更多优秀的医学卫生人才；合理地配置和使用人才；加强卫生人力资源准入、岗位管理和薪酬管理等。

思考题

1. 卫生系统中卫生人力资源的发展受到哪些因素的影响？

2. 为农村偏远地区吸引和保留卫生人员有哪些常见的措施？

3. 卫生系统中人力资源的现况分析包括哪些维度？

（刘晓云）

第四章　战略性卫生人力资源管理

随着以信息技术为主导的科学技术的迅猛发展，人类已经步入知识经济时代，人力资源作为创造知识的主体，在组织中发挥的作用日益突出，成为获得组织竞争优势的决定性因素。在这一趋势下，越来越多的组织开始将人力资源管理实践活动和组织战略与优势相联系，通过对员工进行更有效的开发与管理来实现组织目标，人力资源管理成为组织战略关注的重点。学者们逐渐把人力资源管理提升到战略地位，对战略性人力资源管理思想和人力资源战略的研究与讨论日趋深入。在人力资源管理实践中，战略性人力资源管理也逐渐成为组织获得持续竞争优势的重要途径。

第一节　战略性人力资源管理概述

人力资源战略是组织顺利开展其他人力资源管理活动的前提和基础，因此在组织发展战略指导下，制定科学的人力资源战略是确保人力资源管理活动对组织运营有效发挥支持和保障作用的前提。

一、战略性人力资源管理的含义

（一）战略管理概念

"战略"一词来自希腊语中的"strategos"，是一个军事术语，主要是指在一场战争或战斗背后所隐含的宏伟构想。《辞海》对战略的解释为：军事名词，是对战争全局的筹划和指挥。它依据敌对双方的军事、政治、经济、地理等因素，照顾战争全局的各方面，规定军事力量的准备和运用。《韦伯斯特美语大词典》则将"战略"一词定义为"谋略的巧妙实施和协调"以及"艺术性的规划和管理"。在现代社会，战略已被赋予军事以外的含义，被广泛用于组织及其内部管理。

战略管理（strategic management）是指组织根据其所处的内外部环境及拥有的各种资源，制定组织的长远发展目标，并为实现这种目标开展各种管理活动的过程。战略管理一般包括三个层面：组织层面、业务层面和职能层面。

组织层面的战略管理确定组织未来一定时期的总体发展方向，协调组织内部各层级和各部门之间的关系，合理配置各种资源，从而实现组织的总体目标。它主要关注两方面：一是组织的长远发展目标；二是实现目标的策略。

业务层面的战略管理主要关注组织的经营战略。对于有一定规模的组织而言，往往由多个部门组成。组织根据不同业务分为不同的部门，各部门所面对的外部环境不同，组织能够对各部门提供的资源支持也不同。因此，各部门要结合自身实际，制定指导本部门业务活动的战略，即业务层面的战略。

职能层面的战略管理多是为了贯彻、实施和支持组织的总体战略与业务战略而在组织特定的职能管理领域所实施的战略管理，主要解决职能部门如何有成效地开展工作，为实现组织战略和业务战略提供支持。人力资源战略管理就属于职能层面的战略管理。

（二）战略性人力资源管理概念

战略性人力资源管理最早起源于 20 世纪 80 年代中后期的美国。1978 年，沃克（Walker）在《将人力资源规划与战略规划联系起来》中提出了人力资源规划与战略规划相结合对组织具有重要意义，第一次将战略和人力资源联系起来，战略性人力资源管理的思想开始萌芽。不同学者对战略性人力资源管理的定义有所不同。1981 年，德瓦纳（Devanna）在《人力资源管理：一个战略观》中首次提出战略性人力资源管理的概念，认为战略性人力资源管理是在一个不断调整的动态环境下形成的，组织的外部环境发生变化时，组织的战略、内部结构以及人力资源管理政策势必会受到影响，只有将人力资源管理、组织内部结构和组织战略结合起来，相互协调，才能快速适应外部环境变化，形成完整的战略性人力资源管理。1992 年，赖特（Wright）和麦克马汉（McMahan）提出，战略性人力资源管理是指组织内部为达到组织战略目标所制定的一系列与组织战略方向相一致的有计划性并具有战略意义的人力资源管理制度与政策安排。1998 年，斯内尔（Snell）和赖特（Wright）的研究强调战略性人力资源管理应注重员工行为的激励，以此来提升组织的核心竞争力。2005 年，中国学者认为战略性人力资源管理涵盖了影响组织内所有个体在实现组织战略过程中行为表现的全部人力资源活动，以及在政策和职能层面所进行的人力资源的整合。

战略性人力资源管理（strategic human resource management）是一种全新的管理理念，将人力资源看作是组织发展的第一核心资源，并将其置于组织发展的战略层面和战略高度，以组织持续发展为目标，以提高组织核心竞争力为主导，对人力资源战略进行系统化管理的现代人力资源管理体系。战略性人力资源管理将组织可持续发展的长期目标作为人力资源管理的战略目标，并且在人力资源管理过程中融合了多学科的理念、知识、技术和方法。为了能够使人力资源管理真正成为组织发展的强有力支撑，战略性人力资源管理运用与之相关的多学科的理论与实践，使人力资源管理能够持续、更好地服务于组织发展的全过程。战略性人力资源管理不仅将组织人力资源管理与组织战略进程紧密关联，而且强调组织人力资源管理各种活动之间的协作与一致。战略性人力资源管理十分重视人力资源管理的基础性工作是否健全（如各项规章制度是否规范、信息系统是否完善）、人力资源组织系统是否完善（子系统是否健全、彼此衔接是否顺畅、运行是否高效）以及人力资源管理活动的效果如何。因此，战略性人力资源管理是一种既有战略高度、又有前瞻性视野、又非常注重管理实践的现代、科学、精细化的管理。

卫生组织战略性人力资源管理是战略性人力资源管理在卫生组织中的具体应用。卫生组织承担着提供医疗卫生服务、促进全民生命健康的责任与使命，卫生组织中所有的工作职责都是通过各级各类卫生人员的分工协作来完成，因此，各级各类卫生组织要根据自己在国家健康战略中所扮演的角色、承担的功能与责任、结合组织内外部环境特点，制定卫生组织发展规划，将卫生人力资源看作是卫生组织获得竞争优势、实现发展目标的首要资源，通过对卫生人力资源战略进行系统化、科学化的管理，从而帮助卫生组织在人力资源竞争方面获得优势，并最终将人力资源竞争优势转化为卫生组织的竞争优势，实现卫生组织长期发展目标。

二、战略性人力资源管理的特征

人力资源管理的发展经历了人事管理、人力资源管理、战略性人力资源管理、循证人力资源管理阶段，体现了组织中关于对"人"的认识的转变，更加注重员工能力的开发，从深层次调动员工的积极性。随着对人力资本理论认识的深入，组织越来越注重"人"对组织的贡献，越来越将人力资源视为组织实现其战略目标的重要因素，也越来越强调人力资源管理与战略的匹配。因此，战略性人力资源管理是一种新观念、新模式，不仅有新的内容，而且有新的特征。

与传统的人事管理和人力资源管理不同，战略性人力资源管理强调通过对组织战略的系统思考，也就是重点考虑组织发展战略对人力资源战略的要求，并据此来安排人力资源战略。具体而言，就是组织的经营战略决定了组织人力资源战略。

首先，战略性人力资源管理强调对组织成员价值创造能力的管理。组织战略目标的实现是以组织绩效的形式来体现，组织绩效则来源于员工的价值创造。战略性人力资源管理根据组织发展需要，建立以岗位胜任素质为基础的人员配置体系，形成以战略导向为核心的绩效评价体系，构建以薪酬为核心的员工价值分配体系。战略性人力资源管理通过人力资源管理各职能之间的相互协调和配合，形成完善的人力资源价值管理体系，最大限度地发挥组织人力资源政策与制度的功能和作用。

其次，战略性人力资源管理强调人力资源管理对组织战略的贡献。人力资源管理对组织的贡献大小取决于组织是否通过人力资源管理获得了竞争优势并取得了长足的发展。通过对组织发展战略的系统分析，明确组织战略对人力资源在数量、类型、胜任力等方面的要求，据此来制定人力资源战略，通过甄选与招聘、教育与培训、绩效管理、薪酬管理、员工关系管理等管理活动的有效连接与协同，形成战略性人力资源管理系统以支持组织战略目标的实现。

因此，战略性人力资源管理具有如下特征：

（一）战略性

战略性是战略性人力资源管理的本质特征，强调人力资源管理所有活动的开展均聚焦于实现组织战略目标。它主要体现在三方面：在战略思想上，体现出以人为本的核心理念，将员工视作有价值的人，而不仅仅是价值的附属品；在战略目标上，强调个人目标和组织目标的协调一致性，从而促进组织可持续发展以及个人能力的提升；在战略措施上，通过对人力资源的开发与利用，发挥出组织的竞争优势，促进组织朝着更好的方向前进。

（二）目标性

战略性人力资源管理的着眼点在于实现组织的长远发展目标。它强调将人力资源管理的各项活动与组织竞争战略相结合，提升组织人力资源管理的地位，通过不同激励措施的应用，调动员工的工作主动性，促进组织绩效最大化，从而达成组织目标。战略性人力资源管理的目标性不仅强调员工的个人目标与组织战略结合起来，而且注重目标的长期性、整体性。

（三）动态性

组织的内外部环境不是一成不变的，这就要求与组织战略所匹配的人力资源战略需要通过动态调整来适应组织变化的需求。一方面，面对内外部变化的环境，在进行人力资源管理时，需要考虑到人力资源的适应性和灵活性。另一方面，还要帮助组织及时调整和制定符合人力资源状况的新的决策以适应新的变化。组织和管理者需要不断地增强人力资源管理的战略弹性，当内外部环境改变时，能够积极地调整人力资源战略，确保能够有效应对组织各种不同的发展需求。

（四）整体性

不同于传统的人力资源管理模式，战略性人力资源管理是从组织整体出发，来考虑整个统筹的大环境和组织的战略目标。它的指向性更注重组织整体绩效的提升，而且注重各部门与组织整体利益的相关配合，协调各部门人事管理的可行性。对人的管理不再只是人力资源管理部门的事，而是从组织整体、跨部门的角度去思考这一问题。

（五）系统性

系统性主要体现为以系统论的观点来看待人力资源管理。战略性人力资源管理是组织管理体系的一个重要组成部分，是一个包含着若干子系统的大系统。传统的人力资源管理中六大模块在实际运行上往往是分开的、独立的，而战略性人力资源管理是组织为了获得可持续竞争优势而配置的人力资源管理政策、实践、方法等构成的一种战略系统，要求人力资源管理的各模块有机地结合起来，创造一个有协调功能的整体，更好地服务于组织全局。

（六）竞争性

组织得以长期生存和发展的关键在于不断增强组织的竞争力，而增强组织竞争力的关键在于人才的竞争。战略性人力资源管理的实施，是站在组织未来能够长远发展的基础上，对人力资源进行分配和管理的工作体系，确保组织的竞争优势得到充分发挥。

三、战略性人力资源管理与组织战略、人力资源战略

战略性人力资源管理与组织战略、人力资源战略有着密不可分的关系。从管理层次上，人力资源战略是服务于组织战略的从属战略，它通过制定与组织战略相匹配的人力资源战略，为组织目标的实现提供人力支撑。战略性人力资源管理在管理理念与管理视角上，是站在组织战略的高度对人力资源战略进行思考以及系统化管理，帮助组织持续赢得竞争优势，为组织的长期发展提供永续动力。组织战略为人力资源管理指明了方向，通过战略性人力资源管理，使人力资源战略得到了优化与升华，使之能够更好地为组织的发展提供人力保障。见图4-1。

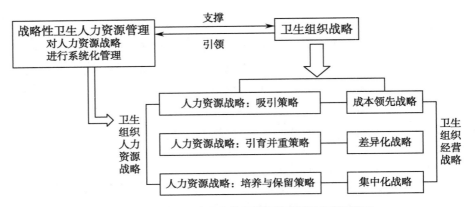

图 4-1　战略性卫生人力资源管理与组织战略的关系

第二节　卫生组织战略与人力资源战略

战略是组织基于自身的发展需求所制定的具有整体性和长期性的规划，并将影响组织的资源分配和运营结构。组织战略是建立在对环境分析基础之上的，因此环境是决定战略的最重要因素。在既定的环境条件下，战略将保持一定的稳定性。当组织的经营环境发生变化，战略则必须进行相应的调整或改变。

一、卫生组织战略

（一）卫生组织战略的概念

卫生组织战略（health organization strategy）是卫生组织为适应未来环境的变化，在医疗卫生服务市场中获得核心竞争力，充分利用国家政策、科技、卫生服务需求等外部环境带来的发展机遇、结合组织内部环境优势，合理配置资源，所制定的具有全局性、长远性、纲领性目标的发展规划。卫生组织战略的制定深深地影响着卫生组织结构的类型、运作模式、人力资源政策，卫生组织战略对处于变革时期的卫生组织机构来说有着极为重要的现实意义。

（二）卫生组织战略的层次

一般而言，组织战略分为三个层次：组织层战略（组织总体战略）、业务层战略（直接产生效益的部门）和职能层战略（从事管理活动）。

卫生组织总体战略是确定卫生组织未来一定时期的总体发展方向，协调卫生组织内部各层级和各部门之间的关系，合理配置各种资源，从而实现卫生组织的总体目标。它主要关注两方面：一是卫生组织的长远发展目标；二是如何实现长远发展目标。

业务层战略主要关注卫生组织的经营战略。有一定规模的卫生组织往往由多个部门组成。不同的部门业务特征不同，面临的外部环境也不同。如综合医院，根据不同的服务对象或病种分为不同的临床科室，每个临床科室都有自己的专科特点，而且在技术力量、知名度上也存在着差异。因为每个科室的发展基础不同，其发展策略也就不尽相同。因此，业务科室必须结合科室实际情况来制定发展战略，即业务层面的战略。

职能层战略是为了贯彻、实施和支持卫生组织总体战略与业务层战略而在组织特定的职能管理领域所实施的战略管理，主要解决职能部门如何有成效地开展工作，为实现卫生组织总体战略和业务层战略提供支持。人力资源战略就属于职能战略的一种。人力资源战略需要用战略性人力资源管理的理念与方法进行系统化、科学化的管理，使人力资源战略真正服务于组织战略目标的实现。

组织层战略、业务层战略和职能层战略共同构成了组织的战略层次，战略管理强调不同层次的战略必须充分整合，组织层战略的实现依赖于较低层次的业务层战略和职能层战略，各类业务的运行必须与组织目标相适应。

（三）卫生组织战略的类型

根据迈克尔·波特（Michael Porter）的竞争战略理论（competitive strategy theory），卫生组织竞争战略也分为 3 个类型，即成本领先战略（cost leadership strategy）、差异化战略（differentiation strategy）、集中化战略（focus strategy）。

1. 成本领先战略 成本领先战略是通过降低成本来创造价值，它侧重于通过科学化、精细化的管理来降低成本和提高效率，并提供相同甚至更优质的产品和服务，以吸引更多的消费者，提高市场份额。需要注意的是，成本最低并不意味着价格最低。的确，在医疗卫生服务市场中，有一些医疗机构在符合国家医疗服务价格要求的前提下，采取低于市场平均价格提供服务，并以此获得竞争优势。如果医疗机构都是以低价来获取市场竞争力，就会形成价格战，对医疗安全也会形成压力，不利于医疗卫生服务市场健康有序发展。医疗卫生行业实行价格管制，在同样的服务价格下，成本低于竞争对手可以使医院处于"低成本高收益"的循环中，有利于赢得竞争优势。医疗机构实施成本领先战略，必须拥有一定的患者量，形成规模效益，同时还要具备完善的运营管理体系，成本管理精细化，在保证医疗安全的前提下，重点提升医疗服务效率。

2. 差异化战略 差异化战略是指在提供独特产品或服务方面，在行业内占据领先地位。差异化战略包括创新竞争战略和优质竞争战略两种。创新竞争战略是"人无我有"，优质竞争战略是"人有我优"。实施差异化战略的医疗机构，一般具有较为深厚的发展底蕴，在医疗技术、医学科技、医疗装备、管理现代化等方面在医疗市场享有较高的声誉与品牌效应。

国内著名三级甲等医院、区域医疗中心基本属于差异化竞争战略。这些大型医疗机构多半具有悠久的发展历史，在业界具有很高的美誉度，品牌效应明显。它们通过国家临床重点专科建设、特色医疗中心建设等，成为创新能力强、医疗技术领先、医疗设备先进的具有雄厚实力的全国医疗机构的领跑者。

3. 集中化战略 集中化战略是指通过开拓细分市场、提供专业化产品与服务，在业界很小的竞争范围内建立自己独特竞争优势的战略。此种战略是聚焦特定的目标顾客提供专业化服务，特点是集中使用资源，业务专一化。这种战略能以更高的效率和更好的效果为某一狭窄的细分市场服务,从而超越在较广阔范围内竞争的对手们,避免大而弱的分散投资局面,形成资源聚焦,在此过程中容易形成规模效益,以此获得竞争优势。在医疗服务市场,某些医疗机构集中资源主攻某些临床专科或专病,以取得竞争优势,就属于集中化战略。由于集中精力聚焦于局部市场,投资较少,因此这一战略多为新进入者或专科医院所采用。如体检中心、透析中心、检验中心、专病医院等均属于此类,以非公立医疗机构居多。这些医疗机构专业特色鲜明,在医疗服务领域通过细分市场,提供单一类型的专业化服务,在服务的专门化、便捷化,甚至是价格方面的优势,获得规模效益,以此赢得竞争优势。

二、卫生人力资源战略服务于卫生组织战略

卫生人力资源战略服务于卫生组织战略,因此应根据卫生组织战略的特点、要求来制定。

(一)成本领先战略组织的卫生人力资源战略重点

1. 采用"吸引"策略 追求成本领先战略的组织非常重视成本控制与工作效率,因此人力资源战略重点宜采用具有外部公平性的薪酬体系吸引人才,偏重以绩效结果为基础的薪酬制度。在任职资格上,强调与岗位直接匹配的资质与特殊技能。

2. 人岗匹配要求高 在安全、高效、高结构化工作流程设计的基础上,对人力资源进行合理配置,严格实施人岗匹配,在符合医疗制度的基础上,提升工作质量与效率。要有明确的工作说明书,规定工作职责、工作内容、工作关系等,尽量减少工作的不确定性,强调员工在工作岗位上的稳定性。强调工作纪律,实施严格的薪酬管理与人事管理制度。

3. 强调特定培训 在人才培养上,主要采用内部培训、岗位轮换等方式,重点强调与工作直接相关的特定培训,提升操作技能、提高工作效率。

采取成本领先战略的医疗机构,人力资源管理战略应以控制人工成本和提高劳动生产率为核心,并通过精准招聘、优化员工结构和稳定的人才培养体系等方式来实现人力资源的优化和管理。

(二)差异化战略组织的卫生人力资源战略重点

1. 采用"引育并重"策略 无论是技术创新还是服务创新,都需要拥有高超技术、富有创新能力的高素质人才,因此,组织对内要对优秀员工进行持续投资培养,提升其专业能力,做好人力资源开发工作;对外要寻找有创新精神和敢于承担风险的人才,引进高素质创新人才,让组织以智赋能。在人才招募上,可以利用猎头公司开展全球招募,职位内容描述要比较宽泛,保持灵活性,以利于用更少的限制条件挑选到更多的具有创新能力的高端人才。

2. 薪酬上强调组织与成员的风险共担以及成功分享 基本薪酬更多地取决于员工个人的创新能力和技术水平,既强调内部公平也强调外部公平,宜采用较高水平的薪酬政策,建立基于能力与结果的目标导向的绩效考评体系,要重视长期结果,以增强员工的敬业度与忠诚度。

3. 倡导参与管理 通过权力下发,让员工参与管理,让员工感受到尊重、以此获得归属感;为员工提供更加宽广的职业发展通道,尊重与保护员工的创新能力,提升员工的职业成就感。

采取差异化战略的医疗机构,人力资源管理应重点建设稳定而富有创新能力的高素质人才队伍,可持续为组织赢得竞争优势。

(三)集中化战略组织的卫生人力资源战略重点

1. 采取"吸引与保留"策略 采用集中化战略的组织,对专门领域掌握特殊知识与技能的人才需求比较迫切,但这种人才所拥有的专有知识与技能往往具有不易转换和共享的特点。考虑到员工忠诚度与流动性问题,往往采取组织内部培养或购买技能的方式,在管理实践中,往往内部培养的员工忠诚度会更高。

2. 在薪酬方面,要注重外部公平性 可以采取较高的基本薪酬以稳定员工队伍、辅以部分

具有激励作用的绩效薪酬鼓励员工提升工作质量与效率,并通过组织文化等方式凝聚人心,稳定员工队伍。

这类组织在人力资源管理上,可通过薪酬的外部公平性、结构的合理性设计,吸引优秀的卫生专业技术人员加盟。

组织的竞争战略和与之相匹配的人力资源管理战略是否能够很好地协同发力,取决于人力资源战略的计划性、系统性与有效性。

三、卫生组织人力资源战略管理的流程

不同的卫生组织所拥有的各种资源及其所处的环境不同,所应采取的组织战略也不同。组织战略的差异决定了组织所需实施的人力资源战略的不同。虽然不同卫生组织所实施的人力资源战略管理具体模式可能会有差异,但实施人力资源战略管理的基本步骤基本相同,包含战略分析、战略选择、战略实施与控制三个基本步骤。

(一)卫生组织人力资源战略分析

卫生组织人力资源战略分析的根本目的是分析影响本组织当前和今后一段时期发展的各种因素,从中选择制定本组织的人力资源战略时须考虑的各种具体影响因素。一般包括下述三方面内容。

1. 明确组织战略及其对人力资源管理的要求 实施人力资源战略管理的根本目的是更好地贯彻组织的发展战略,而组织战略又是实现组织长远发展目标的统筹规划,所以制定人力资源战略的基本依据之一是组织战略。通过分析组织战略,进一步明晰组织的发展目标和实现目标所须完成的重要任务,根据实现目标和完成任务的需要来制定人力资源战略。

2. 分析人力资源管理所面临的外部环境 卫生组织人力资源战略管理的外部环境是指存在于人力资源管理工作之外的,对人力资源管理有作用的各种因素的总和。外部环境可以分为宏观环境和微观环境两个层面。宏观环境主要是指对卫生组织的人力资源管理产生影响的社会因素,包括政策环境、经济环境、法律环境等。微观环境主要是指存在于卫生组织周围的,直接制约和影响组织人力资源管理活动的各种因素,包括竞争对手的人力资源政策、卫生行业的薪酬水平、卫生人力资源的来源等。

3. 分析组织的内部条件 进行人力资源战略分析需要了解组织自身所拥有的各种资源或条件,进一步明晰组织对人力资源有什么样的吸引力;需要明确组织本身所拥有的资源具有哪些优势与不足;需要了解组织员工对组织的人力资源管理有何期望和诉求;并需要分析在制定、实施、评价人力资源战略的过程中,各利益相关者会采取什么样的措施和反应等。要开展这些工作,就需要对组织的内部条件进行分析。

(二)卫生组织人力资源战略选择

卫生组织人力资源战略选择所要解决的问题是决定组织人力资源管理工作向何处发展,通常分为三个基本步骤。

1. 制订卫生组织人力资源战略方案 根据不同层次管理人员在人力资源战略分析和选择工作中的参与程度,可以将形成人力资源战略方案的方法分为三种基本形式。一是自上而下的形式,先由组织人力资源管理的最高层制定组织人力资源管理的总体战略,然后由下属各部门根据自身的实际情况将组织人力资源管理的总体战略具体化,从而形成系统的战略方案。二是自下而上的形式,组织人力资源管理的最高层不对下属部门做任何具体的规定,但要求各下属部门积极提交本部门人力资源管理战略的方案,从而汇总形成组织的人力资源战略管理方案。三是上下结合的形式,组织人力资源管理的最高层和下属各部门的管理人员共同参与,通过上下级管理人员的沟通和磋商,制定出适宜的人力资源管理战略。

2. 评估人力资源战略的备选方案 评估人力资源战略的备选方案通常采用两个标准：一是考虑所选择的战略是否充分发挥了组织的人力资源优势，有效避免了其劣势，是否充分利用了外部对人力资源管理提供的各种机会，并将对组织的潜在威胁降低到最低程度；二是考虑组织员工等利益相关者对可供选择的人力资源战略的接受程度，这直接决定所选择的人力资源战略的实施效果。

3. 人力资源战略选择 通过战略备选方案的评估，最终要从各种可行方案中选择最优方案作为组织的人力资源战略，以供实施。

（三）卫生组织人力资源管理战略的实施与控制

卫生组织人力资源管理战略的实施与控制就是将人力资源战略转化为组织的行动，并最终实现人力资源战略管理的目标。卫生组织人力资源战略的实施与控制需要重点关注几方面：

第一，卫生组织内部各部门和各层次之间，如何合理地分配与使用现有的人力资源。

第二，要实现卫生组织的总体战略，还需要从组织外部获得人力资源的数量与质量，以及如何有效地招聘、使用人力资源。

第三，要实施既定的人力资源战略，还需要对机构的内部结构和岗位设置进行什么样的调整，以及如何调整。

第四，如何处理出现的利益再分配与组织文化的适应问题，如何通过对组织文化的建设来保证人力资源战略的成功实施。

第三节　卫生组织中的高绩效工作系统

战略性人力资源管理通过一系列的原则和方法，将"人力"作为一种具有主动性、创造性的资源进行开发和利用，从而实现组织和个体的预设目标。组织管理者越来越深刻地认识到尊重员工、充分发挥员工的潜能和强调员工工作的自发性和主动性是组织强大生命力的源泉所在。利克特（Likert）在《管理的新模式》中提出以"员工为中心"的参与式管理，主张在管理中以员工参与工作为中心，力求使组织成员产生积极合作的动因，将经济的、自我的和其他的激励机制合并使用，从而保证高效率地实现组织目标。高绩效工作系统通过对人力资源管理实践进行内部契合，促成人力资源管理实践与组织战略和目标的外部契合，从而获得高附加值、稀缺性、难以模仿和不可替代的竞争优势。

一、高绩效工作系统概述

（一）高绩效工作系统的概念

高绩效工作系统（high performance work system，HPWS）由一系列人力资源实践（human resource practices）构成。HPWS 认为人力资源系统是由多维度和多层次的结构构成的系统，认为该组织与人力资源实践活动之间相互补充、协同作用，使该系统对组织绩效产生一定影响。人力资源管理活动内容丰富、结构复杂，要使其发挥对组织绩效的良性作用，有必要整合对组织绩效有直接关系的人力资源管理模块，从而形成有效的人力资源管理系统。在该系统中，各要素有机组合，系统和要素间相互制约；只有在系统中各要素的性质和功能才能得以体现，并受它所在系统的制约，以系统状况变化而转移；各要素相互作用的方式也影响要素功能的发挥。应使各部分之和大于各部分的简单相加，而不是受制于各组成部分力量间的相互摩擦、牵制、抵触，减少"内耗"，此种情形只有在合理的结构形态中，才能得以实现。

高绩效工作系统的概念有很多说法，例如高参与工作系统、高承诺工作系统、最佳绩效工作系统等,这些概念通常被认为是可以相互替代的。相对而言,最有影响力的说法有两种:一是最佳人力资源实践,二是高绩效工作系统。一般认为"最佳人力资源实践"是组织界管理人员的习惯表达,而"高绩效工作系统"是学术界的习惯表达。

高绩效工作系统作为战略性人力资源管理一个新的研究领域,学界对于其内涵还未形成统一的观点,存在不同的定义。国外学者休斯里德(Huselid)认为高绩效工作系统是用于甄选、发展、保留与激励组织员工队伍的一系列不同但又彼此相关的人力资源管理实践,使组织的员工具备优秀的能力,并且愿意把自己的能力用在与工作相关的能够实现组织优秀绩效与竞争优势的活动中。诺埃(Noe)认为高绩效工作系统作为一个体系,由人力资源、技术与组织结构三部分有机组成,以促使组织的资源与优势得到充分有效的运用。

国内关于高绩效工作系统的研究大约是从 2000 年开始的,学者主要从高绩效工作系统外延的角度探讨了高绩效工作系统的概念。国内有学者提出,高绩效工作系统可以理解为一种通过提高员工的能力、态度和动机来提升组织绩效的人力资源管理实践的动态组合,这种组合能够对组织的各类绩效结果产生相互协同的促进作用。

高绩效工作系统是指以员工为核心资源,以提高组织绩效为最终目标,通过甄选、发展、保留与培训等措施提高员工投入度与保持组织持续竞争优势的综合的复杂的系统。

(二)高绩效工作系统的内涵

高绩效工作系统将人力资源实践分为五大模块:员工与组织的沟通平台、以绩效管理为核心的各项人力资源管理实践活动的匹配、组织内部高绩效工作系统中的人力资源管理实践与组织战略的外部匹配、员工能力的提升、员工满意度的提高。它们之间的相互关系,以及对组织绩效的影响机制的基本逻辑是:在员工与组织沟通平台上进行的组织内部的员工与岗位、组织中的人力资源管理与组织外部契合的匹配,这两大匹配需要通过员工能力和满意度的提升来实现,这样就能有效提升组织绩效。

1. 沟通平台　若要有效实现人力资源管理与组织绩效的正向性,必须建立员工与组织的双向沟通平台,在该平台上使员工与组织间能进行持续有效的双向沟通,这是人力资源管理的有效手段。通过该平台的沟通桥梁作用,将沟通落实到人力资源管理的每一个阶段,从而形成人力资源管理良性循环,为持续提升员工个人与组织的绩效提供有力保障,引领组织不断进步。

2. 两大匹配　从纵、横两个维度来看,横向匹配是指以组织绩效管理为核心的,员工配置、培训、激励、个人发展、参与和授权等管理的实践活动相互衔接、互相补充、有机配合,将人力资源管理实践有机结合,促进有效的人力资源管理实践活动组合,尽可能地提升组织绩效。纵向匹配是指组织战略的外部环境与组织内部高绩效工作系统中的人力资源管理实践活动的有机契合,并结合科学的人力资源规划、工作设计等基础性工作,使人力资源管理系统服务于组织运营系统,为组织绩效最大化提供人力资源保障。

3. 两个中介　基于"沟通平台"和"两大匹配"并不一定能迅速地提升组织绩效,还需要借助于中介桥梁的作用,该桥梁就是员工能力的提升和员工满意度的提高。研究证实,员工能力与满意度的提升能导致组织内部运作效率的提高,从而促进组织高绩效的实现。

(三)高绩效工作系统的理论基础

高绩效工作系统的思想最早萌芽于 20 世纪 80 年代美国某汽车公司的工业管理实践案例。美国麻省理工学院的研究人员通过对世界范围内的 62 家汽车总装厂进行研究,发现注重团队合作、员工参与以解决生产问题的精益生产制造系统在产品质量和生产效率上要明显高于传统生产系统。20 世纪 90 年代,关于高绩效工作系统的研究开始逐渐兴起。美国密歇根大学乌利齐(Ulrich)不断呼吁人力资源管理要以最终为组织创造价值为依归,要"由外而内"地推动人力资源管理实现"第四次转型",为组织创造高绩效。进入 21 世纪,高绩效工作系统的研究成果逐渐被引进到中国,在人力资源管理理论界掀起了探索的热潮。

在高绩效工作系统研究中,常见的理论基础包括人力资本理论、资源基础观、行为视角理论、社会交换理论以及 AMO 理论[能力(ability)、动机(motivation)和机会(opportunity)]。它们从不同的方面解释了高绩效工作系统的作用机理,本章主要阐述社会交换理论以及 AMO 理论。

社会交换理论认为人们倾向于因他们所受到的恩惠而作出回报。高绩效工作系统塑造了组织与员工之间进行交换的关系,员工会采取多种类型的承诺回报组织的投入。当实施高绩效工作系统时,组织就创造了一种互惠双赢的环境,能让员工感受到自己得到了组织的恩惠,从而提高他们的动机水平,使得他们以更高的心理承诺和个人努力作为回报,进而最终提高组织绩效。

AMO 理论认为高绩效工作系统由三个维度的实践组成,它们分别通过提高员工履职的能力、动机和机会来影响绩效。AMO 理论作为行为视角的一种变式,将人力资本、社会交换等理论进行了整合,比较全面地反映了高绩效工作系统的作用机制。

(四)高绩效工作系统的发展阶段

高绩效工作系统在国内本土化过程可以分为三个阶段:探索阶段、形成阶段和国际化阶段。

在探索阶段,主要是国内学者进行高绩效工作系统实证上的探索。由于中国背景的特殊性,国内学者在探索阶段对高绩效工作系统实证研究的结论并不一致,因此,我们迫切需要建立自己独特的高绩效工作系统理论。

在形成阶段,国内学者主要分析了实证研究结论不一致的原因,并逐步构建本土化的高绩效工作系统。由于中国的环境具有特殊性,包括制度背景、历史背景、政治环境、经济环境、文化环境等各方面,因此,对于高绩效工作系统并不能照抄照搬,而是要构建具有中国特色的高绩效工作系统。

在国际化阶段,由于全球化的巨大浪潮和国内本土长期积累的文化传统相互碰撞,这些内外部因素都要求中国企业的人力资源管理体系作出一些重要调整,以更好地适应环境变化。因此,国内学者的关注重点开始转向高绩效工作系统的作用机制和边界条件,开始寻找高绩效工作系统和组织绩效之间的中介变量和调节变量。

二、高绩效工作系统的特征

高绩效工作系统强调的是组织中以人为中心的社会系统和以技术为中心的技术系统的有机结合,以及在此基础上工作成果的效率和效益。针对高绩效工作系统的特征,许多学者提出了非常有意义的观点。休斯里德(Huselid)认为组织通过沟通、评估和支持等培训了一批具备专业知识和技能的员工,员工通过协作为组织提供价值。MacDuffie 认为要想实现组织的高绩效工作系统,员工需要具备相关知识和技能,能够自主或者接受组织的激励完成目标。

高绩效工作系统应具备以下几方面的特征:

1. 各司其职 员工能够依据掌握的特长在组织不同工作岗位上发挥各自的作用,完成相应任务。只有团队中的每一个成员都能够充分发挥自身的特长和技能,并且产生一种高度的协同,才能够取得真正的高绩效。

2. 绩效至上 高绩效工作系统是以结果为导向的人力资源管理实践,提高组织绩效和实现组织高绩效是最终目标。

3. 目标一致 组织内往往建立以团队为基础的奖励计划,并通过共同的目标和激励将团队成员紧密地联系在一起,共同朝着一个目标努力。团队的灵魂就是团队的目标,共同的目标能够将由多人组成的群体凝聚为息息相通的团队。

4. 参与协作 员工们处于授权的工作环境之中,拥有参与基层决策的机会,系统注重员工参与、强调团队协作。

5. 快速反应　成功的组织通常有一个重要的特征，就是在外界市场环境发生变化时迅速采取措施，把握市场机会，成为市场之中的领先者。

三、高绩效工作系统的核心要素

高绩效工作系统是由一系列人力资源管理实践构成，这些实践系统地影响着组织目标的实现。组织为了建立高绩效工作系统，真正赢得竞争优势和高绩效，就要改善人力资源管理实践。高绩效工作系统提出了组织成功所必需的人力资源管理实践，为员工提供技能、工作动力、知识以及自主权，进而达到工作的高绩效。高绩效工作系统主要由广泛培训、基于结果的考核、信息分享、严格招聘、员工竞争流动和纪律管理、员工参与管理、内部劳动力市场、薪酬管理等 8 个核心要素构成。

1. 广泛培训　培训活动属于一项长期性的工作，不是短期内可以完成的，需要加强研究与管理。高绩效工作系统依赖于第一线员工的技能和首创精神。高绩效工作系统人力资源培训与开发要以员工的全面成长为中心，高度重视提高员工的综合素质，围绕员工的职业规划、成长需求与兴趣制订更科学的计划。

2. 基于结果的考核　绩效考核作为一种衡量和评价员工工作绩效的手段，在人力资源管理领域受到广泛关注。绩效考核能帮助组织明确目标，指导员工工作方向，也是优化资源配置、提高组织效率的重要工具。绩效考核在人力资源管理中起着明确组织目标和员工工作标准，以及检验员工日常工作成果的作用。

3. 信息分享　信息分享是员工参与制度中决策权力分享的先决条件，目的是使员工产生对管理措施和组织目标的认同感，同时向员工提供必要的决策信息。向员工披露管理决策信息能够使员工更客观地了解组织所处的环境和经营状况，有利于员工与管理者达成共识，提高员工对组织目标的承诺。

4. 严格招聘　要严格控制组织人力资源的整体质量。采用选拔式的招聘方法，筛选出与组织文化相契合、价值观一致的员工，从而有效预测其未来的稳定性和工作表现。这种科学的招聘方式有助于吸引优秀人才，并使人才产生对组织的认同感，进而增强员工的归属感和工作投入。

5. 员工竞争流动和纪律管理　建立择优汰劣的竞争激励机制，使员工有一定的压力。一定的人员流动率和淘汰率，是员工队伍保持活力的重要条件，是衡量一个组织员工队伍是否有活力的重要标准。纪律管理是组织管理最基础、最根本的一项管理规章制度，是其他专业管理的突破口。

6. 员工参与管理　员工参与管理是由员工参与能力、员工参与动机以及员工参与机会组成的。员工参与能力是指员工参与管理、决策等组织活动所必须具备的信息、知识与技能。员工参与动机是指组织是否实施激励、价值观引导等措施，引导员工做出组织所期待的行为。员工参与机会是指参与渠道的建设、参与氛围的构建、信任等参与条件是否完善。

7. 内部劳动力市场　内部劳动力市场具有高度的组织性，通常有自己独特的工资决定机制，借助一套正式的内部政策及规范等来实现企业内部员工的晋升。内部劳动力市场的资源配置不完全受竞争机制、市场力量决定，有赖于内部晋升、层级制度、企业文化等方面。

8. 薪酬管理　薪酬管理是组织人力资源开发与利用的有效途径，是激发员工工作积极性的有效途径之一。薪酬管理是指对员工的薪酬进行科学调整和管理，调整和管理的内容主要包括员工薪酬支付标准、发放水平管理等。薪酬管理不仅表现为员工的薪资、津贴和奖金等物质性报酬，而且要综合考虑员工对组织的贡献、工作能力、效率等方面。

四、卫生组织高绩效工作系统的设计原则

在设计高绩效工作系统时,要遵循以下几方面的原则:

第一,识别构成高绩效工作系统的核心要素及其明细构成,这些核心要素就是一系列的人力资源管理实践活动。

第二,注重应用于服务对象的高绩效工作系统设计,服务对象、外部环境和组织战略是设计的焦点。

第三,高绩效工作系统应以团队方式工作,各级团队有明确的目标和任务界限,在各自的工作界限范围内最大限度地自主工作。

第四,建立有利于授权的组织管理结构,支持授权的人力资源实践,组织、部门与员工感知的高绩效工作系统要保持一致。

第五,高绩效工作系统要重视员工技能多样化,多样化技能能使员工随时实现工作轮换,增加组织的灵活性和应变能力。

第六,搭建信息取得与信息共享平台,保障决策制定前信息的充足性,团队只有在获得充分信息的条件下才能做出有效的决策。

第七,建立社会资源和技术资源的融合机制,促进人力资源和技术体系的整合。

第八,注重信息反馈机制的建立,强化组织的快速纠错、重组和革新能力。

五、卫生组织高绩效工作系统的构建

依据不同的组织目标、愿景和发展战略,与高绩效工作系统相对应的人力资源管理最佳实践活动各有侧重。虽然高绩效工作系统普遍适用于不同国度,但更多研究表明人力资源管理系统的内容和有效性会受到组织内外部环境和社会背景的影响。高绩效工作系统的构建需要考虑特定的经济社会发展阶段和管理情境。因此,构建卫生组织高绩效工作系统时,需要注意以下几方面:

1. 结合组织自身情况和内部员工特点 组织应结合自己的行业特点以及内部员工特点,有针对性地构建属于自己的高绩效工作系统,这样的高绩效工作系统才能够具有异质性和不可模仿性,从而很难被竞争对手模仿。

2. 重视各项实践与子系统的配合与协调 构建高绩效工作系统时,要注重各项实践之间的配合与协调,实现系统之和大于单个的加总,这样才能构建成一个有效的高绩效工作系统。

3. 建立高绩效工作系统实施的反馈机制 实施高绩效工作系统时,要注重反馈机制的设立,人力资源部门要开通一定的渠道让员工来对高绩效工作系统提出意见,从而对高绩效工作系统进行持续的改进和完善。

4. 确保组织人力资源与技术系统相匹配 进行高绩效工作系统设计时,管理人员应对组织的技术系统和业务流程有比较深入的了解,使人力资源与技术系统匹配,充分利用员工的人力资本,真正调动员工的工作积极性。

5. 建立完善的员工薪酬福利制度 对核心人才的激励一定要到位,吸纳、维系和激励核心员工是组织人力资源管理的重要任务,也是构建组织核心竞争力的关键。员工报酬一定要和业绩挂钩,个人的价值分配来源于其价值创造。

6. 建立规范的绩效考核与管理制度 实施规范、严格的绩效考核与管理,强调纪律和制度的执行。依靠严格的考核管理体系,增加组织的竞争优势。严格的绩效管理体系能够决定组织绩效上的差异。

7. 强调纪律和塑造执行力的决心　不管组织采用什么样的管理制度，一定要执行到位。组织不仅要有管理制度，而且在执行上要到位。成功的组织都非常重视对制度的执行，这也是这些组织能够取得成功的重要原因。

8. 建立尊重和信任员工的组织文化　组织在给员工压力的同时，也需要给予员工动力和激励。组织文化建设的要点就是要体现对员工的尊重和信任，把员工的追求融入组织发展中，让员工与组织共同成长。

9. 信息共享与可及性　高绩效工作系统要建立有效的信息构建平台、信息传递系统，使员工能够及时、准确地了解组织内的各项信息，并为员工创造彼此沟通及信息共享的环境。高绩效工作系统中组织管理层要主动与基层员工交流，了解基层员工的想法，倡导员工提出合理性的建议。

本章小结

1. 战略性卫生人力资源管理是为了配合组织总体战略的实施而采取的职能战略，是医疗卫生组织人力资源管理的重要内容。

2. 战略性人力资源管理的主要特征包括战略性、系统性、动态性、整体性、目标性和竞争性。

3. 卫生组织竞争战略分为三个类型，即成本领先战略、差异化战略、集中化战略。

4. 卫生组织人力资源战略管理包括人力资源战略分析、人力资源战略选择和人力资源战略实施与控制三个基本步骤。

5. 高绩效工作系统是指以员工为核心资源，以提高组织绩效为最终目标，通过甄选、发展、保留与培训等措施提高员工投入度与保持组织持续竞争优势的综合的复杂的系统。

6. 高绩效工作系统的主要特征包括各司其职、绩效至上、目标一致、参与协作、快速反应。

思考题

1. 战略性人力资源管理的主要特征有哪些？
2. 卫生组织人力资源战略管理的流程是什么？
3. 如何设计卫生组织中的高绩效工作系统？

（王海鹏）

第五章　卫生人力资源规划

凡事预则立，不预则废。如何科学规划并合理配置卫生人力资源，是卫生事业管理理论与实践的重要任务。本章共包含四部分内容，首先介绍卫生人力资源规划的概念、作用、类型、内容与原则；其次介绍卫生人力资源规划的主要流程，包括准备、预测、制定规划、实施和控制四个阶段，并详细介绍其中预测阶段的供给预测、需求预测及供需平衡；最后介绍卫生人力资源供需预测的常用方法。

第一节　卫生人力资源规划概述

一、卫生人力资源规划的概念

卫生人力资源规划（health human resource planning），是从卫生系统的战略目标出发，根据内、外环境的变化，对卫生行业未来发展所需要的人力资源进行预测，并采取相应的人力资源管理措施，保证未来一定时期内人力资源在数量、结构和质量方面达到供需动态平衡的活动过程。经济社会的发展和结构改变、人口增长、疾病谱和卫生服务需求的变化、医疗技术的提高等，都会对卫生人力资源的需求产生不同程度的影响。

卫生人力资源具有培养周期长、专业性强、可替代性差等特点，如果缺乏科学的规划，势必会导致卫生人力数量的不足或过剩，地区分布不合理，造成区域卫生人力资源需求和供给的不平衡，卫生系统的劳动效率不高，从而影响整个卫生系统的绩效。因此，卫生人力资源规划是卫生人力资源管理的基础。

卫生人力资源规划的目的是在一定的社会经济发展条件下，识别和达到卫生人力资源的数量、质量、组合以及分布在某一区域卫生系统实现最佳状态，满足本区域卫生服务需求，促进卫生人力资源合理使用。针对卫生人力资源规划，不能孤立地看待卫生人力资源的具体领域，而要依据区域经济和社会发展规划、区域卫生规划、卫生系统的结构调整以及卫生人力资源的供求关系变化等，结合卫生人力资源的合理负荷、卫生人力资源产出、卫生服务系统发展目标、卫生人力资源管理能力及其相关因素，统筹考虑，相互协调，进行卫生人力资源的总体规划制定（图5-1）。

二、卫生人力资源规划的作用

经济社会的发展、人口增长和结构改变、疾病谱和卫生服务需求的变化、医疗技术的提高等，都会对卫生人力资源的需求产生不同程度的影响。卫生人力资源的培养周期长、专业性强，如果缺乏科学的规划，势必导致人力资源数量的不足或过剩，造成人力资源供给和需求的不均衡，进而影响卫生系统绩效。因此，卫生人力资源规划是卫生人力资源管理的基础，是卫生系统制定战略目标的重要依据，也是卫生事业发展的重要保障。

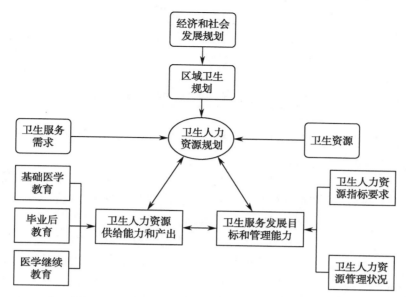

图 5-1 卫生人力资源规划应考虑相关因素的协调

卫生人力资源的有效配置是区域卫生健康事业、医疗卫生机构发展的基础,选人、用人、育人、留人是人力资源管理部门的重要任务。人力资源管理部门在组织发展中所发挥作用的大小主要由人力资源规划工作的质量来衡量,这是由于人力资源规划最具战略性,其与组织发展战略及目标、任务、计划的制订紧密相连。

医学科学的特点决定了卫生人力资源规划具有重要的意义。医疗行业技术含量高、学科发展快、与人民的健康和生命息息相关,同时它又是一个高风险的行业,对人力资源的素质要求较高。随着生命科学的重要地位越来越突出和医学科技的迅猛发展,高质量人才的引进和培养成为卫生领域适应潮流的关键,而与之相适应的卫生人力资源的规划也就显得愈加重要。

1. 人力资源规划是制定战略目标的重要依据 人力资源是第一资源,是诸多资源中最积极、最具活力、最关键的资源。卫生健康事业或医疗卫生机构在制定战略目标时,首先需要考虑的是卫生系统和组织内拥有的以及可以挖掘的卫生人力资源。一套切实可行的人力资源规划,有助于管理层全面深入地了解人力资源的配置状况,进而科学、合理地确定战略目标。

2. 人力资源规划是卫生系统和组织发展的重要保障 卫生事业及卫生组织的生存与发展都受到不断变化的内部和外部环境的制约。在日趋激烈的市场竞争环境中,如果不能事先对内部的人力资源状况进行系统分析,并采取有效措施对其进行管理,则很可能会导致人力资源不足或过剩。普通员工的短缺可以在短时间内从劳动力市场上招聘,也可以通过对现有员工进行有目的的培训以满足需要。但是当面临中高级管理人员和专业性较强的技术人员短缺时,很难在短期内寻找到合适的人员,将会对系统的正常运行与发展带来很大的影响。卫生人力资源规划工作能较好地避免这一情况的出现。

3. 人力资源规划能有效控制人力成本 薪酬是卫生组织人力成本中最大的支出。组织的薪酬总额主要由组织中的人员分布,包括不同职务、不同级别的人员数量所决定。一般情况下,处于发展初期阶段的组织,可能中低层职位的员工比较多,人力成本相对低廉。但随着组织的成长,员工职位水平会不断地提升,工资成本也会不断地增加。如果一个组织缺乏人力资源规划,就很难对未来的人力成本进行预测,很可能会出现成本上升、效益下降的现象。因此,通过人力资源规划,在对人力资源进行科学预测的基础上,科学调整人员分布,可有效地控制人力成本,提升组织竞争力。

4. 人力资源规划有助于满足员工需求并激励员工 人力资源规划展示了组织内部未来的发展机会,使员工能充分了解自己的哪些需求可以得到满足以及满足的程度。如果员工明确了哪些是可以实现的个人目标，就会去努力追求，从而具有较高的工作积极性、主动性和创造性。否则，在前途和利益未知的情况下，员工就会消极怠工，甚至有能力的员工还会采取另谋高就的方法实现自我价值，从而削弱组织实力，降低士气。而这将会进一步加速员工流失，使组织的发展陷入恶性循环。

三、卫生人力资源规划的类型

按照不同的划分标准，可以将卫生人力资源规划划分为不同的类型。

按照人力资源规划所覆盖的时间期限，可以将其划分为短期规划（1~5 年）、中期规划（6~10 年）和长期规划（10 年以上）。5 年以下的规划为短期规划，时间在 2 年以下的又称之为人力资源计划。短期规划的重点在于经费预算和人力资源招聘，着眼于保证短期的人力资源需要。中、长期人力资源规划主要关注的是卫生系统的发展战略。

按照规划所涉及的人力资源分布范围，可以将其划分为行业人力资源规划、区域人力资源规划、组织人力资源规划和部门人力资源规划等。行业人力资源规划的期限一般也要与国家经济社会总体规划期限相一致；区域卫生人力资源规划要与区域卫生规划相一致；卫生组织的人力资源规划原则上应与卫生事业发展总体规划期限一致，同时也要考虑卫生行业人力资源规划和所在区域的总体人力资源发展规划。部门人力资源规划需要在组织人力资源规划的基础上，结合部门特点针对性制订。

按照规划所涉及的层级，可以将其分为国家卫生人力资源规划、省级卫生人力资源规划、市级卫生人力资源规划、县（区）级卫生人力资源规划、基层卫生人力资源规划。

从系统角度可以将其分为宏观卫生人力资源规划、中观卫生人力资源规划和微观人力资源规划；从约束力角度可以分为指令性计划和指导性计划；从内容角度可以分为数量规划、质量规划、结构规划、分布规划和流动规划等。

四、卫生人力资源规划的内容

从卫生事业管理的角度来看，卫生人力资源规划主要是对系统层面的卫生人力资源数量、质量、结构、分布和流动进行合理规划，最终促进卫生人力资源供给和卫生服务需求的总平衡。数量规划是探求卫生系统现在和未来的卫生人力资源数量是否合理；质量规划是探求卫生人力资源知识、态度、能力和受教育程度的高低能否满足需要；结构规划是探求系统内外卫生人力的搭配是否科学；分布规划则是探求区域卫生系统人力资源数量、质量、结构的地理空间布局是否优化；人力资源流动规划探求区域卫生系统的人力资源是否得到整合使用。

1. 卫生人力资源数量规划　有足够数量的卫生人力资源是卫生系统运行的基本保证。如果卫生人力资源数量不足，将导致医疗卫生设备闲置，新项目不能正常开展，阻碍技术进步，降低竞争能力，公众的卫生服务需求得不到满足。如果卫生人力资源过多，也会导致资源浪费，甚至造成高医疗服务成本，影响卫生系统健康发展。因此，根据社会经济和卫生状况，合理规划本国或本地区卫生人力资源数量，是卫生系统发展的基本保证。

卫生人力资源数量规划（quantity planning of health human resource）既包括对当前卫生人力资源市场的供应情况和未来供给趋势进行分析，也包括对卫生系统内卫生人力资源当前和未来一段时间的需求情况进行科学预测。卫生人力资源数量的增量主要靠医学教育，包括受中高等医学教育的医学生输送到卫生系统工作，也包括从其他卫生系统引入本区域工作的成熟的卫生工作者，还包括社会其他系统资源转移到卫生系统工作的劳动者（图 5-2）。一个地区卫生人力资源数量规划的实现既与医学专门人才的培养、卫生人力资源政策密切相关，也与当地社会经济甚至地理环境的关系显著。

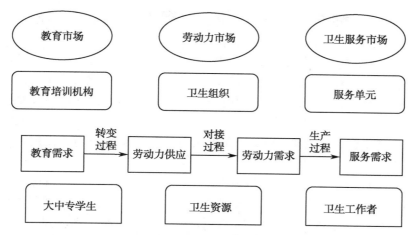

图 5-2　人力资源教育、劳动力市场和卫生服务市场的关系

2. 卫生人力资源质量规划　卫生人力资源质量是卫生系统绩效的基础，更是事关公众身心健康和生命安全的保障。卫生行业不但需要一定数量的卫生人才，更需要一批质量合格、技术和管理过硬的专门人才。同时，卫生服务需求的变化和生活水平的提高，都对卫生人力资源的质量提出了更高的要求。

WHO 人力发展署在 20 世纪 80 年代就提出将卫生人力系统、卫生人力规划和卫生人力发展三位一体，作为各国卫生人力资源管理的研究方向，并强调将卫生人力资源质量发展作为卫生人力资源的关键和重点。世界各国卫生人力资源质量和素质提高的途径，主要是通过学校基础教育、毕业后教育和继续教育的连续统一的医学教育来完成，并通过卫生人力资源标准予以衡量。

卫生人力资源质量规划（quality planning of health human resource）主要是根据卫生人力资源产出和卫生服务系统发展目标，对本区域卫生系统中从事医疗卫生工作的人力资源的知识、技术、态度等进行提高和更新的计划安排，还包括对规划期内引进到卫生系统工作的医疗卫生人才的培养和培训作出的预期安排。规划的质量指标主要包括国家或区域卫生系统卫生人力资源的学历、职称、执业（助理）医师数量以及某一个或某些方面的整体素质，如管理能力、职业道德水准、沟通能力等在规划期应该实现的目标，以满足本区域卫生事业的发展要求。

3. 卫生人力资源结构规划　卫生人力资源结构主要包括年龄结构、性别结构、学历结构、专业结构、职称结构、职位结构、地区结构和部门结构等。相应的，卫生人力资源结构规划（structure planning of health human resource）需要进行人力资源年龄结构、专业结构、职称结构、职位结构等分析。

卫生人力资源年龄结构分析通过统计卫生系统人员的年龄分布情况，计算卫生系统或不同层级卫生组织卫生人力的平均年龄，从而分析卫生人力的年龄是否适应卫生系统的发展。学历结构分析最主要分析卫生系统中卫生人力资源的教育程度和培训程度的高低，从而判断他们的知识和工作能力是否与岗位匹配。职称结构分析主要是分析目前卫生技术人员中初级、中级、高级职称人员的比例，以及在卫生系统的层级分布是否得当。按工作岗位分析，可将卫生人力资源类别分为医生、护士、药师、检验师和管理人员等，主要观察直接从事卫生服务的医务人员和其他人员的比例是否合理，如医生和护士的比例。职位结构分析主要是分析组织内主管职位与非主管职位之间的比例是否恰当，如果不当则将影响组织效率。人力资源的地区和部门结构主要分析卫生人力资源的整体布局在地区和部门层面上是否配置公平合理。通过上述结构分析，对卫生人力资源结构失当的局面进行重新规划，然后通过人事安排、招聘或教育培训等方式对人力资源结构进行优化、调整和完善。

4. 卫生人力资源分布规划　卫生人力资源分布是指卫生人力资源在某一个时期一定区域范

围的地理空间布局。合理的区域卫生人力资源分布是卫生系统整体发展的内在要求，也是最大限度地发挥卫生人力资源使用效率的重要前提。

世界范围内的卫生人力资源分布呈现一些共同特点：①卫生人力资源地理分布失衡。发达国家卫生人力资源数量要多于发展中国家以及欠发达国家。发达地区卫生人力资源数量和质量高于欠发达地区。城市卫生人力资源数量和质量分布远好于农村地区。许多发展中国家区域卫生系统呈现倒三角形的卫生人力资源分布。②人员结构分布不平衡。由于对卫生服务需求预测不足等因素影响，许多国家严重缺乏公共卫生专家和卫生管理人员，许多发展中国家护士数量严重不足，全科医生缺乏。

因此，就国家和区域层面的卫生系统而言，卫生人力资源分布规划（distribution planning of health human resource）既是卫生人力资源规划的重点，也是卫生人力资源规划的难点。卫生人力资源分布规划必须确切分析当前卫生系统，特别是卫生系统的人力资源数量、质量、结构分布状况，然后确定规划期内卫生系统中卫生人力资源的整体配置目标。根据目标与现实的差距确定卫生系统卫生人力资源的整体布局以及在不同层级机构卫生人力资源的合理和公平配置。在规划前期，必须对上一期卫生人力资源分布规划不成功或规划不合理的原因做出深入分析和解剖，以便在本期规划中采取有效、合适的政策策略加以解决。

5. 卫生人力资源流动规划　卫生人力资源流动规划（mobility planning of health human resource）是指根据卫生系统内卫生人力资源的分布现状和卫生产出，为促进卫生人力资源合理布局和优化使用，采取适当的激励政策，有目的、有计划地实现卫生人力资源的合理流动，尽可能协调卫生人力资源与卫生系统内其他资源的适当配置，加强卫生人力之间的交流互动，促进卫生人力资源的知识和技能得到整合使用。

卫生人力资源流动包括流出、流入和在卫生系统内流动所发生的人力资源变动。合理流动是维持卫生系统人力资源新陈代谢，保持系统效率和活力的重要手段。世界各国鼓励卫生人力资源的合理流动和多点执业成为一个普遍性趋势。特别是随着人口老龄化、慢性病患者增加以及患者逐渐上升的期望要求，卫生人力资源的合理流动对于促进单个医疗机构及其卫生人员从独立的组织实体转变到功能整合的系统整体非常重要。但由于政策和经济发展不平衡，目前的卫生人力资源流动呈现由发展中国家流向发达国家，由欠发达地区流向发达地区，由农村地区流向城市地区，加剧了卫生人力资源分布的失衡。不过，各国鼓励医生多点执业等政策的实施，促进了人力资源的合理流动，在一定程度上可以缓解短缺地区卫生系统人力资源分布不均的局面。

根据卫生系统卫生人力资源短缺以及分布不合理的状况，卫生人力资源流动规划的重点应根据卫生系统，特别是卫生系统的人力资源分布状况和预期规划目标，经过详细的环境诊断，实施激励政策，鼓励多点执业等方式，重点促进卫生人力资源向基层、农村和偏远地区流动，以促进区域卫生系统卫生人力资源分布和配置更加合理，人力资源价值得到充分开发和利用。

五、卫生人力资源规划的原则

1. 战略性原则　卫生人力资源规划是卫生系统或卫生组织在一定时期内指导和规范人力资源管理工作的纲领性文件。因此，人力资源规划的制定必须始终贯彻卫生健康事业发展的思想，从战略高度思考和谋划人力资源队伍建设与人力资源管理工作的全局。这就要求人力资源规划需要具有长期的稳定性、科学的预见性和较强的适用性，把人力资源规划建立在对人力资源活动发展规律的正确把握和对卫生系统或卫生组织内外环境发展变化的准确判断基础之上，使得人力资源规划在执行过程中能最大限度地适应环境变化，及时作出调整。

2. 系统性原则　卫生事业及其各个组成之间是相互联系、相互作用的系统，相互之间、与外部环境之间存在千丝万缕的联系，并且相互碰撞和相互影响。系统性原则要求把人力资源规划工作视为一项系统工程来看待,以卫生系统或卫生组织发展的整体目标的优化为目的,同时理清各子系统之间具有的内在联系,协调整个人力资源规划方案中各组成部分的相互关系,以确保后续人力资源管理各项工作能够顺利进行。因此,在制定人力资源规划时,应该将每个具体优化的特性放到大系统的整体中去权衡,从整体着眼,从部分着手,统筹协调,达到整体的最优化。

3. 人本性原则　人是管理对象中唯一能动的资源要素,是卫生系统或卫生组织生存和发展的决定性因素。对人管理的成败关乎卫生事业的发展。人本性原则就是要求在人力资源规划的制定和实施过程中,坚持以人为本的理念,在注重组织目标实现的同时,关注人力资源的全面发展。组织的发展和员工的发展互相依托、互相促进。只重视组织的发展而忽视员工发展,员工就会消极怠工,影响到组织发展目标的实现。因而要制定一份好的人力资源规划,一定要兼顾组织与员工的利益,将员工利益和组织利益有机结合在一起,融合到人力资源规划中去。通过规划,加强对人力行为的规范、培训、引导和激励,把个人的成长目标和组织的发展目标统一起来,实现双赢。一要遵循人力资源个体成长规律、群体配置规律和人力资源市场交换规律。二要尊重员工个性,了解员工需求,调动员工积极性。三要激发员工的创造力,发挥员工的作用,实现其个人价值。四要建立良好的组织文化和管理氛围,凝练共同的价值观,提升员工的认同度,增加员工的归属感,使员工与组织得到共同发展。

4. 动态性原则　面对不断变化的系统或组织内外环境,必须果断放弃静态规划观念,将人力资源规划看作一个动态的过程,加以动态性管理。人在不断地成长,组织在不断地发展,组织内、外环境在不断地变化,因此,人力资源规划也要不断更新观念,不断充实和完善。编制人力资源规划必须重视对组织内、外环境变化的分析,以增加组织对环境的适应性,更好地促进组织发展。其中组织的内部变化包括组织发展战略的调整,组织员工的流动、组织的凝聚力等。外部变化主要包括政府有关人力资源的政策调整、人才市场供求关系等。为了更好地适应内外变化,在制定人力资源规划时应该对可能出现的各种情况作出尽可能准确的预测和风险评估,并制定相应的应对策略。

第二节　卫生人力资源规划的流程

不同地区或组织面临的问题不同,卫生人力资源规划不能照搬某种固定的模式,要根据具体情况具体对待。尽管如此,卫生人力资源规划工作还是有些基本规律可循,在一个规划周期内,卫生人力资源规划大体可分为四个阶段、十个步骤(图 5-3)。

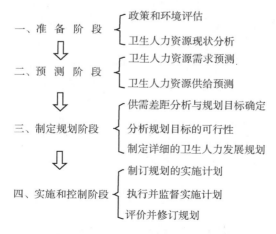

图 5-3　卫生人力资源规划的流程图

一、准 备 阶 段

这一阶段,不但需要掌握规划的原则、方法和技术,还要掌握各方信息,形成规划能力,建立协调机制。

1. 政策和环境评估　在制定卫生人力资源规划之前,首先要考虑制定卫生人力资源规划的先决条件是否存在。这些先决条件包括国家经济社会发展规划、政府卫生事业发展规划及战略重点。在实践中,卫生人力资源规划是一个复杂的系统活动,不但需要领导层确定规划的目标与方向,还需要了解各利益相关方的态度,建立良好的协调机制。该步骤的任务是完成政策和环境的评估。

2. 卫生人力资源现状分析　对卫生人力资源现状及影响因素进行分析,主要包括以下方面:①社会人口和经济发展资料;②卫生健康状况和需要,以及主要影响因素;③特定人群卫生服务利用的资料,包括人口特征、卫生服务数量、类型、效率,以及未能得到期望的卫生服务的原因等;④卫生人力资源的现状和历史发展,流动趋势和供给规律;⑤卫生人力资源的管理状况和政策现状等,为预测提供基础信息。

二、预 测 阶 段

这一阶段主要包括卫生人力资源需求预测和卫生人力资源供给预测两部分。

1. 卫生人力资源需求预测　卫生人力资源需求预测是指从现阶段居民对卫生服务的实际需求出发,科学合理地测算各类卫生机构为满足需求所需的卫生人力,为卫生人力资源发展目标的确定提供依据。需求预测是卫生人力资源规划最重要,也是最困难的步骤之一。随着医疗保障全面覆盖和公共卫生服务均等化等政策的出台,被经济因素制约的卫生服务需求得以释放,使居民对卫生服务的需求大大提高,对科学预测卫生人力资源的需求也提出了新的挑战。

预测内容主要分为现实卫生人力需求预测、未来卫生人力需求预测和未来流失卫生人力需求预测。

2. 卫生人力资源供给预测　在需求预测基础上,还要解决以下几个问题:所需员工来自何处?是来自组织内部,还是来自外部劳动力市场?所需员工的能力和水平能否满足组织的需求?组织如何根据不同岗位、不同部门的人员流动情况进行人员配置?这就涉及人力资源的供给预测。

卫生人力供给量是指根据卫生人力的现有存量、新增数量以及损失数量,预测未来一段时间内卫生人力资源真正可获得的数量及特征。人力增加(流入)和人力损失(流出)都会影响人力的供给量。

卫生人力资源增加的情况包括,院校教育的毕业生和受培训的新成员增加,人员返回原岗位,从其他单位、部门、地区或国家调入人员;卫生人力资源损失的情况包括,非正常死亡,正常退休,提前退休(残疾、疾病等),调到卫生部门的另一机构、卫生部门以外的机构、其他地区或移居国外。在职学历教育、转岗培训与职称晋升,可同时造成卫生人力资源的流入与流出,例如,一个中专水平的卫生人员,通过在职学历教育获得大专学历,就相当于一个中专水平的人员流出和一个大专水平的人员流入,因此,在职学历教育是一种改善卫生队伍学历结构的有效方式。

卫生人力供给量的预测主要从三个角度进行:现有卫生人员的数量及其特征;未来可增加的卫生人员的数量及其特征(医学毕业生、从其他地区和部门调入、返回卫生系统工作等途径);未来可能损失的卫生人员数量及其特征(退休、调离、死亡等原因)。

需要特别注意在规划时段可能发生的重大医疗体制改革、卫生政策和人才政策的变化，并预测由此可能引起的人力资源的发展变化。科学预测是做好规划的前提，预测应提供多个可行性方案，作为讨论、研究、决策的参考。

三、制定规划阶段

本阶段的重点是根据供需预测的结果，明确规划的目标，分析其可行性，并制定详细的卫生人力资源规划。

1. 供需差距分析与规划目标确定　卫生人力资源需求量和供给量预测完毕后，就要比较卫生人力需求量和供给量是否平衡，计算卫生人力资源在需求和供给数量上的差距。此阶段要注意数量上的差距是否受到一些混杂因素的影响，更要关注一些重要的相关问题以及产生这些问题的根源，如卫生人员正在做不适宜的工作造成卫生人力缺乏的假象；卫生政策过分信赖医疗，太少信赖预防，或者过分突出新的医疗技术，太少强调初级保健使卫生人力分配不合理；以及卫生人力在不适应的地区/岗位工作等。

对卫生人力的供给和需求之间的差距进行充分了解后，要确定此次人力资源规划的目标。卫生人力资源的规划目标，就是到目标年本地卫生人力应该发展到何种水平，使卫生人力供需之间达到平衡。解决卫生人力需要量与供给量之间不平衡的问题可以从供给和需求两方面共同努力。习惯上认为，改变供给量主要从卫生人员数量和提供服务时间方面着手；改变需求量主要从卫生技术人员的产出量及人群对服务的利用率方面作出努力。具体地说：①影响卫生人力供给的因素是人员的补充与流失，改变卫生人力供给量的措施包括改变招生规模和在校学生流失率，目的是改变毕业生数量；改变在职在岗人员的培训数量；改变在岗卫生技术人员流失率；改变卫生技术人员工作时间，如退休年龄、平均每年工作时间、退休人员返聘等。②影响卫生人力需求的因素比较复杂，包括人口、社会经济发展、人群健康状况的变化、医疗保障制度及改善卫生服务的政策等；满足卫生人力需求量的措施包括改变人群利用卫生服务的数量和质量；改变卫生服务的范围及可及性；改变公立、私立卫生机构之间的比例；改变卫生技术人员的产出量，如卫生技术人员的工作效率和工作效果。

卫生人力规划目标的确定是一项重大决策，一般由规划小组根据卫生人力供需预测的结果提出目标建议及主要参考依据，至少包括几套备选方案；政府卫生行政部门主要领导参加的卫生人力规划领导小组，经过研究后作出决策，形成本地卫生人力规划目标。

2. 分析规划目标的可行性　分析规划目标完成的可行性，主要从经济角度出发来估计。卫生人力费用占整个卫生费用的60%~80%，没有可靠的经费作为保障，任何规划目标的制定都将是不能实现的。卫生事业是公益性社会福利事业，其经费来源主要依靠国家投入，一般用卫生费用占国内生产总值的百分比表示，卫生人力费用主要是指卫生人员的工资福利。例如卫生费用占GDP的4%，如果目标年这个比例保持不变，则卫生人力需求量同卫生经费的增长保持一致是合理的；如果目标年度预算卫生经费下降，卫生人力预测需求量也应相应下降；如果预测的卫生经费会增加，即使缺乏足够的理由，也可以预测到目标年卫生人力资源将相对增加。

3. 制定详细的卫生人力发展规划　人力规划要综合考虑长期解决方法和短期解决方法对卫生人力数量、质量、结构和分布的短期与长期效果，并根据这些效果制定相应的卫生人力发展政策。规划人员本身不能制定政策，但可提出制定政策的建议，即备选方案。具体的卫生人力发展规划应主要包括：①规划的政策基础；②卫生服务目标；③卫生人力发展的问题；④可能的解决方法及可行性分析；⑤把解决方法分解成各组成部分；⑥利用日程表网络系统显示活动的程序；⑦各种活动所需的时间和资源；⑧负责承担各项活动的组织；⑨关于监督的类型、评价的频度以及修改规划的准则。

四、实施和控制阶段

人力资源规划的方案最终要在执行阶段付诸实施。方案执行阶段的关键问题是必须要有实现既定目标的组织保证，以及保证执行规划的具体人员所需的必要权力和资源。

1. 制订规划的实施计划　规划人员需要制订详细的规划执行计划，包括将目标分解为通过具体活动能够完成的分目标，列出支持各分目标得以实现的具体活动，将其内容、开始时间、结束时间、实施期限、评价指标、经费预算及执行者等详细列出。

2. 执行并监督实施计划　各卫生部门执行卫生人力的具体计划，有关卫生行政部门开展监督，监督过程中要定期收集有关资料，与活动计划比较分析，按照过程评价指标评估进展、发现问题，评价各项政策、措施的执行情况和发挥的作用，提出完善建议并监督其执行。

3. 评价并修订规划　随着社会环境、政策形势变化，规划应相应调整。在规划执行过程中，应该进行严密的评价，内容包括：政策内容、规划贯彻情况、效果以及出现的问题，以便及时改进。一般每年进行一次评价，或根据规划本身的特点和要求每 6 个月或 3 个月一次。

卫生人力资源规划执行过程中必须重视社会、经济和政策方面的约束因素，必须与卫生规划、教育规划相结合，重视培养能力和管理能力，否则卫生人力资源规划就会脱离实际，难以发挥应有的作用。

第三节　卫生人力资源供需预测与平衡

由于卫生人力资源的需求与供给预测、供需平衡是卫生人力资源规划的重点和难点，也是规划成功的关键点，因此本节将重点介绍。

人力资源预测包括需求预测和供给预测，在明确了卫生人力资源需求和供给情况的基础上，卫生系统或卫生组织可以根据人力资源供需状态选择适宜的人力资源平衡策略，以解决人力资源过剩或短缺的问题。

一、卫生人力资源需求预测

1. 卫生人力资源需求预测的概念　人力资源需求预测是指采用一定的方法对组织未来某一特定时期内所需人力资源的数量、质量以及结构进行估计的活动集合。卫生人力资源需求预测（demand forecast of health human resource）是指从现阶段居民对卫生服务的实际需求出发，科学合理地测算各类卫生机构为满足需求所需的卫生人力，为卫生人力资源发展目标的确定提供依据。卫生组织在人才引进的过程中常常有这样的现象：机构的人力资源部门不清楚组织需要招聘人才的结构和数量，花大力气从著名院校招聘的高学历人才进入本机构后却由于没有合适的岗位而被闲置，这不但对提高机构的整体服务水平和员工的整体素质没有任何帮助，还导致人才的浪费。究其原因，是没有做好本机构的人力资源需求预测工作。

2. 卫生人力资源需求预测的影响因素　人力资源需求预测受多方面因素的影响。在进行人力资源需求预测时，应该全面考虑这些影响因素的变化及其对人力资源需求的影响。医疗卫生行业属于社会服务领域，影响医疗卫生组织人力资源需求的主要因素有下述几方面。

（1）居民卫生服务需求的变化：随着社会经济的发展和人民生活水平的提高，以及人口结构的变化，居民的健康状况和疾病谱发生着变化，人们对医疗卫生服务的需求也发生了相应的变化，从而影响到医疗卫生服务机构的人力资源需求。

（2）政府方针政策的影响：医疗卫生体制改革是一个持续的过程，国家对于医疗卫生事业发展的政策和卫生人事制度与政策也在不断调整。进行卫生人力资源预测，必须考虑这些政策的变化与影响。

（3）医疗卫生组织服务提供的变化：为了更好地适应居民医疗健康需要，在竞争中占据优势，医疗服务机构需要对自己的服务内容、服务方式、服务技术等进行调整，而这些调整与变化必然会影响到组织的人力资源需求。

（4）劳动生产率的变化趋势：社会发展和科技进步将会对生产率产生影响，从而影响到组织的人力需求。如自动生化分析检验装置的引进，会极大地提高医学检验的工作效率，从而减少对检验人员的需求。微创手术的应用，也会减少感染发生的可能和护理工作需要，从而影响对护理人员的需求。

（5）医学继续教育的需求：医疗卫生服务是知识密集型和技术密集型服务，需要医务人员不断学习和提高。特别是一些基层服务机构，常常采用脱产进修的方式对其职工进行不断的培训，无形中会加大对医护人员的需求。

（6）员工的流失情况：随着卫生体制改革的不断深化，用人制度也在不断改革。其中基本趋势之一就是人员的可流动性增加。这既会给组织招募新的人员带来机会，也容易导致现有人员的流失。特别是组织的一些精英，其工作选择的余地更大，在进行人力资源需求预测时必须考虑人员流失的可能性。

（7）工作时间的变化：由于工作方式的变化和工作节奏加快，以及居民对医疗卫生服务要求不断提高，医疗卫生服务机构的工作时间也会发生相应的变化，如有的医院增设夜班门诊等，从而对医疗卫生人力需求产生影响。

（8）社会安全福利保障：社会安全福利保障会对员工的工作时间、工作方式等产生影响，从而影响人力资源的需求。

二、卫生人力资源供给预测

1. 卫生人力资源供给预测的概念　卫生人力资源供给预测（supply forecast of health human resource）是指根据卫生人力资源的产出、损失和使用，在一定时间里，预测可获取的卫生人力资源的数量和质量特征。卫生人力资源供给由外部供给和内部供给两部分组成。

首先对卫生系统内部人力资源状况进行预测，以确定需要多少外部卫生人力资源来补充。卫生人力资源内部供给预测既要掌握现有人员状况，也要了解未来人员经过调动、升迁、离职或者非正常死亡后，系统内可利用的人力资源有多少。外部卫生人力资源供给预测，既要考虑到卫生人力总供给与总需求的平衡，又要考虑到卫生人力结构与分布的平衡。

2. 卫生人力资源供给预测的影响因素　卫生人力资源的供给受到多方面因素的影响。其中，内部供给主要受到机构内部管理的影响，如不同激励状态下人员的工作效率不同、离职行为不同等。本节重点介绍外部供给预测时需要重点考虑的影响因素。

（1）人口因素：区域卫生人力资源总量与构成，包括卫生人力资源的年龄、性别、教育层次、经验等。

（2）经济与教育因素：地区经济越发达，越能吸引更多的卫生人力流入；教育水平的高低，直接影响了卫生人才的供给；如果本地区有医学院校，卫生人才供给将比没有医学院校的地区充足。

（3）劳动力市场状况：本地区工资薪酬与全国平均薪酬之比，比值越大则卫生人力供应越充分，反之则越不足；本地区提供外来卫生人力的福利保障越好，比如住房福利、子女教育福利，越容易吸引外来卫生人力资源。

（4）科技因素：科技的发展、医疗卫生系统的信息化和网络化对信息技术人才的需求增加；

信息系统的发展也导致对行政文书人员的需求减少。

（5）相关的政策、法令：为了规范卫生服务，国家和地区都会有相关的卫生法律法规对卫生人力的准入、培训和管理进行规范，因此一定程度上影响了区域卫生人员的供给。

三、卫生人力资源供需平衡

在对卫生人力的需求量和供给量进行预测后，需要对卫生人力的需求量和供给量进行匹配，确定在未来某个时间内卫生人力的供需是否均衡。应该注意的是，供需的均衡匹配不仅仅要关注数量上的均衡，也要注意卫生人力在质量、结构和分布上的供需关系是否均衡。此外，现有卫生人员的工作绩效对卫生人力的供给和需求也会产生重要影响。因此，在卫生人力规划中也应该将现有卫生人员的工作绩效作为一个重要的因素加以考虑。

若卫生人力供需出现不匹配的失衡状态，卫生人力资源规划者还应该根据供需平衡关系的特点、产生不匹配的原因、可利用的资源等因素，相应地提出解决策略和方法。

1. 卫生系统人力资源供需平衡　卫生人力资源作为一种特殊的资源，具有培养周期长、可替代性差等特征，同时与其他资源一样，有一定的供给能力，也面临着一定程度的需求。对于卫生人力来说，在一定的时期和一定的社会发展水平之下，一个区域对于卫生人力的培养能力是有限的，通过医学院校的培养，最终能够提供一定数量的合格卫生人力。从整体社会的健康水平角度出发，由于健康事业的发展和居民的客观需要，整体社会对于卫生人力的总量也有一定需求。

为了能够达到健康事业和社会的发展目标，卫生人力的供给和需求之间应当达到一个相对均衡的状态。然而在现实中，卫生人力资源的供需往往处于失衡的状况。当供给小于需求时，会造成人力资源的短缺；当人力资源的供给大于需求时，会造成人力资源的过剩。无论是供不应求还是供过于求，都会对社会的健康水平及其他方面造成影响。

卫生人力资源作为资源的一种，与一般资源的供需关系一致，即需要基于需求指导供给生产。但是，人力资源又不同于一般的资源，其专业性强、可替代性差、培养周期长等特性，决定了其无法像一般产品那样可以快速调整供给的特点。因此，对于卫生人力资源的响应，更需要注重其系统性与前瞻性。

风险管理理论提示，采用风险识别、风险评估和风险控制的逻辑步骤可以对问题所造成的风险进行良好的应对。当面对卫生人力供需失衡问题时，可借鉴风险管理理论对卫生人力供需失衡的问题进行识别、评估和一定程度的控制，结合卫生人力供需失衡问题的产生、表现、引发影响的特点以及风险管理的思路和步骤，运用专家咨询法最终确定采用"预测-预警-响应"的系统思路进行分析和管理。

基于此系统思路，当对卫生人力进行供需分析和管理时，可先对未来一段时间内供需之间是否存在失衡问题进行预测。若存在失衡的问题，则针对供需失衡对社会各方面导致的负面影响，即衡量供需失衡引发风险的严重性，再根据风险的严重程度采用不同方式和强度的响应策略来对卫生人力供需失衡的问题加以干预。

2. 卫生组织人力资源供需平衡　在卫生组织的运营过程中，人力资源的供给与需求也经常处于失衡状态。在组织扩张时期，组织人力资源需求旺盛，人力资源供给不足，人力资源部门用大部分时间进行人员的招聘和选拔；在组织稳定时期，组织的人力资源表面上可能会暂时处于稳定状态，但组织局部仍然同时存在着退休、离职、晋升、降职、补充空缺、不胜任岗位、职务调整等情况，组织处于结构性失衡状态；在组织衰败时期，组织人力资源总量过剩，人力资源需求不足，人力资源部门需要制定裁员、下岗等政策。总之，组织人力资源的供需状况经常处于变化之中，需要人力资源部门不断调整人力资源结构和规模，使组织的人力资源始终能够达到供需的动态平衡。

（1）人力资源缺乏的调整方法：当组织的人力资源供给小于需求时，人力资源处于短缺状态。此时人力资源管理的重点是采取多种措施获取组织发展所需的人力资源，消除人才短缺。其主要方法包括招聘、晋升、继任和培训等。①外部招聘：人力资源不足时，外部招聘是最常用的调整方法。当人力资源总量不能满足组织运营和发展需要时，采用外部招聘的方法能较快地缓解人力资源短缺。但需要注意的是当组织人力不足时，应首先考虑通过内部调整、内部晋升等措施来满足人力资源需求，最后再考虑外部招聘。②内部招聘：内部调整是指当组织出现职务空缺时，将组织内部其他岗位的员工调整到该职务的方法。该招聘方法的优点在于：首先是丰富员工的工作阅历，有助于提高员工的工作积极性；其次，其招聘成本比较低。因此，在组织的人力资源面临短缺时，应首先考虑通过组织内部的挖潜和调整，通过内部招聘解决人力资源的不足。只有当内部招聘无法满足需要时，再进行外部招聘。③内部晋升：内部晋升是指当较高层次的职务出现空缺时，从组织内部较低职位的人员当中选择合适的人员，提升其职务安排到空缺的岗位任职。内部晋升是员工职业生涯规划的重要内容，是对员工原来工作业绩和工作能力的肯定，对员工有较强的激励作用。并且由于内部员工对组织更为了解，适应新的工作环境的速度较快，还可节省招聘成本。④继任计划：继任计划是指对发展潜力较大，具有胜任更高层次岗位工作能力的员工进行跟踪考察的过程。继任计划是为组织储备人力资本的重要方法，在国外比较流行。继任计划通常分为三个阶段：挑选、开发和频繁接触。其中挑选的方法包括组织相关的测试、有目的地招募以及业绩评价等。开发主要是针对候选人制定职业生涯发展规划，并对其进行相应的培训、轮岗、挂职锻炼等。频繁接触主要是让培养对象与最高层领导频繁接触，使其更好地了解领导风格与组织文化。⑤技能培训：对组织现有员工进行必要的技能培训，不仅可以让其更好地适应当前的工作，还能适应更高层次的工作，从而为内部晋升的有效实施准备好后备力量。当组织将要出现业务调整和经营转型时，组织应该提前对员工进行培训，使其提前掌握新工作的知识与技能，以保证组织业务调整和经营转型后，原有的员工能够尽快适应新的工作要求，最大程度地避免组织的冗员现象。

（2）人力资源过剩的调整方法：当组织所拥有的人员超过组织需求时，就会出现人员过剩。为了有效地控制组织成本，组织不得不对人力资源进行调整。消除人力资源过剩的主要方法包括提前分流、无薪休假或裁员等。①分流：当卫生组织的人力资源过剩时，可以采用拓展服务领域，创造新的就业岗位，适当分流一部分员工。②减少人员补充：当组织人力资源比较充裕的情况下，可以减少对外招聘甚至冻结对外招聘。当出现员工退休、离职等情况时，可以通过内部调整进行人员补充。③增加无薪假期：当组织出现短期人力过剩的情况时，可以采取增加无薪假期的方法，通过轮休减少在岗人员。④裁员：裁员是一种最无奈，但最有效的减少人员剩余的方式。在进行裁员时，应该注意制定适宜的裁员政策，以免引起职工不满，对组织造成负面影响或给社会增加负担。

第四节　卫生人力资源规划的常用方法

卫生人力资源规划的方法很多，不同方法均有其针对性和适用范围，本节介绍常用的几种需求预测和供给预测的方法，在具体的预测工作中要根据具体情况合理选用。

一、卫生人力资源需求预测方法

常用的需求预测方法分为定性方法和定量方法两大类。其中定性预测方法主要有经验预测法、专家预测法（又称专家会议法）、德尔菲法、驱动因素预测法等；定量预测方法主要包括卫生服务需要法、卫生服务需求法、服务目标法、卫生人力/人口比值法等经验预测方法,以及简单趋势模型预测法、单变量预测模型(一元线性回归分析)、多元回归预测法等数理统计方法。近年来,随着系统科学的发展,系统动力学等方法也逐步被用于卫生人力资源的需求预测。经验预测较适用于在技术和资源配置水平较稳定的机构中进行短期预测,但其结果主要从供方角度出发,难以考虑需方的需求状况。数理统计方法主要是利用历年相关数据拟合未来状况,对数据质量的要求较高,而且结果会受到多种因素影响,并不适合在情况变化较大的时期使用。

本节将重点介绍常用的几种需求预测方法。

1. 卫生系统中人力资源需求预测的常用方法

(1)卫生服务需要法:建立在人群生物学和专家意见基础上,根据人群卫生服务需要量和卫生人力的生产效率来预测卫生人力需求量。该方法从伦理学角度保证每位患者得到符合标准的卫生服务,但须确定不同需要的标准以及卫生服务生产效率等,因此具有较大难度。

$$未来卫生人力需求量 = \frac{P \times C \times V \times T}{W}$$

式中:P——目标年期间人口数;

C——平均一年内每人患病次数;

V——一年内平均每位患者需要得到卫生服务的次数;

T——平均每次卫生服务需要卫生人力花费的时间;

W——一年内每名卫生人力提供卫生服务的总时间。

(2)卫生服务需求法:建立在人群生物学和人群实际需求的基础上,即预测能够满足居民卫生服务需求时所需要的卫生人力。卫生服务利用常受到经济、时间、交通等因素影响,满足人们实际想要的服务比满足理论需要的服务更重要,即以人群需求为核心。

$$未来卫生人力需求量 = \frac{P \times C \times R \times T}{W}$$

式中:P、C、T、W含义同卫生服务需要法。

R——一年内平均每位患者实际得到服务的次数。

(3)服务目标法:根据国家体制、经济发展水平、人群对卫生服务的需求以及卫生事业发展水平,由决策者和专家来确定服务目标,即需提供的卫生服务数量和质量,然后进行预测。

$$未来某类专业卫生人力需求量 = \frac{P \times V \times \alpha}{Q}$$

式中:P——目标年人口数;

V——服务量标准[次/(人·年)];

α——某类专业卫生人力提供服务的比例;

Q——某类专业卫生人力年标准产出量。

(4)卫生人力/人口比值法:此方法较方便,国际上应用较多,关键问题是如何确定合理的卫生人力/人口比值。计算方法:未来卫生人力需求量 = 人力/人口比 × 目标年人口数。任何方法预测得到的卫生人力需求量都可换算成卫生人力/人口比。

(5)标准工时法:此方法适用于公共卫生、预防保健等专业卫生人力需求量预测。具体步骤:①根据国家有关规定和卫生工作条例,确定各项服务内容和服务量;②各类卫生技术人员完成每一项服务需要所花费的工时;③每一类卫生技术人员年人均提供的有效工时。

$$某专业卫生人力需求量 = \frac{N \times I \times B \times H}{Y} \times P$$

式中:N——某项服务的对象数;

I——规范完成率;

　　　　B——标准基本工时；

　　　　H——1+ 路途时间系数；

　　　　P——1 ÷ 路途时间系数；

　　　　Y——某类卫生技术人员年人均提供的有效工时。

　　由于公共卫生、预防保健等卫生人力常常需要进行调查与走访，因此计算时必须考虑工作中的路途时间，该系数就是在综合考虑平均路途时间的基础上，需要额外增加的卫生人力的倍数。

　　2. 卫生组织内部人力资源需求预测的常用方法　对医疗卫生组织而言，常用的卫生人力需求预测方法有下述几种。

　　（1）比例定员法：比例定员法是在符合国家相关规定的基础上，医院中各级、各类服务人员的数量是依据相应服务对象的数量以及不同岗位、等级之间员工的适宜比例来确定，这种方法适用于确定医院各级、各类人员的配置。除此之外，医护之间、卫生技术人员与管理人员之间、卫生技术人员与工勤技能人员之间的比例可根据医院规模、服务量、所在区域的人口状况及经济发展水平等因素来确定。

　　（2）效率定员法：效率定员法主要是根据卫生组织各科室的工作总量（劳动定额）和员工的工作效率确定其人员配置的方法。效率定员法主要适用于卫生技术人员、其他技术人员、工勤人员的配置。其公式为：

$$人员配置数 = 工作总量 / 员工的工作效率 × 出勤率$$

　　例如：某医院门诊部平均每天有肌内注射患者 300 人次，每名护士平均每天可注射患者 60 人次，注射室护士的出勤率为 90%。根据上述公式：

　　注射室护士配置数计算公式为：300/60×90%=4.5

　　那么，该医院门诊部注射室应配备护士 4~5 人。

　　（3）岗位定员法：岗位定员法是根据卫生组织某一部门或科室工作岗位的数量，以及岗位的工作量，员工的工作效率、工作班次、出勤率为依据，计算确定卫生组织所需人员总数的方法。如在计算医院住院部所需卫生技术人员总数时，可以依据医院的床位数及病床使用率等，计算确定总配置数。计算公式为：

　　配置总人数 = 医院床位数 × 医院床位的使用率 × 每位患者每天所需服务的平均时间 / 每名医疗技术人员日均诊疗时间

　　例如：某医院内科病房有床位 100 张，床位使用率为 90%，每名患者每天诊疗耗时 3 小时，每名护士每天工作 8 小时。根据上述公式：

　　配置数计算公式为：100×90%×3/8=33.75

　　那么，该医院内科病房应配备护士 33~34 人。

　　（4）设备定员法：设备定员法是根据机构所拥有设备的数量和使用班次、每台设备所需员工的数量和员工的出勤率确定人员配置的方法。设备定员法特别适用于医院医技科室操作人员总数的确定。其公式为：

　　配置总人数 = 设备台数 × 设备使用的班次 / 每台设备每班次所需的人员 × 员工的出勤率

　　例如：某医院放射科有 X 线机 2 台，每天各使用 2 个班次，每台设备每班次需要人员 1 名，其出勤率为 85%。根据上述公式：

　　配置数的计算公式为：2×2/1/85%=4.7

　　因此，该医院放射科 X 线室的操作人员配置应为 4~5 人。

　　（5）职责定员法：职责定员法是指根据一定时期卫生组织的总体任务、岗位职责，以及组织内部的业务分工来确定组织人员配置的方法。该方法特别适用于医院内部的管理人员、其他技术人员、工勤人员等，因为这类人员的职责比较繁杂，工作难以量化，无法应用前述几种方法进行精确计算，大多以平日的观察和经验为依据。

医院人力资源需求预测的目的之一就是确定医院人力资源存量与需求量是否均衡，其平衡公式为：

计划期内医院人力资源补充量＝计划期内医院人力资源总需求量－计划初期医院人力资源总量＋计划期内医院人力资源减少总量

据此，确定医院人力资源需求的数量、质量和结构，配置人力资源需求计划，则卫生组织需要招聘人员的质量与数量、招聘要求等就一目了然，招聘到合适人才自然也就不成问题了。

二、卫生人力资源供给预测方法

卫生人力资源供给预测需要的资料：现有卫生人力资源的年龄、性别、专业类别、技术职称、专业学历与学位、毕业年限，机构类型和地理位置，逐年流入的毕业生数量和其他各类卫生人力数量，逐年流出的卫生人力数量等卫生部门、人事部门和组织部门的资料。另外，还需要教育部门的相关资料以及国家有关的卫生人力政策，如晋升政策、就业政策、工资待遇政策、退休政策等。如果获得资料不全面或缺乏，可以通过问卷和面谈的方法进行调查。

1. 卫生系统中人力资源供给预测的常用方法　卫生人力资源供给预测的方法有很多，常用的供给预测方法有如下几种：

（1）寿命表法：使用工作寿命表计算卫生人力损耗。工作寿命表可以计算由于非正常死亡、调离等因各种原因离开工作岗位的人力数量，从而为计算损耗提供确切的基础，但是资料的获取比较困难。

（2）队列（定群）研究法：通过对历届毕业生群组的纵向追踪来计算损耗率，此方法计算损失随时间而变化。

（3）计算每年的损失率：根据逐年累积的资料，推算由于各种因素引起的每年损失率，资料不足时可粗略推算。

（4）变动率预测供给量：卫生人力供给受流入和流出两方面影响，根据历史的流动规律计算变动率，然后预计将来流入、流出的变化，对变动率进行调整，得出规划年期间的可能变动率。

$$变动率 = \frac{流入卫生人力数 - 流出卫生人力数}{起始年卫生人力数} \times 100\%$$

2. 卫生组织内部人力资源供给预测的常用方法

（1）替换单法：替换单法是在对组织所拥有的人力资源进行全面的调查，以及对已有员工的能力及其潜力进行全面评估的基础上，确定组织内部各职位的内部供应源状况。应用替换单法时，需要根据组织现有工作人员的分布情况以及绩效评估的有关资料，在明确未来理想人员分布和流失率的前提下，对组织的各职位，特别是管理层的继任计划预做安排，并且要记录各职位的接班人预计可以晋升的时间，作为内部人力资源供给的依据。通过一系列的分析和计算，依据待补充职位空缺所要求的晋升量和人员补充量就可以确定出人力资源的供给量。

使用替换单法一般有 5 个基本步骤：一是分析确定某个待预测的内部供给的具体岗位；二是分析该岗位的晋升者可能的来源；三是评估人员的能力素质和工作绩效，预测其可能提升的时间；四是分析岗位人员的可能流动率；五是计算该工作岗位的内部供给。

（2）马尔可夫模型：马尔可夫模型是目前比较常用的人力资源供给预测方法，是一种用于预算组织内人员淘汰流动等情况的数学模式。其基本思想是找出过去人力资源变动的规律，来推测未来人力变动的趋势，其关键是确定转移率。马尔可夫模型的应用前提为：①马尔可夫性假设，即 t+1 时刻的员工状态只依赖于 t 时刻的状态，而与 t-1、t-2 时刻状态无关；②转移概率稳定性假设，即不受任何外部因素的影响。马尔可夫模型的基本表达式为：

$$N_{i(t)}=\sum N_{i(t-1)}\times P_{ij}+V_{i(t)}$$

式中：$N_{i(t)}$——时刻 t 时 i 类人员数；

　　　P_{ij}——人员从 j 类向 i 类转移的转移率；

　　　$V_{i(t)}$——在时间（t−1, t）内 i 类所补充的人员数

　　某类人员的转移率＝转移出本类人员的数量／本类人员原有总量

　　这一模型要求大量的数据信息以获得员工的转移概率矩阵，且其假定前提使得其预测有效性和对实际的指导性也有所降低。利用这一模型进行预测的基本步骤是：先做一个人员变动矩阵（表5-1）。表5-1中的每一个因素表示从一个时期到另一个时期在两个工作之间调动的员工数量的历史平均百分比，用于反映每一种工作中人员变动的概率，一般以5~10年为一个周期来估计年均百分比。周期越长，根据历史上人员变动所推测的未来人员变动情况就越准确。然后，用这些历史数据代表每一种工作人员变动的概率，将规划初期每一种工作的人员数量与人员变动概率相乘，再纵向相加，便可得到组织内部未来劳动力的净供给量（表5-2）。

表 5-1　马尔可夫分析矩阵

终止时间	流动可能性矩阵				
	A	B	C	D	流出
A	0.60	0.15	0.05	0.00	0.10
B	0.25	0.70	0.05	0.10	0.15
C	0.00	0.00	0.75	0.15	0.15
D	0.00	0.00	0.05	0.80	0.10

表 5-2　现任人员应用矩阵

原有员工人数		现任人员应用矩阵				
		A	B	C	D	流出
A	78	47	12	4	0	7
B	65	16	46	3	7	9
C	52	0	0	39	8	7
D	40	0	0	2	32	4
终止期员工人数		63	58	48	47	30

　　通过表5-2可以发现，从现任人员应用矩阵来看，A岗位原有员工78人，到了AA便只有47人（78×60%=47），到了AB便只有12人（78×15%=12），到了AC便只有4人（78×5%=4），流出人数为7人（78×1%=7），以此类推，我们便可以清楚地看出在终止时间各工作岗位的人数以及流出的人数。

　　（3）供给预测矩阵法：供给预测矩阵法是运用一种结构化表格进行人力资源供给预测并将预测结果标在表上的常用方法。在预测工作中，管理人员无论是采用直觉判断还是量化分析，都可以使用这个结构化表格。该表格简明地总结了人力需求、关键比率和指标以及预计的人员配置来源。

　　（4）供给推动模型：供给推动模型用自下而上的方法来预测员工在组织中的流动。员工可能流动出其现任工作岗位，进入其他工作岗位，或离开该组织。该模型用根据以往经验或假设得

出的比率来说明员工的流动。

一种基本的矩阵构成了这种模型，通常情况下是一种二维矩阵。在这种矩阵中，列被界定为项目、职能或组织单位，行用来说明层次。通过人才盘点，将当前员工的实际数量分配到该矩阵的每个单元。如果我们看到员工有从一个单位转移到另一个单位或完全离开该组织的可能性，就能制作出一个"转换比率"或概率的矩阵或表格。这使我们能够了解在该系统中人员流动的动力，这是预测的基础。如果我们根据有关人员流动如何影响管理判断的变化来调整这种概率，就会得到一种灵活的模拟模型。实际上，在某些模型中，每一种转换比率都可能改变，因此可以根据非常特殊的假设进行预测。

将转换比率用于这个矩阵的过程告诉我们，员工会保持在某种特定状态，还会在未来某个时候流动到各种可能的其他状态。简单地说，就该矩阵的每个单元来看，该模型计算出将要出现以下变化的员工数量：因任何原因离开该组织；被晋升到另一个单元的工作上；横向调动或降职等。

本章小结

1. 卫生人力资源规划是从卫生系统的战略目标出发，根据内、外环境的变化，对卫生行业未来发展所需要的人力资源进行预测，并采取相应的人力资源管理措施，保证未来一定时期内人力资源在数量、结构和质量方面达到供需动态平衡的活动过程。

2. 卫生人力资源规划的主要内容包括数量规划、质量规划、结构规划、分布规划和流动规划。

3. 卫生人力资源规划的主要流程分为准备阶段、预测阶段、制定规划阶段、实施和控制阶段。其中预测阶段的卫生人力资源需求预测、供给预测以及供需关系分析是规划的重点，也是难点。

4. 常用的卫生人力资源需求预测方法主要包括卫生服务需要法、卫生服务需求法、服务目标法、卫生人力/人口比值法等；常用的卫生人力资源供给预测方法主要包括寿命表法、队列（定群）研究法等。

5. 卫生人力资源缺乏时的配置策略有加强医学教育与培训、注重激励措施、强化绩效管理等；卫生人力资源过剩时的配置策略有分流、裁员、减少补充等。

思考题

1. 卫生人力资源规划的主要内容有哪些？
2. 卫生人力资源规划的基本步骤有哪些？
3. 卫生人力资源需求预测需要考虑哪些因素？

（孙　梅）

第六章　工作分析与工作评价

　　卫生人力资源中的工作分析是指利用科学、合理的方法,对卫生组织中每一个岗位的职责、权限、标准、工作情况、工作条件、任职资格等进行分析,最终目的是实施岗位科学化、规范化管理,确保岗位功能得以有效发挥,从而保证卫生组织部门职能及机构职能的实现,最终达成卫生组织管理目标。工作分析是卫生人力资源管理的基础性工作,是人员选拔、配备、绩效考评、薪酬等各项工作的重要依据。

第一节　工　作　分　析

　　在卫生人力资源管理工作中,经常会遇到一些需要解决的实际问题:例如某项工作的职责和权限是什么,什么样的人才能担任这一工作,如何确定其工作相对重要性和薪酬标准等。仅凭管理者的个人主观经验是无法解决以上复杂问题的,工作分析就是解决以上问题的科学方法。

一、工作分析的概念及相关术语

（一）工作分析的概念

　　工作分析(work analysis/job analysis),也称岗位分析或职位分析,是对组织各岗位的设置目的、性质、任务、职责、权力、隶属关系、劳动条件和环境,以及任职人员的知识、技能等承担岗位任务应具备的资格条件所进行的调查、系统分析与研究,并由此制定工作说明书、任职资格等人力资源管理文件的过程。工作分析包括确定岗位职责、确定岗位要求、评估岗位价值和设计绩效评估、培训计划等方面内容。通过工作分析,组织可以为员工提供更为有效的岗位管理和人力资源管理决策依据。

　　具体而言,工作分析需要解决的问题可以归纳为6W1H,即做什么(What)、为什么做(Why)、谁来做(Who)、何时做(When)、在哪里做(Where)、为谁做(for Whom)和如何做(How)。

　　1. 做什么　这一岗位的工作内容是什么?主要包括:任职者所要完成的工作内容、工作的结果或产出、工作标准。

　　2. 为什么做　从事这些工作的目的是什么?指该项工作在整个组织中的作用。主要包括:工作的目的、工作在组织中与其他工作之间的关系。

　　3. 谁来做　谁来完成这些工作?指对这一岗位履职者的胜任素质要求。主要包括:政治素质、身体素质、知识技能素质、教育与培训、经验、个性特征等方面的要求。

　　4. 何时做　工作的时间安排是什么?指该项工作活动进行的时间安排。主要包括:工作时间是否固定、开展各项工作活动的频度,如每日、每周、每个月所进行的工作活动等。

　　5. 在哪里做　这些工作在哪里进行?指进行工作的环境。主要包括:工作的自然环境、工作的社会和心理环境。

6. 为谁做 工作为谁负责？主要包括：工作的请示汇报对象、工作的信息提供对象或工作结果的提交对象、工作监控与指挥对象。

7. 如何做 如何进行这些工作？指任职者如何进行工作活动以获得预期的工作结果。主要包括：工作活动程序与流程、工作活动涉及的工具与机器设备、工作活动涉及的文件记录、工作中的关键控制点。

通过工作分析提供的框架，卫生人力资源管理部门可以系统、全面地得到组织中各类各级岗位的相关信息。通过综合分析卫生组织中各岗位的工作内容、性质、责任、权利与任职者所需的基本条件，更加清楚地了解组织在岗位设置和人员配置方面的整体情况，为人力资源管理在招聘与甄选、培训与开发、绩效考核、薪酬分配等方面的工作奠定基础。因此，可以说工作分析是整个卫生人力资源管理工作的基础和起点。需要注意的是，工作分析是一项动态的人力资源管理工作，必须随着卫生政策的变动、卫生组织的发展和组织结构的变化而动态调整与修正。

（二）工作分析常用术语

在工作分析中经常用一些特定的专业用语，下面逐一进行介绍。

1. 工作要素 是指工作活动中不能再分解的最小动作单位。如：秘书进行会议记录，护士对注射部位进行消毒。

2. 任务 为了达到某种目的所从事的一系列活动。它可以由一个或多个工作要素组成。如：肌内注射是护士日常工作任务之一，它是由皮肤消毒、进针、推药、拔针等诸多工作要素组成的"任务"。

3. 职责 个体在工作岗位上需要完成的主要任务或大部分任务。它可由一项或多项任务组成。如：主任医师的岗位职责包括参加门诊、会诊、住院患者的诊断治疗工作，以及对下级医生进行专业指导等多项任务。

4. 职系 是由一些工作性质相同，而责任轻重和复杂程度不同的岗位构成的群体。如：医疗卫生组织中的职系可分为医疗、药学、护理、医技等不同的职系。医疗卫生组织用专业类别来表示不同的职系。

5. 职组 是指由若干工作性质相近的职系组成的集合。如：医疗、护理、药学、医技等职系归属于卫生技术职组。

6. 职级 是指将工作内容、工作复杂程度、责任大小、所需资格均很相似的职位划为同一职级。职级是在工作性质相同或相似的基础上进行的。如医疗职系中的职级可分为初级、中级、高级三个职级，分别为：初级（医士／医师）、中级（主治医师）、高级（副主任医师／主任医师），卫生技术人员的职级通常用职称来表示。

7. 职等 职等是在不同职系之间，职责繁简程度和所需资格条件充分相似的职位的集合。职等就是职务等级，也是薪酬等级。同一职等的所有职位，不管它们属于哪个职系、哪个职级，其薪金相同。如讲师、农艺师、会计师处于同一个职等。如美国三级看护为第五职等，一级内科医生也属于第五职等。我国卫生专业技术岗位设十三个等级，内容详见第一章。

8. 职权 是指在组织内由组织授予某个岗位的一种权力。职权的大小与岗位的重要性和责任有关，权力的类型也有很多。如：护士长对本科室护士具有指挥权，上级医生对下级医生具有业务指导权。

卫生组织专业技术性强，岗位类别多且繁杂，在人力资源管理方面有自身的特殊性。随着国家事业单位人事制度改革的逐步深入，为落实国家人事政策，卫生组织在人力资源管理实务上多采用"以岗位为核心的人力资源管理整体解决方案"，实际上就是强调卫生人力资源管理一切职能的发挥都是以工作分析为基础的。为了帮助理解这部分内容，请见表6-1。

表6-1 卫生组织中部分职组、职系、职级列表

职组	职系（专业类别）	职级		
		初级（士级/师级）	中级	高级（副高级/正高级）
卫生技术	医疗	医士/医师	主治医师	副主任医师/主任医师
	药学	药士/药师	主管药师	副主任药师/主任药师
	护理	护士/护师	主管护师	副主任护师/主任护师
	医技	技士/技师	主管技师	副主任技师/主任技师
卫生教育	教师	助教	讲师	副教授/教授
	实验人员	助理实验师	实验师	高级实验师

二、工作分析的意义

工作分析是人力资源管理的常规性工作和基本工具，同时也是整个组织管理系统中的基本方法与技术。对于新建立的组织、原职位的工作内容及性质等出现变化或从未做过工作分析的组织，进行工作分析是十分必要的，这可以帮助管理者理清思路，找到人力资源管理的切入点。

工作分析可以用于招聘和选拔员工、发展和评价员工，并服务于员工招聘、绩效考核、薪酬福利政策以及工作和组织设计。

（一）有利于组织对人员的甄选录用及晋升管理

通过工作分析形成的工作说明书明确规定了卫生机构工作岗位的近期和远期目标、各岗位的性质和特征，以及担任此类岗位所必需的任职条件、进行工作的具体程序与方法。一方面，工作分析有助于确定选人、用人的标准，有利于提高招聘录用的质量，降低组织的用人风险，并提高组织内部人力资源配置的效果；另一方面，工作分析也为应聘者提供了真实可靠的岗位信息，帮助其更好地了解岗位要求与职责，从而更好地适应和应对工作挑战。

（二）有利于为确立绩效评价标准提供客观依据

工作分析对每个岗位的工作内容和目的都有清晰的界定，为建立绩效考评标准并实施绩效考评提供了依据。同时，工作分析也使任职者明确了自身工作与考核标准的差距，有利于其自身工作的改进，提高卫生服务效率和质量。

（三）有利于进行有效的薪酬管理

工作分析不仅是岗位评价的基础，更是薪酬管理的基石。薪酬管理涉及岗位本身所要求的技能、职责、教育水平、工作环境等因素，工作分析可以提供这些信息并明确工作的价值，为薪酬分配提供可参考的标准。通过工作分析，组织能够建立先进、合理的薪酬制度，确保薪酬与员工岗位职责与贡献紧密挂钩，从而激发员工的工作积极性，提高整体绩效。

（四）有利于员工培训发展和职业生涯规划管理

通过工作分析，组织可制定出评价员工的客观标准，并根据工作要求和实际聘用人员的不同情况，有区别、有针对性地安排培训内容，提高员工与岗位的匹配度。同时也为每一位员工提供了明确的发展方向和成长路径，有效激励员工为实现个人目标和组织目标而努力奋斗，从而提升组织整体绩效和核心竞争力。

（五）有利于奠定组织结构设计的基础

组织结构的科学性和合理性在很大程度上促进或约束着岗位工作的开展，进行工作分析的一个重要内容就是要为卫生机构的组织结构优化和再设计提供基础。通过工作分析，可以全面

揭示出组织结构、层级关系对岗位工作的支持和影响，明晰工作流程，帮助明确各项工作之间在技术和管理责任等各方面的关系，消除盲点，减少重复，提高效率，为选择最佳的组织模式提供决策依据。

三、工作分析的内容

工作分析的内容因其目的不同而有所不同。一般情况下，工作分析主要涉及两方面的内容，一是工作描述，即工作岗位具体内容的研究，包括该岗位所承担的工作职责、工作内容和权力范围等。二是任职资格，即对履职者的要求，主要研究能胜任该项工作并完成目标的任职者必须具备的条件与资格，如工作经验、学历、能力特征等。

（一）工作描述

工作描述（job description）是对组织中某一岗位的工作职责、工作内容、权力范围、工作联系、工作条件等方面进行全面、系统、深入的说明。工作分析以工作为中心，为工作评价、工作分类提供依据。工作描述主要包括三方面的内容：

1. 基本信息　包括岗位名称、代码、所属部门、职务等级、员工数目、制定日期等。需要注意的是，岗位名称必须清晰准确且标准化表达，各岗位应按照统一的代码体系进行编码，以反映工作岗位所属部门和上下级关系，还能反映该岗位的工作性质和其在组织中的地位。例如，某岗位的代码为02010306，其中02代表"卫生专业技术人员"，01代表"医生系列"，03代表"外科系列"，06代表"普外科"。

2. 工作活动　包括工作概要、工作职责、工作内容、工作关系、工作权限、工作程序、绩效标准等。

3. 工作环境　包括工作场所、工作环境的危险性，职业病风险，工作环境的舒适程度等。

（二）任职资格分析

任职资格（job specification）即对岗位任职者的要求，一般包括对专业、学历水平、资格证书、专业知识、专业技能、工作经验、工作能力、个性特征、健康状况等方面的要求，这也应该是承担这一职位的最低要求。在任职资格当中，有的要求是硬性规定，必须遵守国家和行业有关规定执行，如医生岗位必须具有执业医师资格证书，其他要求则是根据工作内容和工作绩效的相关信息来判断确定的。需要注意的是，在任职资格条件中，如果没有特殊的岗位要求，不可以有性别、身高等方面的规定。

任职资格主要包括五方面的内容：

1. 基本素质　年龄、性别、最低学历要求、必备知识、专长领域、工作经验、接受的培训教育、特殊才能等。

2. 政治素质　包括政治理论知识、政治立场、价值观、政治信仰等。

3. 生理素质　包括健康状况、体能要求等。

4. 综合素质　包括语言表达能力、合作精神、进取心、职业道德等。

5. 专业技术要求　包括专业理论知识、专业技能、操作技能、科研能力等。

四、工作分析的流程

工作分析是一项技术性很强的工作，需要进行周密的准备。同时，还需要具备与卫生人力资源管理活动相匹配的科学、合理的操作程序。工作分析的过程就是对工作进行全方位评价的过程，包括准备、计划、调查、分析以及完成五个阶段，如图6-1所示。

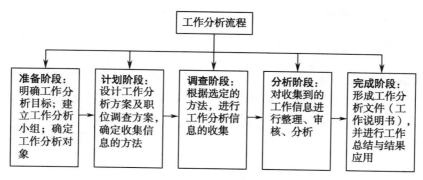

图6-1 工作分析流程图

（一）准备阶段

该阶段的主要任务是了解情况,建立工作分析小组,明确工作分析的目的和意义,确定分析的对象,并与相关部门和相关人员建立起良好的工作联系。在这一阶段,主要解决以下几个问题。

1. 明确工作分析目标 首先要明确工作分析的目的和意义,因为工作分析的目的不同,所需要采集、处理的工作信息内容和工作量不同,工作分析人员的选择不同,所需费用也不同。只有厘清进行工作分析主要想解决的问题,明确获取工作分析信息的用途所在,才能确定工作分析的内容、侧重点、范围、对象和工作量,并选择合适的信息收集方法。同时,还可以根据工作分析的总目标和总任务,对卫生机构现状和机构内各类职位进行初步的梳理,了解并掌握各种基础数据和资料。

2. 建立工作分析小组 分析小组可由多方人员构成,包括人力资源管理负责人、人力资源管理人员、外聘专家、上级主管人员、统计分析人员等。工作小组成员不但需要具备相关专业知识与技能,还必须具有高度的责任心与公平正义感,才能不带偏见地认真履职。工作分析小组还要进行工作分工,明确各自工作职责、任务与权限,以及协作方式。

3. 确定工作分析对象 工作分析的目的决定了分析的对象。受限于时间、资金和人力,应选择有代表性、典型性的岗位进行分析。

在此阶段,工作分析小组需要获得有关人员的支持和信赖,如果工作分析的范围较大,涉及的人员较多,应做好动员工作,以取得相关人员的理解与支持。

（二）计划阶段

工作分析小组成立之后,接下来就要制订工作方案,明确工作任务、工作程序。计划阶段的主要任务有以下几项。

1. 设计工作分析方案及职位调查方案 工作分析方案是分析工作的总体部署与行动指南,因此,做得越具体越好。职位调查的目的是获取与职位工作相关的信息,调查内容取决于工作分析的目的,调查工具取决于信息的类型与获得渠道,工作分析小组应该据此来设计职位调查方案。

一个完整的职位调查方案应包括:调查目的、调查范围和对象、调查内容和项目、调查方式方法、调查时间和地点,以及调查表和访谈提纲等。

工作分析所需的信息中,有的可能从现场调查中获得,有的可能从现有的资料中获得。但无论是哪种情况,在收集信息时都应该明确:不同层次的信息提供者所提供的信息可能存在差别;工作分析人员应站在公正的角度听取不同的信息,不要事先存有偏见;使用各种职业信息文件时,要结合本机构的实际情况,不可照搬照抄;对卫生组织现存文件要在研究分析的基础上有选择性地采用。

2. 确定收集信息的方法 工作信息的收集方法取决于信息获得的渠道与类型。对医疗卫生组织进行工作分析时,在能够满足工作分析的前提下,要兼顾不同岗位的特点和实际条件的限制,有针对性地选择一种或几种行之有效的方法。比如,做手术室洗手护士的工作分析就不适合采用现场观察法。

（三）调查阶段

调查阶段的主要任务包括两方面：一是调查前的准备工作，包括根据所确定的工作信息收集的方法设计相关调查问卷、访谈提纲等；二是按照工作方案实施调查。

1. 调查准备 科学、严谨、细致的准备工作是保障工作分析质量的前提。在正式调查之前应提前做好这几方面的工作：①确定调查方法；②编制调查提纲；③设计调查问卷与访谈提纲；④安排调查日程。

2. 实施调查 工作分析调查是指对工作分析所需信息的收集，包括现有资料的收集和现场调查资料的收集。

（1）现有资料的收集：包括组织结构图、各种工作制度、岗位职责、工作计划、工作台账、绩效考核方案、绩效考核记录、培训记录、活动记录等。

（2）现场调查资料的收集：包括通过现场问卷调查、访谈、观察、工作日志等方法所获得的现场资料。

在现场调查阶段需要涉及组织层面、部门层面以及个人层面大量繁复的工作，因此，取得各级管理者和员工的理解与支持非常重要。

（四）分析阶段

在完成岗位信息收集工作之后，就要对所得信息进行整理与分析，并科学客观地总结、提炼出岗位描述与职位要求信息，这是整个工作分析的核心。分析阶段主要包括整理资料、审核资料和分析资料。

1. 整理资料 即将所有收集到的资料按照工作描述与任职说明书上所列项目进行整理归类，如工作职责类、工作任务类、工作技能类、工作设备工具类等。

2. 审核资料 即对整理好的资料进行真实性、准确性审核。这一步需要工作分析小组成员共同完成。如果在审核中发现问题，除了需要找出原始记录进行核实之外，必要时还需要补充调查。

3. 分析资料 即在审核确定信息没有异议的情况下，对资料进行总结分析，归纳总结出职位分析的必需材料和要素。在分析资料时应按照岗位类别进行，这样便于同职系不同职级之间比较。

（五）完成阶段

在分析工作完成之后，接下来就进入各种文书的撰写与工作总结阶段。

1. 编写工作说明书 工作说明书也称岗位说明书、职位说明书，是工作结果的输出阶段，即根据前期总结出来的分类资料撰写工作说明书。工作说明书起草完成后，要广泛征求意见，包括目标岗位的任职者、直接上级以及所在组织的人力资源管理部门，如果在意见反馈过程中出现异议，要对不一致的意见进行重点讨论，如果还是不能达成共识，则需要重新分析，最后形成工作说明书定稿。工作说明书的具体内容见本节第六部分详述。

2. 工作总结 工作分析小组要对整个工作分析工作进行全面总结，并形成工作分析调查报告、工作分析总结报告。

3. 结果应用 工作说明书编写完成并不意味着工作分析工作就此结束，对工作分析结果的应用是非常关键的。只有切实应用工作分析的结果，才能体现出工作分析的价值。如：以工作分析结果为基础制定一系列的应用文件（招聘制度、绩效考评制度、薪酬管理制度等），将工作分析与人力资源其他子系统有效地衔接起来，使卫生人力资源管理活动更加规范、科学、有效。

工作分析之后所形成的工作说明书不是一成不变、一劳永逸的，而是需要进行动态调整。当组织内部环境发生变化，如战略调整、组织结构重新设计等，岗位职责、工作内容等也需要随之调整，再如卫生人力市场供大于求时，卫生组织对相同岗位的任职者条件也会相应地提高，此时，工作说明书也必须对相应的内容进行调整与修订。

五、工作分析的方法

工作分析的方法主要指用于收集工作活动和职责信息的方法，一般可以分为非结构化方法和结构化方法两类。不同类别与层次的卫生组织所进行的工作分析侧重点会有所不同，选择真正适合本组织实际情况的工作分析方法是工作分析取得成功的一个重要因素。

（一）非结构化分析方法

非结构化分析方法（unstructured analysis method）主要是指一些传统方法，通用性很强，可用于各种目的和性质的工作分析中，包括直接观察法、访谈法、非结构化问卷调查法、工作日志法等。值得注意的是，这类方法搜集到的信息多以定性为主，叙述较多，带有较强烈的主观色彩。常用的非结构化分析方法间比较见表6-2。

表6-2　常用的非结构化分析方法比较

分析方法	特点	优点	缺点
直接观察法	在工作现场运用感觉器官或其他工具，观察特定对象的实际工作动作和工作方式	1. 适用于大量标准化、周期短、以体力活动为主的工作 2. 易于发现一些细节上的问题	1. 不适用以智力活动为主的工作 2. 不适用周期长、非标准化工作 3. 不适用中高级管理岗位
访谈法	通过谈话来收集工作信息	1. 直接 2. 交流充分，可以发现新的、未预料到的重要工作信息	1. 受访谈者和访谈对象的主观因素影响较大 2. 访谈效果受制于访谈者素质 3. 信息分析比较费时
问卷调查法	通过填写调查问卷获取工作信息	1. 可以收集尽可能多的工作信息 2. 收集到的信息准确、规范、含义清晰 3. 信息分析较容易	1. 信息收集受制于问卷所设问题，调查难以深入 2. 对调查对象的知识水平要求较高
工作日志法	任职者按要求记录每天的工作任务与活动	分析人员不仅可以从中了解该岗位的工作内容，还能知道在每项工作上所花费的时间	1. 对任职者素质要求较高，比较费时，有信息失真的可能性 2. 对工作节奏快且紧急复杂的工作很难执行

1. 直接观察法　直接观察法指的是工作分析人员现场观察目标岗位的工作过程。通过现场观察，可以清楚地了解工作者的整个工作过程，可用文字、图表或图像等形式记录工作行为以及各方面的特点；了解工作中所使用的工具设备；了解职位所包含的工作活动、工作环境和体力消耗等内容。直接观察法适用于相对稳定的重复性操作岗位，而不适用于职能和业务管理岗位，因为后者的工作中包含了许多难以测量的脑力活动而使信息收集不准确。

2. 访谈法　访谈法是工作分析者通过与有关人员进行交谈来获取岗位信息的方法。访谈对象包括岗位任职者、既往任职者、任职者上级和下属，以及与该岗位有业务往来的外部顾客等。具体到医院的工作分析，可以通过三类访谈形式搜集相关信息：①对目标医务人员进行个人访谈；②对担任同类工作的医务人员进行群体访谈；③对相关科室的主任、护士长进行访谈。访谈法亦可配合座谈会、焦点小组访谈等方式进行。

在访谈实践中，需要注意以下问题：①对被访谈者清晰地说明访谈的目的和方法；②在访谈前，确认访谈的问题是否会让回答者感到难堪、威胁或不舒服；③在访谈过程中要控制访谈内容指向所需的内容；④访谈者的举止、行为要大方得体，给被访谈者以信赖感；⑤记下意外的重要信息，尤其是正式访谈计划中遗漏的或新的信息。

3. 非结构化问卷调查法　这种方法的关键是要制定一份针对性强、内容适中的问卷，高质量的问卷总是建立在问卷设计者对要分析的工作事先了解的基础上。问卷法适用于脑力工作者、管理工作者或工作不确定因素很多的职位。

非结构化问卷是目前国内使用较多的职位分析问卷形式,其特点在于能对职位信息进行全面、完整的收集,还能够根据不同的组织性质、特征进行个性化设计。它不仅是一种信息收集工具,而且还包含了任职者和职位分析者信息加工的过程,因而其分析过程更具互动性,分析结果更具智能性。与结构化问卷相比,非结构化问卷存在精度不够、随意性强、与分析人员主观因素相关度高等缺陷,但是非结构化问卷也有适应性强、灵活度高等优势。

4. 工作日志法　工作日志法是一种记录和分析目标岗位任职者在整个工作日工时利用情况的方法。它按照实际时间消耗的顺序,对工作进行详细记录和分析。

这种方法要求任职者每天按时间顺序记工作日记或日志,记录的内容包括工作任务、工作程序、工作方法、工作职责、工作权限以及各项工作所花费的时间等,一般需要连续记录 10 天以上。工作日志可以向工作分析小组提供一个非常完整的工作图景,如果辅以与任职者及其上级进行面谈,信息收集的质量会更好。

这种方法的基本依据是,任职者对本岗位的工作情况和要求最清楚,因此,由工作者本人记录最为经济与方便。但是这种记录可能存在误差,因此事后需要对记录分析结果进行必要的监督和纠正,此项工作可以由工作者的直接上级来实施。

工作日志法通过任职者逐日或在工作活动结束后进行记录,可避免遗漏;所需费用较少;可以收集到较为详尽的工作数据;适用于管理或其他随意性较大、内容较为复杂的岗位的工作分析。但由于是任职者自行填写,而且撰写非常费时,有可能影响任职者正常工作,存在信息失真的可能性;加之需要任职者全面配合,所以在用于工作分析时,很少作为唯一的主要信息搜集方法,常常和其他方法配合使用。

（二）结构化分析方法

针对非结构化方法存在的问题,为搜集到更加量化和准确的信息,人力资源管理学者和专家们开发出了一些新型的结构化分析方法(structured analysis method),这类方法主要包括职位分析问卷法、管理职位分析问卷法和职能工作分析法等。

1. 职位分析问卷法　职位分析问卷(position analysis questionnaire,PAQ)是 1972 年由麦考密克(E. J. McCormick)提出的一种适用性很强的数量化工作分析方法。他认为人类工作的领域有某种潜在的行为结构和秩序,并且有一个有限系列的工作特点可以描述这个领域。PAQ 包括 194 个项目,其中 187 项被用来分析完成工作过程中员工活动的特征(工作元素),另外 7 项涉及薪酬问题,PAQ 工作元素的分类见表 6-3。

表6-3　PAQ 工作元素的分类

类别	内容	例子	工作元素数目
信息输入	员工在工作中从何处得到信息,如何得到信息	如何获得文字和视觉信息	35
思考过程	在工作中如何推理、决策、规划;信息如何处理	解决问题的推理难度	14
工作产出	工作需要哪些体力活动、需要哪些工具与仪器设备	使用键盘仪器、装配线	49
人际关系	工作中与哪些人员有关系	指导他人或与公众、顾客接触	36
工作环境	工作中自然环境与社会环境是什么	是否在高温环境或与内部其他人员冲突的环境下工作	19
其他特征	与工作相关的其他活动、条件或特征是什么	工作时间安排、报酬方法、职务要求	41

在使用 PAQ 方法时，工作分析人员要对岗位员工的信息输入、思考过程、工作产出、人际关系、工作环境、其他特征等 6 个类别给出 6 分制的主观评分。PAQ 的优点在于，对所有工作项的问卷，PAQ 都能用 5 个尺度去衡量，并提供了一种量化的分数排序，这 5 个基本尺度是：①具有决策、沟通能力；②执行技术性工作的能力；③身体灵活性与体力活动；④操作设备与器具的能力；⑤处理资料的能力及相关的条件。

PAQ 对工作进行了等级划分，工作分析人员可以根据决策、熟练性活动、身体活动、设备操纵以及信息加工等特点，对每一项工作分配一个量化的等级分数，然后按照这一信息来确定每一种工作的等级或工资等级。这样的打分排序，由于对工作活动的描述过于抽象，对具体工作的改进缺乏针对性。

2. 管理职位分析问卷法　管理职位分析问卷法（management position description questionnaire，MPDQ）是一种结构化、以工作为基础、以管理型职位为分析对象的职位分析方法，由托纳（W. W. Tornow）和平托（P. R. Pinto）在 1976 年提出。MPDQ 方法与 PAQ 方法非常相似，包括 208 个用来描述管理人员工作的问题，此类问卷由管理人员自己填写，采用 4 分标准对每个项目进行评分，致力于解决管理职位因工作活动的复杂性、多样性和内在性给职位分析带来的困难。

MPDQ 主要收集、评价与管理职位相关的活动、联系、决策、人际交往、能力要求等方面的信息数据，通过特定的计算机程序加以分析，有针对性地制作各种与工作有关的个性化信息报表，最终为人力资源管理子系统——工作描述、工作评价、人员甄选、培训开发、绩效考核、薪酬设计等提供信息支持。

3. 职能工作分析法　职能工作分析法（function job analysis，FJA）是由美国劳工部就业和培训管理局开发的一种综合性工作分析方法，主要是通过对人、事、信息之间相互关系的确定来进行工作描述与任职说明。FJA 的基本内容如下：

（1）完成什么工作与如何才能完成工作，这二者之间存在很大的区别。在工作分析中，了解后者更为重要。

（2）每份工作都与信息、人和事有关。

（3）当涉及信息、人和事时，员工们以独特的方式发挥作用。

（4）每份工作都要求员工以某种方式与信息、人和事发生联系。

（5）只有一小部分确定的、可识别的职能与信息、人和事有关。

（6）将这些职能从简单到复杂进行排列。最简单的信息将作为比较信息，而最复杂的则作为综合信息。

（7）信息、人和事三个方面提供了两种衡量工作的方法。其一是衡量三种职能间相互关系的总和，相对较复杂；其二是衡量每种职能所占的比例。

FJA 的优点在于对工作内容提供了非常彻底的描述，对培训的绩效评估极其有用。但是由于 FJA 对每项任务要求做详细分析，因而撰写起来相当费时费力。另外，由于 FJA 不记录有关工作背景的信息，因此对员工任职条件的描述也会遇到问题。

六、工作说明书的编写

工作说明书也称岗位说明书、职位说明书，是对某一岗位的工作职责与权限、工作内容与方法、工作流程与规范、工作环境与条件，以及对任职者的要求等所做的书面描述。

工作说明书的撰写虽然没有统一的格式，但所包含的内容可分为两部分：一是工作描述（岗位描述、职位描述），二是任职资格。下面分别叙述。

（一）工作描述

规范的工作描述一般包括以下几方面内容。

1. 岗位标识 即岗位标签。通常包括岗位编号、岗位名称、所属部门、直接上级、职位层级、所辖人员等。

2. 岗位编号 组织中的每一个岗位都应当有一个岗位编号。通过岗位编号能够迅速区分出每个岗位的性质（专业技术岗、管理岗、工勤技能岗）、专业类别、所属部门、所属组织。

3. 岗位概述 用简练的语言文字阐述工作的总体性质、工作的中心任务以及要达到的工作目标。如人力资源管理部主任的岗位概述为：领导、主持人力资源管理部工作；制定、执行与人力资源管理活动相关政策与措施；监督、管理人力资源管理部门工作质量与效率，在人力资源管理部有决策权、指挥权、指导权、监督权。

4. 工作关系 指任职者与组织内外其他人之间的工作关系。包括：该岗位受谁监督；该岗位监督谁；该岗位可晋升的职位、可转换的岗位以及可迁移至此的岗位；该岗位与哪些部门岗位发生联系等。

5. 岗位职责与工作任务 岗位职责是工作说明书的主体。需要逐条分列出岗位的主要职责，以及与岗位职责相对应的工作任务。

6. 岗位权限 界定工作人员在工作活动内容上的权限范围，一般包括决策权、监督权、知情权、建议权、执行权、审核权、决策审批权等。

7. 绩效标准 即工作结果要求。如工作任务是完成每日工作计划，其绩效标准包括"患者零投诉"等。

8. 工作条件与工作环境 工作条件主要涉及两项，一是任职者主要运用的设备名称，二是指任职者运用信息资料的形式。工作环境是指工作所处的物理环境，包括工作环境的危险性、职业危害、工作时间、工作的均衡性、工作环境的舒适程度等。比如，工作可能在有辐射的环境中进行（介入治疗），或在有强烈气味、噪声和压力的环境中进行（如急救室护士）等。

在工作描述中常用的词汇，列于表6-4。

表6-4　工作描述中常用的词汇

描述对象	常用词
计划、制度、方案、文件	编制、制定、起草、执笔、设计、修订、审核、转呈、提交、呈报、下达、备案、存档等
信息、资料	调查、收集、整理、分析、归纳、总结、提供、汇报、反馈、通知、发布
某项工作	主持、组织、牵头负责、安排、协调、指导、指示、监督、分配、控制、评估
思考行为	分析、评估、研究、建议、倡议、阐明、参与、推荐、计划
上级行为	审批、许可、批准、监督、决定、签发、开发
下级行为	收集、检查、核对、提交、制作、汇报、执行、保持
管理行为	运用、达到、评估、控制、协调、确保、鉴定、处理、监督

（二）任职资格

任职资格是对岗位任职者各方面的要求，在工作说明书中一般列在工作描述之后。如果将"任职资格"形成独立的文书，则称为任职说明书，也称工作规范，一般用于卫生人员招聘工作（表6-5）。

表6-5　普外科主治医师工作/岗位说明书（举例）

一、岗位基本信息	
岗位名称：普外科主治医师	岗位编号：***
所属科室：普外科	直接上级：科室主任
职位层级：中级	所辖人员：10
编制人：***	批准人：***
编制日期：***	

二、岗位概述	

　　在科室主任的直接领导下，严格按照相关法规及医疗质量安全核心制度的要求，承担本科室患者日常诊疗工作；在业务上指导住院医师完成日常临床工作，承担下级医师、进修医师的教学工作；积极参加专业培训、学术科研与交流活动，促进专业能力的提升

三、主要岗位职责及任务		
岗位职责	工作任务	绩效标准
职业道德	1. 遵守国家法律法规，遵守医院规章制度，遵守医德医风要求，所有诊疗活动严格遵守《医疗质量安全核心制度要点》	按照医院绩效评价标准中的相应条款进行考核
	2. 维护患者的合法权益，尊重患者的知情权、选择权和隐私权，为患者保守医疗秘密	
	3. 参加政府指令性、突发应急性医疗任务和社会公益性的扶贫、义诊、助残、支农、援外等医疗活动	
医疗工作	1. 配合上级医师完成住院患者的诊断治疗工作	按照医院绩效评价标准中的相应条款进行考核
	2. 决定所辖病房内患者的治疗原则，独立完成部分中小手术的操作，并于术后进行总结	
	3. 指导和帮助住院医师、进修医师解决业务上的疑难问题，指导手术和技术操作	
	4. 定期出门诊、急诊，对患者提供咨询、诊断和治疗	
	5. 书写病历及各种记录，开写各种申请单、会诊单、医嘱、诊断书等	
	6. 每天进行查房，掌握所辖患者的病情	
	7. 向护士交代患者病情和注意事项，做好医护配合	
	8. 承担二线值班任务	
	9. 决定所辖病房内患者入院、出院、手术等事宜	
科研教学	1. 进行临床资料收集和临床工作总结	按照医院绩效评价标准中的相应条款进行考核
	2. 撰写临床工作论文	
	3. 指导进修医师、实习生深入了解本专业的基础知识和基本技能；承担下级医生培训的部分教学工作	
医疗咨询	参加互联网医院的咨询工作	按照医院绩效评价标准中的相应条款进行考核
其他工作	完成领导交办的其他工作	按照医院绩效评价标准中的相应条款进行考核
	参加社会工作（配合媒体宣传、宣教等）	

续表

四、工作关系	
直接行政上级	主任、副主任
直接业务上级	副主任医师
直属下属人数：*人	间接下属人数：*人
可晋升岗位	普外科副主任医师
可转换岗位	普外科门诊医师

五、工作条件与工作环境		
工作地点	大部分在室内工作	
工作环境	经常在放射线下工作	
工作时间	日班、夜班	
工作均衡性	多数时间工作满负荷或超负荷	
使用设备	读片灯、计算机、C形臂、X线透视机及各种手术设备	
职业风险	设备风险	应用X线设备时有辐射风险
	有毒物质	手术操作时有被患者血液、脓液及各种消毒液和防腐剂侵入的风险

六、任职资格条件				
一般条件	最低学历	本科	最适学历	硕士
	适用专业	临床医学		
	资格证书	执业医师资格证书		
	年龄要求	30岁以上		
工作经验	满足医院对主治医师岗位的工作经验要求			
	从事相关工作5年以上			
必备专业知识	普外科专业知识、医学英语、药物应用知识及其他科室相关知识（如影像学和内科、外科等知识）			
其他相关知识	与医疗工作相关的法律法规、心理学知识等			
操作技能	计算机	熟练使用计算机进行文字、表格处理及多媒体操作		
	写作	熟练掌握学术论文、专业标书及公文文稿的写作技能		
	外语	熟练阅读英文文献、运用英文撰写专业论文、能够熟练使用英语进行学术交流		
素质或能力	业务能力；学习能力；协调能力；责任心；进取心；团队合作			

第二节　工作评价

一、工作评价概述

（一）工作评价的概念

工作评价（job evaluation）又称职位评价，是指在工作分析的基础上，按照一定的标准，采取科学的方法,对组织内部各职位的工作性质、工作强度、工作环境、工作难度及任职条件等因素进行评价,根据各职位对组织目标的贡献,确定其在组织中的相对价值,并以此为依据,确定职位等级,建立科学、公平、公正的职位管理机制。工作评价是一门人力资源管理技术,其结果可以用于解决薪酬的公平性问题,是制定薪酬的基础。

(二)工作评价的目的和意义

工作评价的根本目的是确定每一个职位在组织中的相对价值,这对于整个组织岗位设置、岗位薪酬设计、绩效考核等工作都具有十分重要的意义。

1. 为建立内部客观公正、外部公平合理的薪酬结构提供基础 工作评价可为薪酬体系的设计提供最原始、最重要的资料。2021年国家发布的《关于深化公立医院薪酬制度改革的指导意见》中明确提出了要建立主要体现岗位职责的薪酬体系,实行以岗定责、以岗定薪、责薪相适。由此可见,工作评价是设计合理薪酬体系的基础性、关键性工作,在人力资源管理中具有基础性地位。

2. 以量值体现工作的特征 对岗位工作的繁简难易程度、责任大小、所需的资格、条件等因素,在定性分析的基础上进行定量测评,从而以量值体现工作的特征。工作的相对价值和重要程度,通过工作评价即可得知。

3. 确定工作级别的手段 工作等级常常被卫生组织作为划分工资级别、出差待遇、行政权限等的依据,甚至被作为薪酬分配的依据,而工作评价则以工作等级为依据,更关注员工的实际工作表现,避免了传统的依靠职位头衔称谓来划分工作等级的做法;同时,由于卫生组织的等级规模不同,同一职位的具体工作职责和要求也会不尽相同,所以工作级别也不相同,待遇自然也不同。

工作评价建立的一系列等级,有利于员工理解组织的价值标准,从而使员工明确自己的职业发展和晋升途径。

4. 保障招聘到合适的员工,合理进行人员调整 工作评价明确规定了各职位的技能要求、工作强度、工作责任、工作环境等内容,确定了选人用人的标准,这为确定的职位寻找合适的员工提供了依据。同时组织中的人事档案(信息系统)记录了每个职员,尤其是重要骨干职员的个性特点、专业水平、领导能力等个人资料,在对员工进行职位调动时,将人事档案记录与工作评价相结合,即可以此为参考进行人岗调适。

5. 为建立和谐的组织-员工关系提供科学依据 通过工作评价可以纠正由员工压力、人际关系、机会、组织习惯等导致的薪资不公平现象,提供一个基于工作价值创造、贡献与价值分配的等级框架,并据此建立起一种公平的薪资支付结构。良好的工作评价能够协调组织内部关系,改善组织薪资支付结构中的不合理因素,实现以岗定责、优绩优酬。

(三)工作评价的特点

在工作评价实践中,要准确把握以下几个显著特点:

1. 工作分析是工作评价的前提与基础 工作评价的内容主要包括工作的任务和责任、完成工作所需要的技能、工作对组织整体目标实现的相对贡献大小、工作的环境和风险等。这些内容恰恰是工作分析所提供的信息,因此工作分析是工作评价的基础。在工作分析中,应对工作进行系统研究,工作描述的信息有助于了解工作的责任大小、复杂程度、工作的自由度和权力大小等,工作规范中的信息有助于了解对任职者完成工作所需要的技能要求、任职资格、工作环境条件等信息。对这些信息进行识别、确定和权衡,有助于对工作的相对价值作出恰当的评价。因此,工作分析是工作评价的起点。

2. 工作评价以岗位作为评价对象,是非人格化的 工作评价的中心是"事"而不是"人"。工作评价当然需要评价员工,但它更是以工作为对象,即以岗位所担负的工作任务为对象进行客观评比和估计。①针对岗位的最基本要素——工作,从岗位的工作内容、方法、质量等方面进行评价;②针对岗位的能动要素——岗位主持人,从岗位的任职资格要求等方面进行评价;③针对岗位的保证要素——职责和职权,从岗位所必须尽到的责任和岗位所赋予的权力等方面进行评价;④针对岗位的条件要素——环境,从岗位所处的内、外环境方面进行评价;⑤针对岗位的定向动力要素——激励与约束机制,则从岗位的业务流程、规范,岗位所产生的激励等方面进行评价。虽然在评价过程中会涉及员工,但是,它是对员工所在岗位的要素所进行的评估与测定,而不涉及具体的岗位主持人,与工作者的态度、能力等主观因素无关,亦与该岗位上员工的业绩无关。

3. 工作评价是对卫生机构各类具体岗位抽象化、定量化的过程 工作评价是一项评价技术,它需要根据事先规定的、相对系统的、能全面反映岗位本质的一套评价指标体系,按照一定的程序,对影响岗位的主要因素逐一进行评价。通过工作评价,得出卫生机构内各岗位价值的相对量,将结果进行排列,从而形成机构的岗位等级结构。因此,整个工作评价过程是一个抽象化、定量化的过程。

4. 工作评价衡量的是各类岗位的相对价值,而不是绝对价值 工作评价一般根据各岗位的重要性、困难度等因素来确定它们之间的相对关系,把价值相似的岗位归为一类,然后确定岗位等级层次。岗位评价得出的是该岗位的分数或者等级,而不会直接得出各岗位的货币价值或者薪资。薪资的最后确定要以分数或者薪点为基础,再结合组织状况及薪资调查情况来制定。

5. 工作评价需要运用多种技术和方法 工作评价不是一项简单的人力资源技术,它是一项技术性强、涉及面广、工作量大的工作。工作评价的开展需要大量的人力、物力和财力,还需要运用到许多学科的专业技术知识。在工作评价过程中不但需要运用到劳动心理、劳动卫生、管理学等相关知识,而且还需要借助一定的方法。常用的工作评级方法有排列法、分类法、评分法、因素比较法。另外,工作评价还要对大量的数据进行处理,这需要运用各种数理统计方法,并需要借助计算机技术。

二、工作评价的内容

工作评价的内容主要包括劳动责任、劳动技能、劳动强度、劳动心理和劳动环境。从这五方面进行工作评价,能较全面、科学地反映岗位的劳动消耗和不同岗位之间的劳动差别。

1. 劳动责任 劳动责任的大小反映了卫生机构中各项工作,例如诊疗服务、安全、物质消耗、管理等所负责任的差别。在卫生机构中,作为按劳分配尺度的"劳"必须是现实的劳动量,即满足社会卫生服务需要、被社会承认的劳动量。各类卫生机构在围绕其运营目标、履行救死扶伤职责、实现组织价值的过程中,不同岗位的劳动所起的作用和承担的责任大小不同,因此现实的劳动量也就不同。随着医疗服务现代化、社会化的发展,劳动者在不同工作岗位的劳动过程中承担的责任也变得越来越大。劳动责任的大小与劳动量的计算有关,是工作岗位在劳动中对经济(服务量、质量)、生产(药物、设备、消耗)、安全和管理方面承担的责任,主要反映了岗位劳动者的智力付出和心理状态。

2. 劳动技能 指的是岗位在医疗服务过程中对劳动者素质方面的要求,主要反映在岗位对劳动者智能和知识储备要求的程度。

3. 劳动强度 指的是劳动的繁重、紧张或密集程度,决定于劳动者劳动能量消耗量的大小。劳动强度是体力消耗、生理和心理紧张程度的综合反映。从客观效果看,强度大的劳动在同样的时间内能创造较多的或者较大的价值。即一个强度大的工作日比一个时数相同但强度较小的工作日体现为更多的服务量。

4. 劳动心理　指的是劳动者在社会中所处的地位和人与人之间的关系对劳动者在心理上的影响程度。

5. 劳动环境　指的是卫生机构劳动者所在劳动场所的外部环境条件，主要指对劳动者身心健康产生影响的各种有害因素。通过测定各种有害因素的危害程度，对劳动环境作出评价。劳动环境不同，在相同时间内其他劳动因素不变的情况下，所需付出的劳动消耗量是不同的。在较差的条件下，就要支出更多的劳动。

为了便于在实际工作中对五个因素进行定量评定，可以根据卫生机构工作岗位的实际情况和管理状况，将每个因素进行分解，从中选择适合的评价指标。选择的评价指标必须满足几个基本要求。①内涵明确、定义清晰：每个评价指标都应有明确、清晰的定义，以便评价人员把握各评价指标，让人准确无误地明确该指标的含义，而没有一种模棱两可的感觉。②系统、全面：评价指标必须能系统、全面地反映出要评价岗位的特性，不能忽视岗位要素中重要的内容。③独立性：作为一个评价指标系统，各指标之间必然会存在一定的联系，有相互影响、相互交叉的内容。因此在确定评价指标时，要注意尽量避免指标的重叠。各指标要有独立的内容、独立的内涵和界定。

三、工作评价的程序

工作评价应当按照一定步骤和流程来进行，具体评价程序见图6-2。

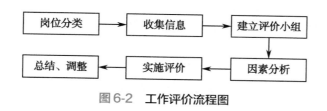

图6-2　工作评价流程图

1. 岗位分类　按照工作性质，将卫生机构的全部工作分为若干大类。

2. 收集信息　收集汇总有关岗位的信息和资料。

3. 建立评价小组　建立专门的组织，配备专门的人员，系统掌握工作评价的基本理论和实施方法。

4. 因素分析　在广泛收集资料的基础上，找出与岗位有直接和密切联系的各种因素。

5. 实施评价　规定统一的评价指标和衡量标准，设计各种问卷和表格，进行打分评估。

6. 总结经验，及时调整　评估小组对评价标准的掌握可能会有差距，最后要进行平衡，然后移交给相关部门，作为基础资料。

工作评价是一项专业性很强的工作，需要由专门人员来完成。工作评价人员应该熟悉现代人力资源管理的基本理论，学习工作分析和工作研究的理论与操作方法。评估小组成员大概4~5人，评价之前要进行1周左右的培训，同时制定评估指标和标准，评价人员要熟悉掌握打分程序与标准。

四、工作评价的方法

测定与比较工作影响因素的不同方法也形成了工作评价的不同方法，不同的评价方法有其各自的特点，组织在工作评价方法的选择上，应该根据组织现状和需要来选择。总的来说，常用的工作评价方法有排列法、分类法、评分法和要素比较法等。其中，排列法、分类法属于定性评价,评分法和要素比较法属于定量评价。除此以外,还有国际著名的工作评价方法,即海氏(Hay Group)工作评价系统。

(一)排列法

1. 概念　排列法也叫序列法,是较早使用的非分析方法,指评价人员凭借自己个人经验和工作描述对职位的重要性进行判断,根据其相对价值,把所有岗位按照从高到低的秩序进行排列,然后将它们分出等级。这种方法一般不对职位进行因素划分,只求表明差异的存在和职位重要性的比较,而不管差异的程度具体有多大。该方法可以用来鉴别不合理的薪资差异。

排列法是最简单、最快捷、最容易被员工理解,并且费用最低的方法,它能从整体上明确某一岗位是否比另一岗位更重要和更必要。但是由于岗位缺少比较明确的标准,评价特别依赖评价人员的判断,而评价人员在进行岗位比较时又难免会有自己的想法,因此,这种评价往往就会成为主观的看法,很难用与工作相关的术语来解释和证实。另外,排列法要求评价者必须对所有需要评价的岗位非常了解。岗位越多,比较的次数就越大,其公式为:

$$工作岗位比较次数 = n(n-1)/2$$

其中 n 为所需评价的岗位数。那么,如果有 100 个岗位需要进行评价,就需要比较 4 950 次,因而把本来简单的工作复杂化。

2. 实施步骤　运用排列法进行工作评价的步骤包括:

(1)准备工作职位资料,收集与岗位有关的信息,如岗位设置目的、职责、职权、工作关系、岗位所需的教育水平、知识技能等。

(2)成立工作评价小组,对岗位按关键性进行分类。

(3)确定排序的标准,可以按照管理的幅度、承担的责任、工作任务的复杂程度等来选择标准,原则上应选择最为重要的因素。

(4)按照排序标准,对岗位进行比较和排序。

(5)确定排序的结果,对不合理的地方进行调整,综合排序结果,形成最终结果。

(二)分类法

1. 概念　分类法类似于排列法,是指通过制定一套岗位级别标准,然后将每个岗位与标准进行比较之后,将各岗位归到各级别中去。分类法就像一个多层的书架,每一层都代表着一个等级,而每一岗位则好像一本书,将每一本书分配到对应书架的各层次上去,如此就可以清楚地看到不同价值的岗位分布情况。

分类法的优点在于其相当简单,而且费用低。在岗位内容变化不大的地方,这种方法能在较短的时间内产生令人满意的效果。但是在进行岗位级别标准定义时极其困难,对于部分岗位的等级归属难以明确判断。另外,运用这种方法进行的工作评价,结果比较粗糙,只能得出各岗位归在哪个等级中,无法清楚地显示岗位间价值的量化关系,最终给薪酬体系的建立带来一定的困难。

2. 实施步骤　运用分类法进行工作评价的步骤包括:

(1)收集与岗位有关的信息,如岗位设置目的、职责、职权、工作关系、岗位所需的教育水平、知识技能等。

(2)成立工作评价小组,对岗位按关键性进行分类。

(3)根据岗位分类确定岗位等级数量,并对各等级进行定义。

(4)等级定义完成后,将各岗位的工作描述与等级定义逐一进行比较,据此将所有岗位分别归类到合适的等级中。

(5)综合分类结果,对不合理的地方进行调整,形成最终的结果。

(三)评分法

1. 概念　评分法就是选择一组评价要素并为每个要素定义若干个评价指标,然后为这些指标的不同水平进行界定,同时给各水平赋予一定的分值,最后依据评价指标给每个岗位打分,汇总分数就可以得出该岗位的价值，以此可以确定薪酬水平。

2. 实施步骤　运用评分法进行工作评价的步骤包括：

（1）收集与岗位有关的信息，如岗位设置目的、职责、职权、工作关系、岗位所需的教育水平、知识技能等。

（2）成立工作评价小组。

（3）选择薪酬要素，将薪酬要素分成不同的评价等级，并对每个评价等级确定相应的评价标准。

（4）根据每个薪酬要素对于工作价值的贡献程度，确定各评价等级的权重。

（5）根据评价等级以及评价标准，对所有岗位进行评估，得出各岗位的分值，再根据其分值落在哪个岗位级别的分值区间内，据此确定该岗位的岗位级别。

（四）要素比较法

1. 概念　要素比较法是由 EJ 本基（EJ Benge）和他的助手在 1926 年发明，它是具有综合排列法和评分法特征的一种混合性方法。

要素比较法把岗位划分成许多评价项目等级，然后由专门委员会以关键岗位应得的报酬为基础，将其他岗位与其进行比较，得出各评价岗位应得的货币价值。因此，要素比较法能直接确定岗位工资。

2. 实施步骤　运用要素比较法进行工作评价的步骤包括：

（1）收集与岗位有关的信息，如岗位设置目的、职责、职权、工作关系、岗位所需的教育水平、知识技能等。

（2）成立工作评价小组。

（3）选择具有代表性、在组织内普遍存在、工作内容相对稳定的岗位作为基准岗位。

（4）分析基准岗位，找出能体现岗位之间本质区别的报酬因素，然后将每个基准岗位的工资或所赋予的分值分配到相应的报酬因素上。

（5）将需要评价的岗位按报酬因素分别与基准岗位相比较，确定需评价岗位在各因素上的分值或工资率。将各岗位的分值或工资率汇总并换算成工资额，得到其相应的工资水平。

（五）海氏评估法

海氏评估法是一个典型的交叉方式的因素评价体系，是由美国著名薪酬专家爱德华·海（Edward Hay）与戴尔·珀维斯（Dale Purves）在 20 世纪 50 年代研发出来，并在之后的几十年中不断进行修订，成为目前卫生机构中运用最广泛的工作评价方法之一。

海氏评价系统中使用 3 个薪酬因素：技能技巧、解决问题、承担的责任，每一个因素又被细分成若干个子因素，并且这些因素都可以用一个交叉表来表示，这种交叉表格能更加细致地从多个角度对薪酬要素进行界定和描述，对岗位的评价也更为准确（表 6-6）。

表6-6　海氏评估系统三因素

因素	因素解释	子因素	子因素解释
技能技巧	工作所需要的知识和实际运用技能	专业技术知识	知识、技术和实际操作方法
		管理诀窍	计划、组织、执行、控制、评估的能力和技巧
		人际关系	沟通、协调、激励、培训、关系处理方面的技能
解决问题	在工作中发现、分析诊断问题，并提出建议，做出权衡与评估以及决策等	思维环境	指任职者在何种思维环境中解决问题，是明确的既定规则，还是只有一些抽象的规则
		难度和挑战	指任职者解决问题的难度；对创造性、创新性的要求，是按照老规矩办事还是解决没有先例可依的问题

续表

因素	因素解释	子因素	子因素解释
承担的责任	行动对最终结果可能造成的影响	行动的自由度	指任职者可以自主地做出行动的程度,是完全按照既定的规范行动,还是在没有明确规范的情况下行动
		对结果的影响	对工作结果的影响是直接的还是间接的
		财务责任	财务上能决定运用的金额数量是多少

工作评估就是根据这三个薪酬因素,判断各职位的具体等级,找出对应的分值,通过计算得出最后的工作评估得分,也就是将技能技巧得分、解决问题得分和承担的责任得分三项分值相加之后的分数。

本章小结

1. 工作分析是对组织各岗位的设置目的、性质、任务、职责、权力、隶属关系、劳动条件和环境,以及任职人员的知识、技能等承担岗位任务应具备的资格条件所进行的调查、系统分析与研究,并由此制订工作说明书、任职资格等人力资源管理文件的过程。工作分析包括工作描述和任职资格分析两部分内容。工作说明书是工作分析结果的书面表达方式,虽然没有统一的格式,但是所包含的主要内容是相同的。工作分析包括五个阶段:准备阶段、计划阶段、调查阶段、分析阶段、完成阶段。

2. 工作评价是指在工作分析的基础上,按照一定的标准,采取科学的方法,对组织内部各职位的工作性质、工作强度、工作环境、工作难度及任职条件等因素进行评价,以确定各职位在组织中的相对价值,并以此为依据,确定职位等级,建立科学、公平、公正的职位管理机制;工作评价的内容主要包括劳动责任、劳动技能、劳动强度、劳动心理和劳动环境等五部分;在评价方法上,可以采用定性评价,包括分类法、排列法,也可以采用定量评价,包括评分法和要素比较法,除此之外还有海氏评估法等,力求评价结果更加准确全面。

思考题

1. 工作分析的内容是什么?
2. 工作分析的流程是什么?
3. 简述工作评价的内容。

（王兰英）

第七章 卫生人员招聘与甄选

在卫生组织总体发展规划的指导下，获取合格的卫生人员是卫生人力资源管理的一项重要职能，尤其是在人才竞争日趋激烈的当下，能否吸引到优秀的人才，已逐渐成为组织生存和发展的关键。因此，人力资源的吸纳功能愈发重要，而这项功能正是通过人员招聘来实现的。人员招聘工作是人力资源管理中的重要环节，有效的招聘工作不仅能为组织获得所需的合格人员，而且能够提高组织的整体绩效水平和竞争能力，同时可以间接地树立卫生组织良好的社会形象，提高组织声誉。

第一节 卫生人员招聘概述

一、卫生人员招聘的概念与意义

（一）卫生人员招聘的概念

卫生人员招聘（recruitment of health workers）是指卫生组织根据工作需要，通过一系列程序和方法，将符合岗位任职条件的人员吸纳到组织内工作的过程。人员招聘是组织获取人才的基本保证。

人员招聘具有两个基本前提：一是人力资源规划，以此了解人力资源供需关系，制订相应的职位空缺计划，从而确定拟招聘人员的岗位与数量；二是岗位说明书，据此明确岗位人员所从事或承担的任务、职责以及责任，确定录用人员的基本条件和基本要求。

（二）卫生人员招聘工作的意义

1. 人员招聘是实现卫生组织持续发展的有效方法 组织的发展离不开人才，而人才是通过有效招聘获得。要实现组织发展目标，就要采取各种措施，如扩大规模、改进技术、引进设备、增加项目、改善管理、提高服务水平等，诸多措施的实施归根结底依赖于人才。因此，人员招聘工作已逐渐成为实现组织持续发展的有效方法。

2. 人员招聘是卫生组织建立人才竞争机制的有效举措 合理的人员招聘一方面可以吸纳优秀人才，为组织的发展提供不竭的动力；另一方面，优秀人才的充足供给，有利于形成优胜劣汰的竞争机制，促使人力资源发挥最大潜能。

3. 人员招聘是卫生组织提升社会影响力的有效途径 组织在招聘过程中，既要借助各种媒体的宣传，还要有招聘人员与应聘者的直接接触，无论是招聘广告的内容与形式，还是招聘人员的形象与工作能力，都会成为应聘者评价组织的依据。因此，组织可通过高效、优质的招聘工作树立良好的组织形象，吸引更多的应聘者，使组织有充足的人才来源。

4. 人员招聘是卫生组织履行社会义务的有效方式 组织的社会义务之一就是尽可能为劳动者提供就业岗位。当组织出现空缺岗位时，应该及时发布用人信息，通过招聘找到合适的员工，最大限度地为社会提供就业岗位。

二、卫生人员招聘的原则

（一）人事匹配原则

招聘要以事业需要、岗位空缺为出发点，根据岗位任职条件和要求选用人员，做到因事择人、能岗匹配。招聘工作一定要根据组织发展对人力资源的需求,按照组织人力资源规划,确定招聘的人数,人员素质、专业能力和技能等要求,防止因人设岗,避免人浮于事。

(二)适用性原则

人的能力有大小,岗位要求有高低,每个岗位不一定要招聘最优秀的人才,而要招聘最适合的人才,这样既可以避免"大材小用"造成人才浪费,也可以节约用人成本。因此组织应在人事匹配原则的基础上,做到量才录用、人尽其才。

(三)公开公平原则

人员招聘与录用要保持公开透明。通过各种媒体将计划招募的岗位、任职资格等予以公布,将招聘工作置于公众的监督之下。对所有应聘者应一视同仁、平等对待,保证招聘的公平性。2008年1月1日起施行的《中华人民共和国就业促进法》中明确要求,在人员招聘时不得有就业歧视,对待应聘者要一视同仁。为避免靠直觉、经验和印象选人,组织应以严格的考核标准、科学的考核方法,对候选人进行相关测评,根据测评结果确定合适的人选。

(四)竞争择优原则

招聘与录用人员应在尽可能大的范围内,通过公平竞争,按照应聘者素质条件的优劣进行对比甄选,将最符合岗位要求的人员选拔到组织中来。

(五)合法性原则

合法性原则有两层含义。一是指招聘时应注意应聘者是否具备合法执业的资格。如医生、护士、药师需要具备合格的执业资格,包括获得注册执业证书及特殊专业岗位所需的资格证书等。招聘此类岗位的标准应当严格遵守《中华人民共和国医师法》等相关法律法规的规定。在招聘过程中,招聘单位应关注应聘者是否持有相关岗位所需的资质,并严格查验材料的真实性与有效性;二是指组织在招聘过程中要依法依规开展工作,避免发生就业歧视等行为。

三、卫生人员招聘的影响因素

(一)组织外部因素

1. 劳动力市场的供需状况 人员招聘的难易程度受劳动力市场供需关系的影响。人力供给大于需求时招聘相对容易,反之则比较困难。例如,医学专业高水平学科带头人属于稀缺性人才,招聘相对困难,往往需要投入更多的精力与资源。

2. 地域经济水平与气候条件 用人单位所处的地理位置、气候条件、地域经济发展水平对人才的吸引力会存在差异。经济发达地区、气候宜人的地理条件对应聘者有较大的吸引力。

3. 竞争对手实力 竞争对手,尤其是同地区竞争对手的实力对用人单位招聘工作会产生比较大的影响。应聘者往往是通过比较之后做出应聘决策,如果用人单位的知名度、薪酬待遇等与竞争对手相比有优势,就比较容易受到应聘者的青睐,反之会给招聘工作带来一定的困难。

(二)组织内部因素

1. 组织形象与知名度 用人单位的社会知名度越高、社会形象越好,就越容易招聘到优秀人才。比如国内一些知名度较高、规模较大的三级甲等医院,每年招聘的岗位有限,但应聘者数量众多,虹吸能力很强,也更容易吸引和招募到优秀人才。此外,组织的经营状况、发展前景、组织文化等内部环境因素都是影响招聘质量的重要因素。

2. 组织的招聘政策 用人单位是采取内部招聘还是外部招聘,选择哪些渠道进行招聘,招聘预算是否充足等,也会影响到应聘人员的来源是否充足,继而影响招聘的数量与质量。

第二节　卫生人员招聘流程、渠道与方法

一、招 聘 流 程

为了保证招聘工作的顺利进行，为组织招聘到合适的员工，招聘工作需要遵循科学的流程，包括确定招聘需求、制订招聘计划、招聘计划的实施和招聘质量评价四个阶段（图7-1）。

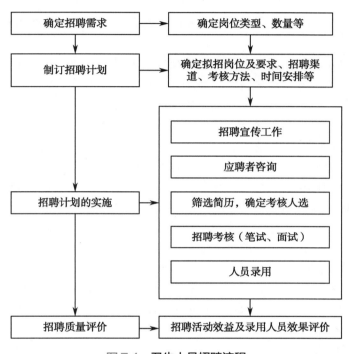

图7-1　卫生人员招聘流程

（一）确定招聘需求

确定招聘需求是整个卫生人员招聘工作的基础。当组织中出现了新的职位或空缺职位后，就产生了招聘需求。招聘需求要以组织的人力资源规划与岗位说明书为基础，明确招聘数量（岗位）和质量（任职资格与胜任素质等）。只有明确招聘需求，才可以制订相应的招聘计划。

（二）制订招聘计划

招聘需求明确后，人力资源管理部门需要会同用人部门共同制订招聘计划。招聘计划根据实际工作情况可分为年度计划和临时性计划等形式。招聘计划应包括如下内容：招聘的岗位（人员）需求量，每个岗位对员工的具体要求，招聘信息发布的时间、方式、范围，招聘活动涉及的部门，招聘对象的来源范围，招聘方法，招聘结束时间和新员工到岗时间，新员工的安置计划，招聘预算等。招聘计划一般由用人部门制订，然后由人力资源部门进行复核，并对人员需求量及费用等项目进行严格复查，签署意见后交上级主管领导审批。卫生人员招聘计划一般需要报上级主管部门进行审批或者备案，得到批准后方可实施。

（三）招聘计划的实施

1. 招聘宣传工作　招聘宣传工作对招聘计划的实施尤为重要，有效的宣传可以获得更多的候选者，从而提高招聘工作的效率和质量。招聘宣传工作的重要内容之一就是设计合适的招聘广告并根据招聘预算选择合适的渠道发布招聘信息。内部招聘的宣传一般采用在单位内部网

络、布告栏或者内部工作群发布；外部招聘的宣传主要采用报纸、杂志、网络、人才招聘会、校园招聘会或借助猎头公司等招募形式。具体采用的宣传形式应根据招聘的岗位、招聘成本等决定。如果招聘宣传效果不理想，可考虑更换招聘宣传形式或多渠道发布招聘信息。

2. 应聘者咨询　包括面对面咨询、电话咨询和邮件咨询等方式。面对面咨询是指在指定的时间和地点与应聘者面对面沟通，简单了解彼此基本情况，交换相关信息，交流的内容一般包括应聘者的基本情况、组织的招聘需求、工作地点、工作时间和报酬等信息。通常招聘人员会收取应聘者提供的简历，或现场请应聘者填写"应聘申请表或登记表"。应聘申请表或登记表需要事先设计模板并提供给应聘者，一般包括应聘者的姓名、性别、出生年月、最高学历、学位、职称、工作经历、工作业绩、联系电话、家庭住址等内容。一般而言，面对面咨询多应用于人才招聘会或校园招聘会上，电话咨询或邮件咨询往往适用于用人单位采用网络或报刊等媒体刊登招聘广告的形式。

3. 筛选简历，确定考核人选　对接收到的简历根据岗位任职要求进行初步筛选，筛除不符合岗位要求的应聘者，将符合基本条件的简历送交相关部门负责人，确定考核候选人。一般来说，招聘单位会设置考核比例，即考核人员的数量与实际录用人员数量的比例。如某省医疗事业单位招聘考核比例不能低于 3∶1，即录用 1 人至少要考核 3 人。

4. 招聘考核　招聘考核是人员招聘工作的重要环节，招聘考核方式一般分为笔试和面试。为了保证招聘效果，一般采取笔试与面试相结合的方法，不同类型的组织要根据具体的岗位决定考核方式。笔试可以在面试之前进行，通过笔试对应聘人员进一步筛选，挑选出面试的人选，也可以在面试之后对通过面试的人员进行笔试，从而决定拟录用的人选。近年来，考核方式除了传统的笔试和面试以外，还出现了心理测试、笔迹分析、评价中心技术等许多新的考核方式。不同的岗位可根据实际情况选择适合的考核方式。另外，随着互联网信息技术的发展，招聘考核的形式越来越趋于网络化，很多卫生事业单位采用网络在线考试的形式组织招聘考核。

5. 人员录用　经过招聘考核后，需要对通过甄选的人员进行录用决策及初步安置等工作。录用阶段的主要工作内容包括：体检、背景调查、录用决策、员工的安排与试用、录用手续的办理、签订劳动人事合同等。

（四）招聘质量评价

招聘过程的最后一个步骤就是评价招聘的质量。对招聘质量进行全面评价，可以帮助用人单位发现招聘过程中存在的问题，并对招聘计划、招聘方法和人力来源进行优化，逐步提升组织的招聘水平。招聘质量评价的内容将在本章第四节卫生人员招聘质量评价中详细介绍。

二、招 聘 渠 道

人员招聘的渠道主要有内部招聘和外部招聘两种形式，这两种渠道相辅相成，共同为组织招聘人员提供支持和保障。卫生专业技术人员的招聘可以根据所需人员的层次和岗位性质来决定招聘渠道。

（一）内部招聘

内部招聘是针对空缺岗位在组织内部选拔人员的方法。受聘人员主要来源分为两种：一是下级职位上的人员，通过晋升（内部竞聘）的方式来填补空缺岗位；二是同级职位上的人员，通过岗位轮换的方式来填补空缺岗位。组织内部空缺的职位，尤其是一些高级管理岗位通过内部招聘，不但可以节约招聘成本和培训成本，还可以为员工提供发展机会和晋升渠道，激励员工对职业前景充满信心，从而更好地发掘员工的潜能，同时也可以保持工作的连续性和稳定性。由于卫生行业的特殊性，卫生科研机构在进行内部招聘时要注意不同专业之间的差异，不能随意进行跨专业的晋升和岗位轮换。内部招聘一般多用于中、高层管理岗位和专业界限不强的单位内部岗位调配。内部招聘要注意避免内部的"近亲繁殖"和"任人唯亲"，要加强内部招聘的监督工作。

（二）外部招聘

外部招聘是针对空缺岗位在组织外部选拔人员的方法。相比内部招聘而言，外部招聘在实践中更为常见，是招聘活动的主要方式，同时也是平衡组织内部供需关系的重要手段。外部招聘的人员来源广、选择多，更利于招聘到优秀人才，尤其是一些岗位稀缺的复合型人才。另外，通过外部招聘可以给组织带来新技术、新理念，无形中为组织营造竞争氛围，产生积极的"鲶鱼效应"，激发原有员工的活力。但是，外部招聘成本高、决策风险大，特别是组织中的胜任者未被选用或晋升时，可能会挫伤内部人员的工作积极性。外部招聘的岗位设置一定要慎重，一般情况下，外部招聘多用于高层或基层岗位的招聘。

三、招 聘 方 法

（一）内部招聘的方法

1. 单位内部公告　它是内部招聘最常用的方法，单位在确定空缺岗位的性质、职责及所要求的条件等情况后，将这些信息以公告的形式公布于组织中，吸引符合要求的人员申请该岗位。发布公告时应注意，公告应置于组织内部人员都可以看得到的地方，且应保留一定的时间。另外，人力资源部门或用人部门应使所有申请人都收到有关的反馈信息。

2. 档案记录法　人力资源管理部门一般都有员工的个人资料档案，从中可以了解到员工的教育、培训、经验、技能等信息，通过这些信息可以帮助用人部门或人力资源部门寻找合适的人员补充空缺岗位。这种方法对于建立人力资源管理信息系统的组织来说则更为便捷、迅速，并可以在更大范围内进行快速精准挑选。使用这种方法需要注意的是员工的档案信息必须及时更新且客观、真实、全面，这样才能保证所甄选的人员质量。但对于部分岗位招聘所需的主观信息，如人际技能、判断能力、道德品质等却难以通过档案记录法来确认，需辅以面试等其他考评方式。

（二）外部招聘的方法

1. 媒体广告招聘　主要通过在互联网、媒体、专业杂志上发布广告的形式进行招聘。媒体广告招聘是外部招聘最常用的一种方法。借助广告进行招聘时需要考虑两个问题：一是广告媒体的选择；二是广告内容的构思。

为了使招聘广告达到预期目的，在设计招聘广告时要注意以下几方面：

（1）广告设计的原则

1）真实：内容真实是招聘广告设计的首要原则。招聘广告对单位、岗位和应聘者的要求等介绍必须客观和真实。

2）合法：广告中出现的信息要符合法律、法规和政策的要求。

3）简洁：广告的书写要简洁明了、重点突出。

4）醒目：要尽量做到标题醒目、引人注意，可以通过特殊标注突出重要词语或语句。

（2）招聘广告的主要内容

1）招聘单位的介绍：包括主要业务、组织文化、规模与发展方向等。

2）招聘岗位的情况：包括岗位名称、招聘数量、岗位职责、任职要求等。

3）应聘者需准备的材料：包括应聘者要提交的个人中英文简历、毕业证、身份证、资格证书，以及其他证明材料，如发表的论文、获奖证书等。

4）联系方式：写明招聘单位的联系方式，包括投递简历的地址或者电子邮箱、咨询电话、联系人等。

5）时间：标明应聘者申请材料提交的截止时间。

（3）招聘广告书写注意事项

1）写明单位基本信息：招聘单位名称和单位基本介绍必须在招聘广告中写明，尤其是新成立的企事业单位更应如此，只有当广告阅读者对招聘单位有了初步了解后才可能产生应聘意愿。

2）写明岗位职责：必须写明招聘岗位的主要职责与任务，否则有可能收到大量不符合要求的简历，从而增加招聘的时间成本、降低工作效率。

3）不能出现歧视性要求：依据《中华人民共和国就业促进法》，用人单位应当强化法律意识，避免各类歧视问题的发生，如对招聘岗位提出性别、身高等要求，就有可能违背相应的法律法规。如果某些职位确实需要对人的自然属性有特殊要求，可以在招聘广告中提出，但需给出附加说明，解释为什么需要这些限制条件。

4）切忌能力要求表述模糊：例如在"岗位要求具备较高的中英文书写及沟通能力"的表述中，"较高"一词过于模糊，可以直接规定为通过大学英语六级考试（CET-6）。再如在"要求任职者社会关系良好，具备卓越的领导才能"的表述中，没有明确"社会关系良好"具体是指人际关系融洽还是人际关系广泛，也没有对"卓越的领导才能"进行明确界定。

5）不要出现令人不愉快的用词或用语：如"谢绝来电与来访"等。

6）用语切忌晦涩难懂或者过于专业：这样的招聘广告只有业内人士能够准确理解，不利于招聘信息的传播。

从广告发布的成本和传播规模的角度考虑，目前多采用互联网发布招聘信息的方式。其优势是受众人群广、信息停留时间长、不受时空限制，成本也比在传统媒体如报纸、杂志等刊登广告的费用更低。无论是以何种渠道发布招聘广告，都要注意广告的版面设计，以吸引更多的关注者。

2. 校园招聘　校园招聘是指用人单位直接到高等院校招聘应届毕业生，是医疗卫生机构经常使用的招聘方式。校园招聘可以通过"校园宣讲会"的形式向广大毕业生介绍用人单位的情况以及所需人员情况，也可以在校园网发布招聘信息，或者委托学校就业指导部门发布招聘信息。校园招聘一般在学生毕业前一年的10月份开始，某些实践性较强专业（如护理学、检验学）的学生还可以到用人单位进行毕业实习，实现用人单位与预毕业学生双向考察、双向选择。校园招聘的优点是成本较低，适用于一般技术人员的招聘。

3. 委托猎头公司招聘　"猎头"特指发现、追踪、评价、甄选高层次人才以及难以通过正常招聘渠道获得的关键人才，猎头公司是依靠猎取这些高级人才而生存的中介机构。委托猎头公司进行招聘，以行业内其他单位为目标吸纳人才的模式，常用于企业招聘，收费价格较高，卫生事业单位较少使用这种方法。

4. 推荐招聘　通过单位员工或者合作伙伴的推荐进行招聘，这也是外部招聘的一种重要方法。这种招聘方法的好处是招聘成本较低，推荐人对用人部门与被推荐者双方都比较了解，组织也容易了解被推荐者，所以推荐招聘的方式比较有效，成功率也较高。缺点是容易在组织内部形成非正式的小团体，如果不加控制，可能会出现任人唯亲的现象。

5. 人才招聘会　人才招聘会形式多样，有卫生人才专场、应届毕业生专场，也有海外人才专场等，各单位可根据实际情况选择参加。人才招聘会的好处是可以在短时间内与劳动力市场进行直接接触，获得大量求职申请或简历，并能与应聘者直接交流，因此具有直观、灵活的特点。

第三节　卫生人员甄选与录用

甄选（selection）是指通过运用一定的工具和手段对已经招募到的求职者所拥有的知识技能水平、个性特点、行为特征等进行测量与评价，并据此预测其未来工作绩效，最终挑选出符合组织文化要求、与空缺岗位胜任特征相匹配的合适人选的过程。卫生人员甄选标准应根据岗位任职资格、员工胜任素质以及对组织文化的认同度等来制定。

一、卫生人员甄选的主要影响因素

1. 岗位类别　卫生人员可分为卫生专业技术人员、其他专业技术人员、卫生管理人员、工勤技能人员等不同的类别。类别不同或类别相同但所从事的岗位不同，对候选人甄选的要求也不尽相同。如临床医师除了要求具有相关资质外，更强调医学教育背景以及人际沟通与应变能力；对卫生科研人员则主要考察科研能力，包括科研思维、研究方法的掌握程度、数据分析工具的运用能力等，但沟通能力可不作为主要的考察要求；对卫生管理人员的甄选除了考察是否具备一定的卫生专业知识，更强调是否具备沟通交流、文字表达与解决问题的能力。

2. 区域卫生人力供需状况　区域人力资源供需状况直接影响人员的甄选工作。在卫生人力供给充足的地区，岗位竞争激烈，卫生组织就会适当提高甄选标准以招募较高素质的人才；相反，对于卫生人力供给不足的地区，卫生组织则会用降低招聘标准的方式以解决用人所需。中国卫生人力资源分布不均衡，经济发达与欠发达地区、城乡之间在卫生人力资源供给上存在较大差距。

3. 用人单位人员结构　招聘工作是对组织现有人力资源的补充，这种补充不仅是数量的增加，还兼有调整人员结构的功能。因此，要根据用人单位人员的学历、年龄、职称等构成情况，结合用人单位发展规划，前瞻性地甄选出既适合岗位需求又符合组织人力结构要求的人员。

二、卫生人员甄选的原则与标准

（一）卫生人员甄选的原则

1. 能岗匹配原则　判断候选人能力与岗位要求是否匹配，是卫生人员甄选活动的主要任务。在卫生人员甄选过程中，必须对候选人的能力与岗位要求的匹配程度进行系统、客观的测量和评价，从而选择出最匹配的人员。

2. 公平公正原则　在甄选过程中，要遵从公平公正的原则开展工作。甄选标准的制定、测评方法与工具的选择以及对参与甄选工作的人员确定，都要秉持公平公正的原则，做到对候选人一视同仁，不徇私舞弊，创造高效、有序、公平公正的环境，以确保候选人充分发挥其才能，同时也有利于组织树立良好的社会形象，提升信誉度。

3. 科学甄选原则　甄选过程中组织不能仅局限于传统的甄选工具，而应不断探索适时适岗的现代甄选工具，综合运用各种甄选技术，扬长避短，不断提高甄选的信度和效度。

（二）卫生人员甄选的标准

用人单位要根据岗位胜任素质要求制定甄选标准，一般来说，主要包括候选人自然情况和能力水平两方面内容。候选人自然情况涉及人员的学历、资历、专业等内容，一般可使用简历筛选、档案查阅等方法；能力水平主要是指应聘岗位所要求的各种能力，如住院医师所要求的沟通表达能力、应变能力、抗压能力、责任心等。能力水平可通过笔试、面试、素质测评等方法考查。总之，在卫生人员甄选时应根据具体岗位要求，结合当地卫生人力资源供需等情况制定适宜的选拔标准。

三、卫生人员甄选的流程

（一）筛选简历和求职申请表

简历是应聘者的自我介绍材料，没有固定的格式和标准。求职申请表一般由用人单位根据岗位招聘需要设计,用标准化的格式表示,主要包括应聘者基本情况、教育经历、工作经历、真实性声明、本人签字等项目。最初的资格审查(初选)是通过筛选应聘者简历或求职申请表来进行的。

用人单位在收到应聘者简历后要进行初步筛选,筛选出符合基本条件的应聘者,并根据招聘岗位数以及符合条件的应聘者人数,选出参加招聘考核的人员。应聘者在招聘考核之前,需要填写用人单位制作的"求职申请表"。

1. 求职申请表的作用

(1)进一步了解应聘者更多的个人信息:有些信息在其简历中并没有体现,而用人单位却很关心这些信息,因此可以在求职申请表中设定相应栏目,便于用人单位对应聘者做进一步的了解和筛选。

(2)可用于保护用人单位:求职申请表的内容填写必须真实,如果应聘者为了获取此职位填写虚假信息,用人单位一经发现,可以与其解除劳动合同,无需支付任何赔偿,因此求职申请表需要长期保存,以备查验。

2. 简历和求职申请表的筛选

(1)整体分析:主要看应聘者简历的整体情况,如排版是否合理,条理是否清晰,有无错别字,自我评价是否符合逻辑等,通过简历对应聘者建立初步印象。如果简历有错别字,说明应聘者不够细心认真;如果简历的条理混乱,说明应聘者可能对问题的逻辑分析能力不强;如果简历的排版不美观,可以推测应聘者使用办公软件还不是很熟练等。

(2)时间是否连续:简历中个人履历时间是否连续,其中断档时间段的原因、时间重叠的原因等,在面试时要详细询问,避免遗漏重要信息。

(3)工作变动的频率:应聘者如果工作变动频繁,在面试中要询问频繁变动工作的原因。

(4)笔迹:笔迹分析法可以用来分析应聘者的性格、心态等,可根据工作岗位的需要通过笔迹对应聘者进行筛选,但需要专业人员来做。

总之,简历和求职申请表的筛选非常重要,不仅是选择面试人员的依据,也是面试中提问的重要信息来源,面试官对此应高度重视。

(二)考核

经过初步筛选,应聘者将进入下一环节,即考核。招聘考核主要对应聘者的基本素质、能力、个性特征以及专业知识等进行考察。考核一般采用笔试和面试两种方式,考核的形式也多种多样,可以网络在线考核,也可以线下组织实施。

1. 笔试 笔试是人才选拔的常用方法之一,是根据答题成绩来选拔人员的一种方法。笔试具有科学性、客观性、简便易行、成本低的优点,同时也存在过分强调记忆力而忽视动手能力,且无法考察应变能力的缺点。笔试在人员选拔过程中较为常用,主要有以下几种形式:

(1)一般知识考试:内容一般包括外语水平、语言理解能力、法律基础知识等,目的是了解应聘者所具备的基本常识。

(2)专业知识考试:考试的内容为招聘岗位所需要的专业知识,主要了解应聘者对该专业领域相关知识的掌握情况和应用水平。例如某市卫生健康委员会招聘应届毕业生的考试主要是围绕医学基础知识来进行,内容包括基础医学、临床医学等专业知识。

(3)心理测试:也称心理测评,是通过一系列科学的方法测试个体的心理健康水平、智力水平、个性特征等,目的是选拔到符合组织岗位要求的合格人才,以期达到人事匹配。心理测试的主要方法包括职业能力与职业倾向测评、气质测评、职业价值观测评、职业兴趣测评、人格测评、职业身心健康测评等。具体采用何种测评方法,应根据用人单位的具体要求和岗位需要进行选择。

2. 面试 面试(interview)是通过面试官与应聘者面对面观察、交谈的方式,来了解与评定应聘者的工作能力、综合素质及求职动机等的一种人员选拔技术。

（1）面试概述：面试在人才评价中所处的重要地位是笔试及能力测试等一切现代测试手段均无法替代的，这种人员选拔技术比笔试或查看人事档案更加直观、灵活、全面、深入。其不但可以评价应聘者的学识水平，还能评价应聘者的表达能力、沟通能力、应变能力、才智以及个性特征等。面试可以达到对应聘者能力、素质、生活经历、情感倾向等多层次、多角度的了解，是一种综合性极强的测试应聘者工作适应性的方法。

（2）面试的特点：面试是通过对应聘者过去行为表现、决策动机的了解，来推测其未来的行为。面试时间一般较短，面试官主要根据对应聘者过去经历的提问来考查其能力、经验等，进而来推测应聘者将来的行为是否能达到岗位要求。

1）直观性：面试是面对面的交流，通过面试可以对应聘者的形象、性格、言谈举止、表达能力、沟通能力等情况进行全面了解，与笔试、查阅人事档案等相比更有直观性；也更容易全面了解应聘者的理论知识与实践能力的匹配度。

2）灵活性：面试的方法多种多样，可以根据岗位的需要、用人单位的情况、应聘者的不同而灵活掌握；面试的问题也可以根据用人单位和应聘者双方的情况进行灵活选择，即便在严格的结构化面试中，某些问题也可以进行调整，以便最大化地获得应聘者的相关信息。

3）主观性：由于面试是由面试官对应聘者直接打分，即使设立了面试评价的客观标准，也难免存在面试官个人的主观情感，而降低面试的信度。

4）双向性：面试是面试官和应聘者互相考查的过程，面试官通过面试的过程可以观察到应聘者的素质能力，同时应聘者也能在面试过程中了解用人单位的情况，所以面试是用人单位与应聘者的双向了解过程。

（3）面试的分类：面试的方法很多，根据不同的标准可以有多种划分方式。

1）根据面试官和应聘者的数量，可分为个别面试、小组面试和集体面试。

个别面试：是指面试官与应聘者一对一进行交谈，从而达到面试考评目的的一种方法。个别面试对应聘者的压力较小，可以使面试双方较深入地了解彼此。这种方法多用在面试的初选阶段，在应聘人员较多时，通过一对一的面试筛选出下一轮面试的人选。个别面试也可以由几个面试官分别对同一个应聘者进行面试，每个面试官从自己的角度观察应聘者，提出不同的问题，并形成对应聘者独立的评价意见，然后汇总每个面试官的评价意见，最终做出决策。

小组面试：由一组面试官同时对一个应聘者进行面试的方法。在面试过程中，每个面试官根据事先分工从不同侧面提出问题，从而获得更多更深入、更有意义的信息。每当面试完一人或者面试全部结束后，根据所有面试官评分情况决定面试结果。这种方法与个别面试相比增加了应聘者的心理压力，应聘者的高度紧张可能会阻碍面试官获得信息，影响面试结果。但小组面试方便用人部门与人力资源部门人员从多种角度对应聘者进行考察，有利于克服个人偏见，提高面试结果的准确性。

集体面试：由一组面试官（或一个面试官）同时对几个应聘者进行面试。面试官提出问题，应聘者逐一回答，或者根据应聘者的意愿自由顺序回答，面试官对每个人的回答进行比较、评价。也可由面试官提出一个需要解决的问题，然后由应聘者集体讨论，选出一个人进行汇报，面试官则在一旁观察每个应聘者的表现，并评价每个应聘者的分析能力、领导能力、进取心和与人相处的能力等，进而得出最终结果。

2）根据面试的结构化程度，可分为结构化面试、非结构化面试和混合性面试。

结构化面试：在面试前设计好面试流程、提问大纲和评分标准，面试中严格按照规划流程进行面试，对每个应聘者的提问基本相同，根据应聘者的回答进行评分，面试流程不得随意改变。结构化面试主要应用于同岗位同类应聘者的甄选。严格意义上的结构化面试要求所有应聘者回答相同的题目，以进行优劣的比较。结构化面试的优点是面试的信度和效度较高，缺点是结构化的面试内容考评维度单一，缺乏灵活性。

非结构化面试：面试官根据具体情况随意提问，无固定题目，自由度较高，鼓励应聘者多说，对每个应聘者的提问，视应聘者的回答情况，可进行追问。非结构化面试主要了解应聘者的反应能力、表达能力、思维判断能力、知识面等，从而考查应聘者是否符合任职要求。非结构化面试的优点是考查面较广，可以对应聘者的个人特点深入了解，缺点是信度和效度不高。

混合性面试：结合结构化面试和非结构化面试的优点，既有固定的问题，也有根据应聘者的情况随机发挥的问题，也可以进行追问。混合性面试适用面较广，目前被招聘单位广泛使用。

3）根据对应聘者产生的压力大小，可分为行为面试和压力面试。

行为面试：主要是通过对应聘者过去行为的考查来推测其未来行为的一种面试方法。提问的主要策略是围绕"在过去什么样的情况下，为了达成什么目标，采取了什么措施，取得了什么样的结果"。面试过程中面试官根据岗位要求对应聘者的各方面情况进行逐一提问，这些问题都与应聘者过去的工作情况或者学习情况有关，通过对应聘者过去行为的了解来推测其是否能满足未来岗位的要求。例如招聘临床住院医师时，为了考查应聘者的应变能力，可以提问："你在实习中遇到过急诊患者吗？当时是什么情况？你当时是如何设计解决方案的？采取了什么措施？最后的结果是怎么样的？"面试官可以通过应聘者在过去工作中的具体行为、处理具体问题的表现来判断其各方面的素质，而不是让应聘者去想象一件事情的解决办法，也不是让应聘者自己去评价自己的能力，这样就提高了面试的有效性。

压力面试：是指面试官故意制造紧张气氛或者提问时采取一连串问题紧逼的提问方式，使应聘者感受到压力的一种面试。这种面试主要考查应聘者在遇到外界压力时所作出的决策，更能考核其应变能力和情绪控制能力，在招聘临床医师时可以适当采用，以考查应聘者的心理素质和抗压能力。压力面试对面试官的面试技巧要求很高，否则面试将有可能无法达到预期效果。

（4）面试表单设计

1）面试提问大纲设计：要根据岗位任职条件的需要，紧紧围绕面试要考查的主要内容设计提问的题目。同时还要设计评价要点，或者是制定评价分数的评定标准。

2）面试评价表的设计：面试评分的根本目的就是要衡量应聘者的能力素质、资格条件、个性特点等是否符合工作岗位的实际要求，符合的程度如何。面试评分是面试中的重要环节，统一的评分尺度，才能实现面试评分的一致性。因此，制定合理的面试评价表尤为重要。面试评价表一般包括应聘者的基本信息、应聘岗位、面试时间、评价项目、面试官签名、评分标准等内容，评分标准可以用"优、良、中、差"来表示，也可以采用打分法（表7-1）。

表7-1 某医院面试评价表

个人信息	姓名		性别			年龄			面试日期	
	毕业院校			学历						
评价项目	礼貌及仪表	体力及智力	沟通与表达能力	工作主动性	抗压能力	自信	团队意识	责任心	学习能力	工作意愿
得分										
实际总得分：										
录用意见：　同意　　不同意										
面试官签名：										

评分标准：5分制，非常好5分，较好4分，好3分，一般2分，不好1分，差0分。

（5）面试前的准备：一般包括培训面试官、确定面试场所、确定面试时间、通知面试人选、面试接待安排、面试次序安排等工作。

1）培训面试官：面试作为一种技术含量较高的人才评价方法，对面试官的专业性有较高要求，因此在面试前应当对面试官进行必要的培训。培训的内容主要有①礼仪要求：面试官代表招聘单位形象，在面试过程中表现出的礼仪非常重要。面试官穿着要得体，面试时不要随便打断应聘者的陈述，也不要在面试时随便接听电话等，不要从事与面试无关的事务影响面试进行，注意力集中，避免主观臆断。②熟悉岗位要求：面试官应明确招聘岗位要求，确保面试问题有的放矢，切忌漫无目的地随意提问。③面试提问的分工：根据面试小组成员的构成，对提问要有适当的分工，成员之间默契配合，确保面试工作顺利进行。④事先熟悉应聘者简历：提前审阅应聘者简历，并标记相关重要信息及疑点，以便重点提问。

2）确定面试场所：选择安静、舒适、相对封闭的场所；面试室与等候区要分设；面试室光线要充足、空气要清新；面试室温度要适宜。应对进入面试室的人员提出相应的纪律要求，如手机关机或静音、不许大声喧哗等。

3）确定面试时间：面试时间要根据招聘单位的具体安排及应聘者的来源、面试人数等情况确定。若面试人员较多且来自不同工作岗位，可安排在非工作时间如周末进行，有助于确保应聘者不受现有工作的约束，顺利参加面试。此外，对于医院的大规模招聘，选择周末进行面试可以减少对面试官日常工作的干扰，使其能更专注地进行面试工作。因此，合理的面试时间安排对于保证招聘效率和应聘者的便利性都至关重要。

4）通知面试人选：一般采取电话通知或者邮件通知的方式。通知的内容主要包括面试的单位及岗位名称、面试时间、地点、需要携带的物品和证明材料等，并留下联系电话，以备紧急情况下联络。如果应聘者需要更改面试时间，可根据招聘单位具体情况酌情考虑。

5）面试接待安排：面试当天须设置专门的等候区域，并安排专职接待人员。

6）面试次序安排：在面试同一岗位人员时，为了公平起见，可以按姓氏笔画排序，也可以现场抽签决定。

（6）面试的实施：包括三个阶段，即引入阶段、正式提问阶段、收尾阶段。

1）引入阶段：面试官应首先对应聘者的到来表示欢迎并介绍自己，同时为了缓和面试的紧张氛围，面试可以从一些比较轻松的话题开始，比如谈谈当天的天气、路上的交通情况等寒暄式话题，建立起轻松、和谐的气氛，这是面试的前奏，在一两个轻松话题之后将进入正式提问阶段。

2）正式提问阶段：这是面试官考查应聘者的主要阶段，也是面试的重要环节。可根据事先设计好的问题提问，让应聘者多陈述自己的观点和看法，面试问题应以开放式问题为主，紧紧围绕面试的主题进行，在关键问题上可以重点提问，适当追问，发掘更多有效信息。注意不要打断应聘者的讲话，不要在面试过程中暴露面试官的观点和想法，要多听多看并做好记录。

3）收尾阶段：提问完成，面试进入收尾阶段。面试官要使面试结束得自然、流畅，不要过于突兀，可以通过"你的情况我们大致了解了，请等候我们的通知"，或者"我们的提问结束了，你是否有疑问需要我们解答？"等问题结束面试，要尽量给应聘者留下好的印象，切不可突出面试官本人的情绪。

（7）提问的技巧：面试的主要形式是提问，提问也是一门"学问"，有很多技巧和注意事项。

1）提问类型：面试提问有很多方式和问题类型，以下是几种常用的方式。

封闭式提问：就是只需回答"是"或者"不是"的问题，或者简单一两个字就可回答的问题，俗称"收口式"问题。此类问题容易回答，很难了解应聘者更多的信息。例如：你很想来我们医院工作吗?

开放式提问:与封闭式提问不同,此类问题的目的是让应聘者充分表达自己的看法和观点,从而对其有充分的了解,这是面试中最常使用的提问方式。例如:为什么来我们医院应聘?

也可以把封闭式问题与开放式问题结合起来,提高面试效果,例如:你喜欢体育运动吗?回答"喜欢",可以继续提问最喜欢哪一项?为什么?

情境式提问:也称案例式提问。设计好一个情境与问题,请应聘者回答,主要考察应聘者的应变能力、反应能力、组织能力和解决问题的能力等。例如:如果你正在急诊值班,同时来了两个同样危重的患者需要抢救,你这时应该怎么办?

行为式提问:主要是通过考查应聘者在过去的工作或者校园生活中所经历的一些问题,请应聘者描述是如何解决这些问题的,由此来考查应聘者解决问题的能力以及个性特征。提问的要点包括在什么样的情况下,为了达到什么目标,采取了什么行动,取得了怎样的结果。例如:请详细描述你在大学期间成功解决的一个富有挑战性的难题。

诱导式提问:是一种不恰当的提问方法,基本上在提问中就把答案已经告诉应聘者了,所以在实际工作中尽量避免这种提问方式。例如:团结同学很重要,请说一下你是如何与同学相处的?

2)提问注意事项:尽量避免单纯的封闭式问题,也不要诱导式提问,同时也要避免面试官说得太多,尽量让应聘者多表达自己的想法,只有这样才能通过面试获取更多信息,提高面试的效率。

提问要简明扼要并且紧扣主题。面试官提问的问题要精心准备,注意提问的节奏,而且不要一个话题没问完就转向另一个话题,更不要脱离主题。

面试题目采取先易后难的形式。可以先提一些简单、轻松的问题,在面试者进入状态后逐步加大问题难度。应把握好面试时间,注意节奏,切忌面试过程过于拖沓,影响面试进度。

外语面试时,应提问清楚、发音准确。现在很多招聘单位根据岗位需要采用全外文面试的形式,所以面试官应将所提问题表达清楚,选择外语口语流畅的面试官,否则会影响面试效果。

保持目光接触。面试官要与应聘者保持目光接触,要直视对方,否则会让应聘者感觉面试官不够尊重。

注意观察应聘者的肢体语言。面试中除了从应聘者的回答中获取信息外,对肢体语言的观察也非常重要。主要通过应聘者的眼神、面部表情、手势等分析应聘者心理,从而获取重要的信息。比如:应聘者不够自信时,眼神往往游移不定;焦虑时,双手会搓来搓去;情绪激动时,双手可能也会有很多动作。面试官也可以通过一个人的坐姿来判断其是否有礼貌,也可以从一个人的面部表情来判断其是否说谎。肢体语言在面试中很重要,需要不断积累经验,在实际工作中不断提高面试技巧。

语言亲切,面带微笑。应聘者往往会紧张,面试官亲切自然的话语以及善意的微笑,可以缓解应聘者的紧张情绪,发挥出正常水平,并在回答问题的过程中提供更多信息,同时面试官也会给应聘者留下良好的印象。

(8)面试中的常见误差:面试误差是指由于面试的主观性,在面试中会有一些人为因素对面试结果造成影响而产生的误差。主要有以下几种类型:

1)首因效应:是指在面试之初,面试官就可能对应聘者有一个好的或者坏的印象,并且这个印象一直影响面试的整个过程,以致影响面试的结果。如应聘者仪表不凡、谈吐大方,往往一开始就给人留下好的印象,就会容易过早得出结论,但并不是所有人的能力都是与外表呈正相关,所以在面试时要避免首因效应对面试的影响。

2)晕轮效应:是指因一个人的某一突出特征而使面试官对其产生好的或者坏的印象后,由此推论其他方面的好与坏，从而影响对其做出客观全面的评价。

　　3）对比误差：在面试时，面试官容易将面试人员进行前后对比，从而引起面试误差，影响面试结果。比如：一个水平一般的应聘者因其前面的面试者素质不高而得到较高分数，或者因其前面的应聘者素质较好而得到较低分数，都是没有得到恰当的评价，从而影响了面试的结果。

　　4）脱线风筝现象：由于面试官缺乏经验，在面试中出现跑题，讨论一些与面试无关或者关系不大的话题，甚至被应聘者引到其他话题上，在面试结束后，获得的有效信息有限，影响了面试的效果。

　　面试的时间较短，而且面试中由于各种因素的影响都可能会出现误差，所以在决定录用人选时要全面考查、评价应聘者，面试结果应是结合应聘者的笔试成绩和背景调查结果，经过全面权衡后做出的最终决定。

四、卫生人员录用的原则与程序

　　卫生人员录用是人员招聘的最后一个环节，是对应聘者进行一系列考核测评之后，对应聘者的情况得出一个全面、客观的考核结果，根据考核结果做出录用决策的过程。简单来说，录用（employment）就是组织根据工作需要招用新人的一系列管理活动。组织可通过完备的录用机制与科学化管理，为组织补充优质的人力资源，同时激励新员工以饱满的工作热情投入工作中。

（一）卫生人员录用的原则

　　1. 人岗匹配原则　人岗匹配原则就是按照"人适其岗""岗得其人"的原则，强调人员与岗位的匹配程度。因此，在人员录用过程中应坚持以岗位需求为出发点，根据岗位对任职者的要求来甄选人才。

　　2. 平等竞争原则　组织在卫生人员录用过程中应坚持平等竞争原则，公平、公正、公开选拔人员，对所有求职者一视同仁，避免学缘、血缘、地缘等因素的影响，严格按照考核标准进行招聘考核。

　　3. 德才兼备原则　组织选择录用的人员，应是德才兼备的人才。"德"是指人的品行，它除了包含最基本的忠厚、诚实外，还包含着义、信、勇、谋等；"才"则是指较高的知识水平，掌握一定的专业技能、具有分析问题和解决问题的能力等。因此，在人员录用时要全面衡量，确保"德"与"才"二者兼具。

（二）卫生人员录用程序

　　1. 确定录用决策　录用决策是依照人员录用的原则和岗位说明书制定的录用标准，把选择阶段多种考核和测验结果组合起来，进行综合评价，从中择优确定录用名单，实现"人适其岗""岗得其人"的合理匹配的过程。在确定录用标准时应综合人力资源管理部门和用人部门的意见，达成统一共识。此外，在确定录用人员时应注意保留后备人选名额，以避免录用人员单方面违约而导致人员招聘不足的风险。录用决策通常采用诊断法和统计法。

　　（1）诊断法：主要根据决策者对某项工作和承担者资格的理解，在分析应聘者所有资料的基础上，凭主观印象作出决策。这种方法简单易行，成本较低，但主观性强，对决策者的素质和经验要求较高。

　　（2）统计法：统计法是事先确定评价指标的重要性并赋予相应权重，然后根据评分的结果，用统计学方法进行加权运算，得分高者即获得录用。这种方法比诊断法更为客观准确。

　　2. 背景调查　背景调查是指通过从应聘者提供的证明人或以前工作过的单位搜集资料，

来核实应聘者的教育背景、工作业绩、个人品质、交往能力等信息,是对面试与笔试所获得信息的必要补充。通过背景调查可以预测应聘者将来的工作绩效,具有较高的信度和效度,但是在背景调查时要注意多渠道、多角度获取信息,同时调查还要有针对性,要明确调查的内容,采用适宜的调查方法。背景调查的方法主要包括查阅个人档案、外调、信函、电话调查、推荐信等形式。

3. 体检 为了确定拟录用人员的身体状况是否适应工作岗位的要求,在录用之前还要进行体检。这里所说的体检主要是检查拟录用人员是否患有不能从事正常工作的疾病,或存在岗位所不允许的生理缺陷。此外,应聘者的心理状况也是当前用人单位做出录用决策的重要参考依据,因此心理测试也逐渐成为体检的项目之一。

4. 拟录用人选的审批 经过笔试、面试、背景调查、体检确定的拟录用人选,须经过用人单位逐级审批程序,填写"人员录用审批表"(表 7-2),审批表由人力资源部门留存备查,审批程序根据各单位具体情况制定。

表 7-2 某医院人员录用审批表

姓名		性别		出生年月		政治面貌		
学历及学位				毕业学校		毕业时间		
原单位及任职						电话		
家庭地址						户口类别	本市:城、农	
							外地:城、农	
身份证号								
档案所在地								
简历								
家庭成员情况								
应聘岗位					应聘人签字:			
科室意见	考核意见: 拟聘岗位及聘期: 　　　　　　　　　　负责人签名:　　年　　月　　日							
人力资源管理部门意见					负责人签名:　　年　　月　　日			
考核小组组长审批意见	年　　月　　日			院长审批意见		年　　月　　日		

请同时提交:①个人简历(基本情况,教育、工作经历,工作成绩,家庭情况等)。②毕业证、学位证、外语水平证、职称证、执业资格证、注册证、身份证、户口本等相关证书原件及复印件。③专家/导师推荐信等其他材料。

5. 人员录用与辞谢 在履行完成以上程序后,通知录用人员,办理入职手续,签订聘用或者劳动合同。对于没有被录用的人员,发函或者电话致谢,需要注意的是,在致谢函中须委婉表达未被录用的结果,可不说明未被录取的原因,并对应聘者的参与表示感谢与鼓励。

(三)卫生人员录用常见问题

1. 录用前工作不规范 录用前的工作,包括笔试、面试等环节,是录用工作的基础,如上述任何环节的质量出现问题都将直接影响到录用工作。因此,为保证录用工作顺利实施,要规范、细致地做好录用前的各项工作,为录用提供真实、全面、可靠的决策依据。

2. 评价标准不清晰 录用标准是录用决策的依据。因此,录用标准应严格按照岗位说明书来制定，并提前将录用标准明确、清晰地传达给参与录用决策的人员，使决策人员对录用标准达成共识，防止出现理解偏差。如果录用标准不清晰具体，就会产生异议，执行起来也很困难。如果参与录用决策的人员在录用标准不明晰的情况下，都根据自己的主观判断与用人风格来衡量与评价应聘者，那么招聘到的人员难免良莠不齐。

3. 录用程序不合理　执行有效的人员录用程序不仅能为组织提供新生力量、实现人力资源的合理配置，还能较好地激发人员潜能、实现优胜劣汰、节约培训费用。有的医疗卫生机构在卫生人员录用过程中存在某些环节缺失或不到位的情况，如忽视背景调查、体检过程中缺少心理素质测评、录用结果告知不及时等。总之，卫生组织要根据自己的实际情况逐步建立起规范、公平的录用程序。

第四节　卫生人员招聘质量评价

招聘工作完成后，要进行招聘质量评价。招聘质量评价是指采用科学的方法，对招聘目标的完成情况以及招聘成本、招聘方法、招聘渠道等方面进行评价，从而确定招聘质量优劣的一种方式。招聘质量评价可以为以后的招聘工作提供经验或教训，是改进招聘工作方式、提高招聘工作效果的重要手段，也是卫生组织人力资源管理部门及其主管部门工作绩效评价的重要依据。招聘质量评价主要包括招聘时间评价、招聘成本评价、招聘效果评价、招聘方法评价、招聘渠道评价。

（一）招聘时间评价

在招聘计划中一般都设有工作进度时间表，在招聘活动结束后将招聘过程中每个阶段实际所用的时间与计划时间进行对比，对计划的准确性与工作效率进行评价和分析，为以后招聘时间的规划提供参考。

（二）招聘成本评价

招聘成本是指平均招聘到一名员工所需要的费用。招聘成本评价包括实际招聘成本与成本预算的比值、录用员工创造的收益与实际招聘成本的比值。如果招聘成本低，而招聘到的人员质量高或者招聘到的人数较多，就意味着招聘效率高，反之则效率低。被录用的员工创造的效益与实际招聘成本的比值大，意味着效率高，反之则效率低。

（三）招聘效果评价

招聘效果主要从应聘率、聘用率、招聘完成率、用人部门满意度等方面来进行评估。用人部门满意度可以采用问卷调查或访谈的形式收集相关信息。

招聘人员数量可以用如下几个比值来表示：

$$应聘率＝应聘人数 / 计划招聘人数 \times 100\%$$
$$聘用率＝聘用人数 / 应聘人数 \times 100\%$$
$$招聘完成率＝聘用人数 / 计划招聘人数 \times 100\%$$

（四）招聘方法评价

招聘方法评价主要是指对招聘方法信度与效度的评价，是改进人员招聘方法的重要依据。招聘方法的信度和效度高，人员甄选就会更准确，就越容易选到符合岗位需求的人员。招聘方法评价是建立在招聘成本评价，以及录用人员数量与质量评价基础之上的，可以通过对新员工的绩效考核来判断所使用的招聘方法的有效性。

（五）招聘渠道评价

招聘渠道有多种，究竟哪种更适合招聘单位，可以通过评价后进行选择。招聘渠道评价可以选择表 7-3 进行。

表 7-3　××医院招聘渠道评价表

本年度计划招聘：　　　　人					招聘完成率：	
渠道类别	发布职位数	应聘人数	聘用人数	招聘用时	岗位平均招聘费用	应聘率	聘用率
渠道1							
渠道2							
渠道3							
……							
填报人：		审核人：			填表日期：	

本章小结

1. 人员招聘要遵循人事匹配原则、适用性原则、公开公平原则、竞争择优原则、合法性原则。

2. 卫生人员招聘的流程包括确定招聘需求、制订招聘计划、招聘计划的实施和招聘质量评价四个阶段。

3. 人员招聘的渠道主要有内部招聘和外部招聘两种形式，这两种渠道相辅相成，共同为组织招聘人员提供支持和保障。内部招聘是在组织内部选拔人才，外部招聘是在组织外部选拔人才，相比内部招聘而言，外部招聘在工作实践中更为常见，是招聘活动的主要方式。

4. 卫生人员甄选的两个步骤：简历和申请表的分析筛选、招聘考核（笔试和面试）。面试中应注意通过积极培训面试官、采取科学可行的面试方法、全面考察应聘者等措施提高面试效率，避免出现面试误差。

5. 卫生人员录用程序主要分为五个步骤：确定录用决策、背景调查、体检、拟录用人选的审批、人员录用与辞谢。

思考题

1. 什么是人员招聘？人员招聘有什么意义？
2. 卫生人员招聘渠道有哪些，其优缺点分别是什么？
3. 卫生人员甄选的影响因素有哪些？

（金连海）

第八章 卫生人员职业生涯规划与管理

卫生人员职业生涯规划与管理是卫生组织人力资源管理的重要组成部分。卫生组织通过构建科学、完整的职业生涯管理体系，实施有效的管理策略，帮助卫生人员将个人的职业兴趣、专业特长、技能优势、价值观等与组织发展中对人才的需求有机结合起来，帮助卫生人员明确职业发展方向，提供职业发展支持，最大限度地使员工的职业目标与卫生组织的发展目标相契合，实现员工个人职业成功、促进组织健康永续发展。

第一节 职业生涯规划与管理概述

一、职业与职业生涯的含义

1. 职业 职业（occupation）是指人们按照社会分工，利用专门的知识和技能，为社会创造物质和精神财富，获取合理报酬，并满足精神需求的工作。个人是职业的主体，但个人的职业活动必须在一定社会组织中进行。因此，个人价值需求与社会组织发展的需要是职业必不可少的构成要素。

在卫生组织中同时存在多种职业，按照《中华人民共和国职业分类大典》（2022年版）中的职业分类标准，卫生人员的职业主要归属于第二大类"专业技术人员"中第二中类"卫生技术人员"，卫生技术人员再按照专业特点进一步细分为11个小类，每个小类又对应不同的职业。例如，在"临床和口腔医师"小类里面就包含内科医师、外科医师、儿科医师等24个职业。在卫生管理实践中，我们通常将在卫生组织中工作的人员统称为卫生人员，并不做严格的职业划分。所有的卫生人员均为卫生组织职业生涯管理的对象。

卫生人员在医疗、预防、保健机构中，运用现代医学技术，从事人体疾病预防、诊断、治疗及康复工作，与其他职业相同，卫生职业相关人员用自己的劳动获得一定的劳动报酬，但与其他职业的不同之处是，从事卫生职业的人员在道德品质、职业精神方面有着更高层次的要求，即不管在什么条件下，都要奉行"敬佑生命、救死扶伤、甘于奉献、大爱无疆"的新时代职业精神，这是卫生人员的职业使命。

2. 职业生涯 职业生涯（career）是指与工作相关的整个人生历程，包括职业能力的获得、职业兴趣的培养、职业选择、就业、职业发展直至退休的整个过程。一个人的职业生涯是由一生的工作经历构成的，而且职业生涯也可以由不同的职业构成。职业目标可以不断修正，但职业生涯不能逆转。职业生涯几乎贯穿于每个人的一生，并且处于不断发展变化之中。

二、职业生涯规划与管理的含义

（一）职业生涯规划的含义

职业生涯规划（career planning），也叫职业生涯设计，是指将个人成长与组织发展相结合，在对职业生涯的主客观条件进行测定、分析、总结研究的基础上，根据自己的职业兴趣、爱好、能力、特点进行综合分析与权衡,确定自己的职业发展目标,并为实现这一目标所作出的有效安排。职业生涯规划通过树立明确的目标,运用科学的方法,切实可行的措施,不断修正前进的方向,激发人的潜能,克服事业发展过程中的困难,最后获得事业的成功。职业生涯规划主要由个人完成,组织应对员工个人职业生涯规划的制定和实施过程进行指导、帮助和管理。

(二)职业生涯管理的含义

职业生涯管理(career management)是组织为了更好地实现员工的职业理想和职业追求,寻求组织利益和个人职业成功最大限度一致化,为员工所提供的咨询、教育与培训、职业发展通道等一系列措施与活动,力争达到员工职业成功与组织发展的双向目标。

三、职业生涯规划与管理的意义

开展职业生涯规划与管理,无论对个人还是对组织,都具有重要的意义。

对个人而言,职业生涯规划与管理可以帮助个人明确职业发展目标以及实现目标的策略,增强对职业环境的把握能力和对职业困境的控制能力,协调好职业生活与家庭生活的关系。

对组织而言,职业生涯管理有利于组织了解员工的职业需求、能力和职业发展目标,进而更加合理和有效地利用人力资源;职业生涯管理过程还有助于提高员工对组织的认同感,增强员工的主观能动性和工作积极性,吸引和留住优秀人才,促进组织稳定而健康的发展。

第二节　职业生涯管理的理论基础

一、职业生涯管理理论的演进

国外职业生涯管理理论形成于 20 世纪初,20 世纪 60 年代得到迅速发展,20 世纪 90 年代传入中国。职业生涯理论的发展大致经历了三个阶段,即职业指导阶段(20 世纪初至 50 年代)、职业生涯发展与职业生涯辅导阶段(20 世纪 60 至 70 年代)、全面生涯发展与辅导阶段(20 世纪 70 年代至今)。

(一)职业指导阶段

职业指导是指由专门的组织帮助择业者确定职业方向、选择职业、准备就业并谋求职业发展的咨询指导过程。此阶段强调择业过程中“人 - 职匹配”,认为人的个性特征应与职业性质相一致。

(二)职业生涯发展与职业生涯辅导阶段

职业生涯管理理论研究在此阶段十分活跃,学者们从经济、社会、心理等各个层面对职业生涯理论进行了广泛的探索,其中影响最大的是埃德加·施恩(Edgar H. Schein)的“职业锚”理论,该理论也是现代职业生涯管理理论体系的重要组成部分。这些理论的共同特点是将职业生涯定义为个人终身的职业历程,在此影响下,职业生涯管理也由静态的、一次完成的职业指导向发展的、多次完成的职业辅导转变。

(三)全面生涯发展与辅导阶段

职业生涯管理理论在此阶段逐步趋于成熟,形成了较完善的职业生涯管理理论体系,包括职业选择理论和职业发展理论。这一时期的职业发展理论不但包含了职业生涯,还进一步扩大到家庭生涯。学者们开始采用生命全程和生活整体的观点进行研究,将职业生涯纳入个人生涯之中,探讨工作和家庭的平衡与有机统一。同时,职业辅导从原来的民间、社会活动为主,过渡到学校、政府和企业的全面参与,并逐渐成为组织人力资源管理的一项重要内容。

二、职业生涯管理的基本理论

（一）职业选择理论

职业选择是劳动者按照自己的职业期望、兴趣和能力挑选职业，使自身个性特点与职业需求相符合的过程。职业选择理论注重从个体的角度探讨职业行为，重视个体的需要、兴趣、能力、人格等内在因素在职业选择和发展中的重要作用。学者们对职业选择进行了大量的理论研究和实践探索，从不同角度研究人们的职业选择规律，形成了多种职业选择理论，比如择业动机理论、动力学理论、社会学习理论等。其中具有代表性的有帕森斯的"人格特性 - 职业因素匹配理论"和施恩的"职业锚理论"。

1. 人格特性 - 职业因素匹配理论　该理论也被称为"特性 - 因素匹配理论"或者"三步范式"，是由美国波士顿大学帕森斯（Parsons）教授创立的。他的主要观点是依据个人人格特性及能力特点，寻找与之相匹配的职业。他认为一种明智的职业生涯选择需要具备三个条件。第一，应清楚地了解自己的职业态度、能力、兴趣、智谋、志向、资源、局限及其他特征，明确自己能做什么和想做什么。第二，应清楚各类职业对员工的要求和提供给员工的条件，不同的工作岗位对求职者的要求不同，包括知识、能力、体力、态度等。不同的工作岗位也具有不同的工作条件、薪酬水平、发展前景与机会等，各有优势与不足。第三，在上述两组要素之间进行最佳搭配。

2. 职业锚理论　职业锚（career anchor）理论是由美国学者施恩教授于 1961 年创立的，其团队在对 44 名管理专业研究生的职业生涯追踪研究中演绎而成该理论，也称职业系留点，即基于一定的工作实践、才干、动机、价值观、职业倾向等自省后形成的可以指导、约束或稳定个人职业生涯的东西。施恩教授提出了 8 种职业锚，产生不同职业锚的人往往具有不同的特点（图 8-1）。

（1）技术 / 职能型职业锚：强调技术、职能等业务工作，拒绝一般管理工作，但愿意在其技术领域内管理他人；追求在技术能力方面的发展和提高，其成功取决于专家的认可和承担该领域富有挑战性的工作。

（2）管理型职业锚：追求承担一般管理性工作，倾向于承担更大的责任和拥有更大的权力；具有较强的升迁动机，以升迁、等级作为成功的标志；具有分析能力、人际沟通能力和情感能力；具有在信息不完全和不确定的情况下发现问题、分析问题和解决问题的能力；对组织有很大的依赖性。

（3）创造 / 创业型职业锚：有强烈的创造需求和欲望；意志坚定，勇于冒险；同其他类型职业锚存在着一定程度的重叠。

（4）安全 / 稳定型职业锚：追求安全、稳定的职业；注重情感的稳定，认为在一个熟悉的环境中维持一种稳定的和有保障的职业更为重要；对组织具有较强的依赖性；个人职业生涯的发展往往会受到限制。

（5）独立 / 自主型职业锚：希望随心所欲地安排自己的工作和生活；有较强的职业认同感，认为工作成果与自己的努力紧密相关；与其他类型的职业锚有明显交叉。

（6）服务 / 奉献型职业锚：希望职业能够体现个人价值观，关注工作带来的价值，而不在意是否能发挥自己的才能；希望职业允许他们以自己的价值观影响组织和社会；对组织忠诚，希望得到基于贡献的、公平的、方式简单的薪酬；认为比金钱更重要的是对他们贡献的认可，需要来自同事及上司的认可和支持。

（7）挑战型职业锚：将"克服不可能克服的障碍""解决不可能解决的问题"或"战胜非常强硬的对手"作为成功的标志；不断挑战对他们来说是至关重要的，缺少挑战自我的机会使他们变得厌倦和急躁。

（8）生活型职业锚：最需要的是弹性和灵活，愿意为提供灵活选择机会的组织工作；更关注组织文化是否尊重个人和家庭的需要。

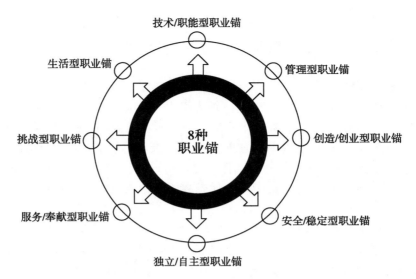

图 8-1　施恩 8 种职业锚

（二）职业发展阶段理论

职业发展阶段理论是根据人的生理、心理特点和职业发展规律，提出不同的职业生涯阶段以及各阶段的发展重点。学界在此领域进行了广泛的研究与探索，形成了多种个人职业生活阶段划分方法和职业发展理论，其中重要的研究成果是施恩的职业发展阶段理论。

施恩将人的生命周期分为九个阶段，每个人在各阶段中具有不同的生理和心理特点，在职业生涯中承担不同的角色，需要完成不同的任务（表 8-1）。

表 8-1　职业生涯九阶段理论

阶段	角色	主要任务
成长、幻想、探索阶段（0~21 岁）	学生、职业工作的候选人和申请者	发现和发展自己的需要、兴趣和才干；学习职业方面的知识；作出受教育决策；培养需要的知识和技能
进入工作世界（16~25 岁）	应聘者、新学员	评估一项工作并作出工作选择；和雇主达成正式契约；成为一个组织的成员
基础培训（16~25 岁）	实习生、新手	了解、熟悉组织并接受组织文化，克服不安全感；融入工作群体；适应独立工作岗位，成为一名有效的成员
职业早期（17~30 岁）	取得组织正式成员资格	承担责任，履行工作任务；展示技能和专长，为职业成长打下基础；重新评估现有的职业，做出新的职业决策；寻求良师和保护人
职业中期（25 岁以上）	正式成员、任职者、终身成员、主管等	选定专业；保持技术竞争力，争取成为一名专家；承担较大责任，确定职业地位；开发长期职业计划；寻求家庭、自我和工作间的平衡
职业中期危险阶段（35~45 岁）	正式成员、终身成员、主管、经理等	评估自己的才干，明确职业抱负；在接受现状和争取前途间作出选择；建立良师关系
职业后期（40 岁至退休）	骨干成员、管理者、有效贡献者等	成为一名指导者，学会影响他人，提高才干，承担更重大的责任；选拔和培养接替人员；接受自己影响力和挑战能力的下降
离职阶段①（40 岁至退休）	接班人的培养者	接受权力、责任、地位的下降；接受和发展新的角色；培养新的兴趣、爱好，寻找新的满足源；准备退休
退休②	知识、技能、经验传授者	适应角色、生活方式和生活标准的变化，保持自我价值观，运用自己的经验和智慧，对他人进行传、帮、带

注：①②不同的人离职、退休的年龄不同。

第三节　卫生人员职业生涯规划

一、卫生人员职业生涯规划概述

卫生人员职业生涯规划（career planning of health workers）是指将个人职业发展与卫生组织发展相结合，在对影响个人职业生涯的各种主观因素和客观因素分析的基础上，制定有关个人一生事业发展的战略设想与计划安排，这一过程主要由员工个人完成。

在职业生涯规划过程中，卫生人员个人的职业意愿非常重要，可以说具有主导作用，但在此过程中，如果有卫生组织的支持则能够大大增加卫生人员职业生涯规划的可行性与可实现性。卫生组织可以通过员工职业性向测试以及对卫生人员工作行为方面的信息分析，从组织的角度了解员工的性格特征、专业特长、能力等，帮助员工更加客观全面地意识到自己的知识、技能、动机和其他特征，并通过与员工沟通与交流，充分了解员工职业兴趣，以及对未来职业发展的想法，可为员工提供有关岗位机会和选择的信息，帮助员工确定与职业相关的目标，并与员工一起制订行动计划完成这些目标。

一个完整的职业生涯规划主要包括以下几个关键环节：根据对自身主观因素和客观环境的分析，确立职业生涯发展目标；选择实现这一目标的职业；制订相应的工作、培训和教育计划，并按照一定的时间安排，采取必要的行动实现职业生涯目标。

二、卫生人员职业生涯规划的作用

职业生涯规划不只是员工个人职业成功的战略指南，也是卫生组织实现人岗匹配、人尽其才、才尽其用的需要。对于员工个人来说，制定符合个人职业兴趣与发展愿望的、客观而又富有挑战性的职业生涯规划，可以使自己在职业发展道路上既能做到心中有数，也会因为有清晰而充满期待的职业理想，从而以更加奋进的心态，踏踏实实地为实现各阶段的目标而进行不懈的努力。对于卫生组织来说，通过参与员工的职业生涯规划活动，能够全面深入地了解员工对自己职业发展的所思所想，并通过卫生人力资源管理活动，最大限度地将员工个人的职业愿望与组织发展的需要进行匹配，在成就员工职业成功的同时实现组织的成功。

（一）明确职业发展方向

从组织的角度，员工职业生涯规划的核心内容是通过对员工进行个人职业兴趣、能力、个性特征等的全面分析，帮助员工真正了解自己、筹划职业未来。通过详尽估量主、客观条件和内外环境优势和限制，在"衡外情、量己力"的情形下，设计出符合员工个人特点的、合理而又可行的职业生涯发展方向和目标。员工只有在明确的职业目标指引下，才能够斗志昂扬、积极创造条件去实现目标，否则便会漫无目的，随波逐流。

（二）激励员工努力工作

职业生涯规划为员工个人设计了一个将要为之奋斗的目标，即先给员工设定一个合适的高度，再通过员工自己的努力朝着那个方向前进。明确的奋斗目标时刻提醒和激励员工向它靠拢，当员工达到既定高度后再设新的高度，使员工自我价值得到不断提升和超越，直至完成整个职业生涯。

（三）增加员工成功机会

职业生涯规划是员工依据组织的发展战略，在充分理解组织愿景的基础上、结合自身情况形成的。尽管组织在员工职业生涯规划过程中提供过帮助，但员工才是自己职业规划的设计师。

因此,把个人的发展需求与组织发展的规划相结合,制定符合实际的个人职业生涯目标,可大幅度增加实现目标的可能性。

(四)引导个人发挥潜能

职业生涯规划能帮助卫生人员把精力集中在自己的优势和能够产生高回报的方面,最大可能地发挥自我的潜能。

(五)有助于提前行动

职业生涯规划的制定有助于卫生人员尽早对实现职业规划目标所需知识与技能进行准备。如开展关键活动,包括员工自身能动性关键活动和组织实施的关键性活动。员工自身关键活动包括员工本人的主动学习、个人能力提升、个人特长发展、继续教育等。在职业生涯发展过程中,某些关键活动靠员工个人力量难以实现,需要组织对员工给予支持和帮助,比如开通专业技术晋升通道、开展新技术项目、申报科研课题、进修学习、学位提升等,均需要组织给予政策、技术和资金上的支持。

三、卫生人员职业生涯规划应遵循的原则

在职业生涯规划过程中,组织的角色更像是"参谋",主要是发挥指导、建议的作用,员工才是自己职业规划的设计师和第一责任人。员工在进行职业生涯设计时应遵循以下原则。

(一)实事求是的原则

准确的自我认识和自我评价是制定个人职业规划的前提。个人职业目标一定要同自己的能力、个人特质及工作适应性相符合,应以"实事求是"为原则,切忌好高骛远、不切实际的空想。

(二)环境适应原则

在确定个人职业目标和职业道路时,要综合考虑组织内外的各种因素,国家政策、行业发展、组织文化、领导层的人才观等,都可能影响到个人职业目标的实现。

(三)员工个人目标与组织目标协调一致原则

员工是需要借助组织的平台与力量来实现自己的职业目标,个人的职业目标必须是在为组织发展奋斗的过程中得以实现,离开了组织的目标,便没有了个人的职业发展,甚至难以在组织中立足。所以,员工在制定自己的职业规划时,必须充分考虑组织的发展目标,并要与之协调一致。

四、卫生人员个人职业生涯规划的内容与步骤

根据个人职业生涯规划模型,个人职业生涯规划一般包括以下基本步骤,即自我剖析与定位、组织与社会环境分析、职业生涯机会评估、确定职业生涯目标、确定职业生涯发展策略、职业生涯规划的反馈与修正(图 8-2)。

(一)自我剖析与定位

自我剖析就是对自己做全面分析,通过自我分析认识自己、了解自己。自我剖析是职业生涯规划的重要起始步骤,主要应关注以下方面:

1. 职业兴趣 职业兴趣在人们的职业选择与发展过程中具有重要的作用。职业兴趣的发展一般经历有趣(短暂、多变的兴趣)、乐趣(专一、深入的兴趣)和志趣(具有社会性、自觉性、方向性的兴趣)三个阶段。职业兴趣是职业选择和发展的重要因素。在职业兴趣测试的帮助下,个体可以清晰地了解自己的兴趣类型,从而找到适合自己的职业。

2. 职业性格 性格是个性中具有核心意义的内容,具有态度、意志、情绪、理智等特征。

(1)性格的态度特征:有的人诚实、勤奋、正直、谦逊,而有的人自私、懒惰、虚伪、高傲。

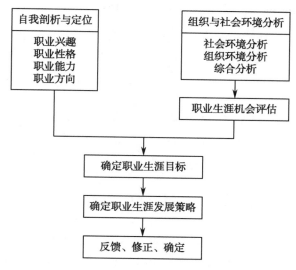

图 8-2　个人职业生涯规划流程

（2）性格的意志特征：有的人果断、勇敢、顽强、严谨，而有的人优柔寡断、怯懦、虎头蛇尾、马马虎虎。

（3）性格的情绪特征：有的人易被情绪支配、控制力较弱，有的人情绪稳定持久、起伏波动较小。

不同工作岗位的职业特征、工作风格、行为模式各不相同，这也决定着它们对于员工的职业性格有着千差万别的要求。在实际工作中，可借助相关量表来测量自己的性格，判断性格类型。

3. 职业能力　能力是一个人从事某种职业的基础，了解自己的能力及不同职业对各种能力的要求，对合理选择职业和确定职业发展目标具有重要意义。

4. 职业方向　当一个人对自己的兴趣、性格、能力有了较全面、客观的认识后，就可以将这三方面联系起来，从总体上确定自己的职业方向。一些职业性向工具可帮助完成这一过程，比较常用的有霍兰德职业性向量表。

（二）组织与社会环境分析

组织与社会环境分析是指对自己所处的组织内部和外部环境进行分析，以确定自己的职业规划是否适应环境的变化，以及如何调整自己以适应组织和社会的需要。短期规划比较注重组织环境的分析，长期规划则更注重社会环境的分析。

1. 社会环境分析　社会环境分析的内容包括国家的经济发展水平、社会文化环境、政治制度和政策法规、社会价值观念等。

（1）经济发展水平：在经济发展水平较高的地区，各级各类卫生组织较为密集，往往对卫生人才需求量较大、但竞争也比较激烈，对人才质量的要求相对也高，对于个人来说，职业选择的机会和职业压力并存；在经济较为落后的地区，由于卫生资源配置的不均衡，对卫生人才的需求更加强烈，就业压力要小很多。

（2）社会文化环境：社会文化环境包括教育水平、文化氛围、公众素质水平、风俗习惯等。良好的社会文化环境，有利于个人接受良好的教育，培养良好的习惯，形成较高的素质，进而为职业发展打下基础。

（3）政治制度和政策法规：政治制度不仅决定了一个国家的经济体制，也会影响到卫生组织的基本结构与体制，进而影响到卫生人才的类型与选择标准。个人的职业选择与发展必须遵循国家政策法规，国家人事政策、卫生政策的变化将直接影响到卫生人员的职业发展。

（4）社会价值观念：社会价值观念即大多数人的价值取向，会对每一个人的职业选择与发展产生影响，甚至左右着人们的职业选择。例如，社会对医生职业很尊敬崇拜，那么选择医疗卫生相关职业的人员就多。

2. 组织环境分析　组织环境分析的内容包括组织文化、管理制度和领导者素质与价值观等。

（1）组织文化：组织文化是卫生组织在长期的生存和发展中所形成的，由多数成员共同遵循的价值标准、基本信念和行为规范，它决定了一个组织如何看待它的员工，因此对卫生人员职业生涯具有重要影响。

（2）管理制度：组织的管理制度包括职称晋升制度、进修培训制度、考核制度、奖惩制度等，它是卫生人员职业开发与发展的基本保障，对卫生人员的职业进步会产生重要影响。科学而实用的管理制度，是组织实现其战略目标的保障，也是个人职业生涯规划得以实施的基础。

（3）领导者素质与价值观：卫生组织的组织文化和管理风格与其领导者的文化素养、领导风格、价值观直接相关，如果组织高层领导者不重视卫生人员的职业发展，员工在职业历程中就很难获得组织上的支持，从而阻碍职业目标的实现。

3. 综合分析　可综合上述组织内、外环境和个人特点的分析，在充分比较的基础上，发现适宜自身特点、具有良好发展潜力和有较高社会需求的职业与发展通路，最终形成具有可行性的职业发展方向。

（三）职业生涯机会评估

职业生涯机会评估主要是评估各种环境因素对卫生人员职业生涯发展的影响，每一个人都处在一定的环境之中，离开了这个环境，便无法生存与成长。职业生涯机会评估包括对长期机会和短期机会的评估。长期机会评估是指通过对卫生组织外部环境的现状及发展趋势的分析，结合自我评估的结果，发现自己职业生涯的长期发展机会。长期机会评估具体包括职业的选择、转换与职业发展策略等，它对职业生涯规划的影响是战略性的。短期机会评估是指通过对组织内部的环境分析，发现在组织内部的短期发展机会，包括确定近期职业发展目标以及为实现近期目标需要采取的措施。

（四）确定职业生涯目标

根据个人对目标实现时间设定的长短，可以将职业目标分为人生目标、长期目标、中期目标和短期目标。

首先应确定人生目标和长期目标，然后再把人生目标和长期目标分解为中期目标和短期目标。职业生涯目标应从一生的职业发展开始，然后分别确定职业生涯的中期和短期目标（表8-2）。

表8-2　某医院员工个人职业生涯规划表

姓名	科室	岗位	日期
第一部分：发展目标			
发展目标： （1）目标一： （2）目标二： （3）目标三： （4）目标四：			
第二部分：个人现状总结			
优势 / 专长：			
当前不足：			

续表

第三部分：实施计划		
发展周期	必选项目	自选项目
第一年		
第二年		
第三年		
第四年		
第五年		
第四部分：支持和评估		
你预计会有哪些挑战和障碍？		
你认为需要哪些支持和资源？		
所在科室意见		
人力资源部意见		

一般而言，个人职业生涯目标的实现也是个人职业生涯成功的具体体现。职业生涯成功是指在工作经历中逐渐积累和获得的积极心理感受，以及与工作相关的成就。职业生涯成功又可分为客观职业生涯成功和主观职业生涯成功。衡量客观职业生涯成功的标准可以被外界直接观察到，且能被不带偏见地衡量和证实，包括薪水、晋升、地位等。主观职业生涯成功又称为内在职业生涯成功，常被定义为个人对职业的满意程度，主要包括职业满意度和对职业表现的自我评价。对职业生涯成功的、全面的评价，也要建立在综合考虑个人、家庭、组织、社会等各方面因素的基础上（表8-3）。

表8-3 职业生涯成功评价体系

评价方式	评价者	评价内容	评价标准
自我评价	本人	才能是否充分施展； 对自己的贡献是否满意； 对自己在职称、职务、工资待遇等方面的 变化是否满意	根据个人的价值观及个人的知识、能力
家庭评价	家庭成员	理解和肯定的程度； 给予支持和帮助的程度	根据家庭文化形成的标准
组织评价	上级、平级、下级	上级的肯定和表彰； 下级、同事的赞赏； 职称、职务的晋升或责权利范围的扩大； 工资待遇的提高	根据组织文化形成的标准
社会评价	社会舆论、社会组织	社会舆论的支持和好评； 社会组织的承认和奖励	根据社会文化形成的标准

（五）确定职业生涯发展策略

职业生涯发展策略是指在确定职业生涯目标后，为争取职业目标的实现而采取的各种积极的具体行动和措施。卫生人员职业生涯发展策略是将目标转化成具体行动的过程，包括教育培训、科室轮转、发展人际关系、谋求晋升等。卫生人员职业生涯发展策略的重点是选择职业生涯路线、实现职业角色转换和发展职业能力。

1. 确定卫生人员职业生涯发展策略的原则

（1）择己所爱：兴趣是职业选择最初的动力。在确定职业生涯发展策略时，应尊重自己的兴趣，选择自己喜欢的职业发展策略。

（2）择己所长：选择自身所擅长的专业，可以使自己在短时间内较快地适应所选职业，获得更大的成功机会。因此在确定职业发展策略时，应根据自己的专业特长，选择能够充分发挥自身优势的策略。

（3）择世所需：卫生事业各类人才的需求会随着卫生服务需求的变化、人才供求关系的变化而变化，因此在确定职业发展策略时，要对卫生事业的发展趋势，以及未来卫生事业各类卫生人才的需求情况有个全面的了解与预估，使自己的职业选择最大可能与国家所需相匹配。

（4）择己所利：对大多数人来说，职业仍然是谋生的手段。因此在确定职业发展策略时，应考虑预期的收益，按照利益最大化原则权衡经济收入与个人兴趣、社会地位、社会贡献等因素。

2. 职业生涯路线　职业生涯方向选择应考虑以下三方面内容：

一是纵向发展。即个人职位由低到高提升，如从初级技术职称到中级、副高级、高级的晋升，这是卫生技术人员职业发展的主要方式，职业发展路线清晰。

二是横向发展。即在同一层次不同职务之间调动，这种方式适合对专业没有严格限制的岗位人员，如卫生行政管理人员，平级调动表面上看似没有进展，但通过轮岗有利于发现自己的优势和积累相关工作经验，为后续的晋升打下基础。

三是向核心方向发展。该发展模式主要是针对高级人才的职业生涯规划线，在高级人才已有的职务和职称基础上，力争承担更多的责任，把握更多参与决策的机会。

3. 职业角色转换　当承担的职业角色发生变化时，所需要的知识、能力也应随之发生变化。如主治医师岗位，要求的主要是业务知识与技能，而当晋升为副主任医师时，可能需要自己带团队，这时不但需要更高深的专业知识与技能，还需要具备一定的学科建设、专业团队管理等方面的能力。也就是说，当职业角色发生转换后，职业发展策略也要进行相应的调整。

4. 发展职业能力　发展职业能力的方法有很多，其中教育与培训是比较常见而有效的方式。职业能力发展方式依据不同的职业生涯阶段和不同的职业发展目标而定。所以个人应当根据职业发展需要，尽早制订并实施具体而明确的职业能力发展计划。

（六）职业生涯规划的反馈与修正

反馈与修正是指在实现职业生涯目标的过程中，根据实际情况不断总结经验和教训，修正对自我的认知和对职业目标的界定。在经历了一段时间的工作之后，应有意识地对自己的职业经历进行回顾，参考来自各方面的反馈意见，检查自我定位是否准确，对职业目标的设想是否客观、正确，通过不断确认、强化或修正，使个人的职业目标越来越清晰而坚定。

第四节　卫生人员职业生涯管理

一、卫生人员职业生涯管理概述

（一）卫生人员职业生涯管理的概念

卫生人员职业生涯管理（career management of health workers）指的是由卫生组织实施的一系

列对员工个体的职业发展产生有利影响的管理活动,包含培训、指导评价、职业发展咨询等,旨在开发员工潜力,帮助员工探索和实现个人职业目标,满足员工自我实现与组织发展的需要。员工个人的职业发展需求应与组织对人才的需要相适应、相协调,使组织因卫生人员的发展而发展,也使卫生人员因组织的发展而获得更大的发展机会,两者相互依存、相互促进。

(二)卫生人员职业生涯管理的特征

卫生人员职业生涯管理的对象是卫生组织内的全体员工,目的是通过促进员工个人的全面发展来推动组织的发展,因此,卫生人员职业生涯管理具有长期性、专业性、全局性与战略性的特征。

1. 长期性 无论对卫生组织还是对卫生人员,职业生涯管理都是一项长期的管理活动。对卫生人员而言,职业生涯管理涉及个人从进入到离开卫生组织的全部职业历程;对卫生组织而言,职业生涯管理涉及该组织从创建之日起至未来发展的整个过程,组织要在不同发展阶段为员工提供不同内容的支持。

2. 专业性 卫生组织要做好员工职业生涯管理工作,管理者既要具备心理学、行为科学、医疗卫生、教育培训等方面的知识与技能,还要具备计划、组织能力以及管理沟通能力,因此员工职业生涯管理具有一定的专业性。

3. 全局性与战略性 对员工个人而言,职业生涯管理会影响到职业目标的实现、生活与工作的平衡等各方面;而对卫生组织而言,职业生涯管理涉及组织内各级、各类人员,员工的职业发展必然对组织的各项工作产生直接或间接的影响,也一定会对组织的未来发展产生战略性影响。

(三)卫生人员职业生涯管理的意义

职业生涯管理旨在将组织目标与个人目标联系起来,组织的发展需要依靠员工的力量来推动,员工需要依靠组织的平台获得工作和发展的机会。因此,职业生涯管理对各级各类卫生组织和卫生人员都具有重要作用。

1. 促进卫生人员的组织化 卫生人员的组织化是指卫生人员在卫生组织中完成社会化、成为合格的卫生人员的过程。在这一过程中,职业生涯管理一方面能够帮助卫生人员了解和适应职业岗位、组织文化和职业心理的转换;另一方面可以促进组织对新聘员工的认同,使新员工逐步符合组织职业岗位的需要。

2. 促进卫生人员发展与组织发展的统一 员工职业发展规划完成后,就要积极创造条件,不断地提升自己的职业能力,从而获得职业晋升或成长。在此过程中,组织也会根据不同类别人员的职业目标结合卫生组织发展需要进行人力资源调整与优化配置,最大限度地满足员工与组织双方发展的需要,做到人岗匹配、人尽其才。以员工的发展促进组织的发展,组织的发展支撑员工职业发展,达到卫生人员与组织发展的和谐与统一。

3. 促进卫生组织吸引和留住人才 职业生涯管理是组织吸引和留住优秀人才的重要手段。卫生组织通过人员与岗位的科学匹配,使员工能力得到充分利用,使组织获得人力资源最佳效益。卫生组织通过有效的职业生涯管理,积极为人才创造发展条件,在工作安排上为员工搭建发展平台,在教育培训上舍得投入,员工在工作中得到锻炼,在学习中增长了才干。在组织与员工的互动之中,卫生人员会感受到组织的关怀,进而会对组织产生归属感和认同感,更会提升卫生人员的忠诚度与敬业度,组织也会在强大人力资源的支撑下发展得越来越好。

4. 促进组织优化卫生人力资源结构 卫生组织通过将员工职业生涯管理、组织发展对人力的需求、岗位胜任要求等相结合,可以对组织内各种岗位和人才进行系统的设计与规划,为关键岗位制订人才替代方案。组织一旦出现岗位空缺,能够迅速在内部按既定方案寻找到替代者,提高组织人力资源配置效率。

5. 促进组织人力资源管理创新 卫生人员属于高知群体,专业特色明显,综合素质较高,具有明确的职业理想,发展路径也比较清晰,他们注重工作体验感,追求自我成长、职业成就感与人生价值的实现。因此,卫生组织的人力资源管理应根据知识型员工的特点不断更新管理理念、创新管理方法,适应时代的要求。卫生组织在员工职业生涯管理方面要以人为本,在识别人才、评价人才、开发人才、使用人才上，公平公正地对待每一个人，充分体现出对人才的尊重，使卫生人才在良好的生态环境中发展成长。

（四）卫生人员职业生涯管理的原则

1. 利益整合原则　职业生涯管理要考虑各利益相关者的要求与期望，包括卫生人员利益、卫生组织利益和社会利益，其中社会利益是大前提，个人的发展也不能置身于组织之外。利益整合并不意味着牺牲卫生人员的利益，而是处理好个人发展与组织发展的关系，寻找个人发展与组织发展的结合点，使个人的发展更具有可行性。

2. 公平、公开原则　公平、公开的目的是要达到公正。卫生人员职业生涯管理的对象是组织内的全体人员，在提供各种职业发展信息、教育培训、学习进修及职务晋升等机会时应保持透明度，使组织内每一个成员公平地获得发展机会，这是维护员工整体积极性的保证。

3. 协作进行原则　协作进行原则是指卫生组织与卫生人员双方要共同协商、共同参与职业生涯管理活动，共同制定、实施和完成职业生涯规划。

4. 时间梯度原则　时间梯度原则就是对卫生人员的职业生涯分阶段进行管理，每个阶段都应有明确的起点和终点。组织对个人职业生涯的各阶段进行观察、设计、实施和调整，对组织未来提供的各种职位进行预测与规划，使两者能够达到动态平衡，以保证职业生涯管理的连续性。

5. 发展创新原则　发展创新原则是指在职业生涯管理中，提倡发现和解决新的问题或用新的方法处理常规问题。卫生人员职业生涯管理工作需要根据组织内部环境和外部环境的不断变化，创造有利于卫生人员发挥自身潜能的条件，不断创新职业管理机制，达到员工自我实现和组织发展目标的统一。

6. 全面评价原则　全面评价原则是指在卫生人员职业生涯管理中，组织应对其员工具有充分的了解和客观的评价，以此作为卫生人员职业生涯规划与管理的基础。

（五）卫生人员职业生涯管理与卫生人力资源管理的关系

卫生组织职业生涯管理不仅是卫生人力资源管理过程中的一个环节，还是一项相对独立的管理体系，具有相对完善的理论基础和内在逻辑。从范围上来说，卫生人力资源管理并不能完全覆盖卫生组织职业生涯管理的所有内容，两者既存在隶属关系，又有一定差别。

第一，卫生人力资源管理主要是由卫生组织进行管理；而卫生组织职业生涯管理既有组织的行为，也包括卫生人员的自我管理，是一个相互参与、共同实施的管理过程。

第二，卫生人力资源管理主要以组织发展为目标，更多的是从组织的角度考虑问题，更关心组织的利益；而卫生组织职业生涯管理以协调组织发展和卫生人员发展为目标，更多是从卫生人员角度考虑问题，更加体现以人为本的理念。

第三，卫生人力资源管理更多地依靠规范的制度和程序，为组织获取、开发所需要的卫生人力资源，更加重视卫生人员在数量、质量、结构和分布上的合理性；而卫生组织职业生涯管理则涉及卫生人员的整个职业生涯，包括员工进入组织后的职业发展全过程。

第四，卫生人力资源管理以组织发展和变化为导向，要求卫生人员适应组织发展，以增加组织的竞争力；而卫生组织职业生涯管理以个人职业生涯发展和变化为导向，帮助卫生人员进入理想的卫生组织并适应组织环境，充分发展潜能和实现自我价值，强调增强卫生人员个人的竞争力。

综上，只有将员工职业生涯管理与卫生人力资源管理中的各项职能有效衔接起来，才能真正处理好员工发展与组织发展的关系。

二、卫生人员职业生涯管理体系

（一）卫生人员职业生涯管理机构

职业生涯管理机构是专门从事卫生人员职业生涯管理的部门，有的卫生组织将其内设在人力资源管理部,有的则是单独设置。其主要职能包括:建立员工职业生涯规划档案;评估员工素质(知识、技能、心理、潜能等);帮助员工确定职业发展目标,协助员工制定个人职业生涯规划;负责员工教育培训安排,提升员工职业素质;整合组织内外部资源,搭建员工职业发展平台;建设员工职业发展信息平台,发布与职业生涯管理相关信息。在此过程中,卫生人员和管理机构均可对照员工职业生涯规划档案中的目标和行动计划,实施职业发展所必需的关键性活动。

(二)卫生人员职业生涯管理制度体系

1. 职业信息发布制度　建立内部员工职业发展信息平台,发布与职业相关的信息。通过向卫生人员提供内部工作岗位空缺信息、岗位履职条件、介绍各种职业的发展方式等,能使卫生人员及时、动态地了解到所在组织即将进行的岗位调整与岗位需求情况,便于员工对自己的职业生涯目标进行进一步的调整与修订,使之朝着更有利于员工与组织的方向发展。

2. 职业生涯修正制度　在员工实施职业生涯规划的进程中,随着周围环境的改变、自身知识的增长、兴趣爱好的变化,已经确定的职业发展目标可能会发生改变,此时如果继续要求员工坚持原来的职业生涯规划目标,可能给员工带来挫折感,从而影响员工的工作积极性和工作效率。因此,卫生组织应做好员工职业生涯发展的实时追踪和观察评估工作,如果在职业发展过程中发现既定目标难以实现,或是职业发展路径不符合员工自身实力和水平,应帮助员工对职业发展目标和路径进行修正。

3. 员工晋升制度　职位晋升既是员工职业发展进步的外在表现,也是组织对员工工作成就的认可,因此无论是员工个人还是卫生组织对此都十分重视。科学、客观、公正的晋升标准,公开透明的员工晋升制度,无疑是对员工职位晋升提供了行动指南。

4. 职称评审制度　卫生专业技术人员是构成卫生组织的主体,职称晋升制度是卫生专业技术人员专业能力、专业地位跃升的关键通道。因此职称评审制度对于卫生专业技术人员来说非常重要。近年来,我国对卫生专业技术人员职称评审标准进行了重大改革,国家要求,在职称评审过程中要坚持新时代卫生与健康工作方针,遵循卫生健康行业特点和人才成长规律,以促进人才发展为目标,以科学评价为核心,以品德能力业绩为导向,科学、客观、公正地评价卫生专业技术人员。因此卫生组织要根据《人力资源社会保障部　国家卫生健康委　国家中医药局关于深化卫生专业技术人员职称制度改革的指导意见》(人社部发〔2021〕51号)的要求,结合本组织的实际,加强职称评审制度建设,激发卫生人员工作积极性,为实现卫生组织功能与目标提供人才支撑。

(三)卫生人员职业生涯管理相关的人力资源规划

1. 卫生人员职业生涯规划　为了实现卫生人员自身发展和组织发展目标的有机结合,组织职业生涯管理需要向卫生人员提供各类岗位需求信息,帮助其进行岗位分析、自我分析,指导和帮助确定职业目标、职业发展路线和职业发展策略,形成个性化职业生涯规划。①工作描述与工作分析:进行工作分析是为了获得与岗位相关的信息,为卫生人员制定有效的职业发展策略提供基本依据,主要包括每个岗位的基本资料、工作描述、任职要求等信息。②员工素质测评:通过对卫生人员的智商测试、能力测试、人格测试、职业兴趣测试、动机测试、气质特征、领导类型等方面的测评,全面了解卫生人员的个性特点、优势与不足。③确定职业发展目标:在工作分析的基础上,帮助员工发现适合的工作岗位,明确职业发展的短期目标、中期目标和远期目标。④帮助卫生人员确定自己的职业发展路线:卫生组织要全面展示组织的职业阶梯、任职条件、竞争情况和成长机会,使每一个卫生人员都能清楚地了解本组织的职业生涯路线。

2. 卫生人员职业开发体系　构建完整的卫生人员职业开发体系,主要分为5个阶段:第一,需求调研与诊断阶段,识别特定工作需要的技能,评估员工的技能,根据他们的不足之处制定具体的、可测量的知识和绩效目标;第二,职业开发制度设计,编写和制定培训内容,包括工作手册、练习和活动;第三,职业开发内容规划阶段;第四,职业开发计划实施阶段,对目标员工群体进行培训;第五,效果评估与总结阶段。

3. 晋升规划　根据卫生组织人力资源的分布和结构,制定卫生人员的晋升政策和路线。在晋升规划中,应包括晋升人数、时间、比例、职位类别及待遇等内容;明确晋升的基本依据,使各类职位的晋升有相对客观的标准,如人事测评、员工培训、绩效考核等,并对各类测评赋予权重系数。

4. 配备规划　在制定配备规划时应注意两个问题:当上层职位较少而待提升人员较多时,应通过配备规划增强横向流动;在某类卫生人员工作负荷较大时,通过配备规划改变工作的分配方式,适当增加职位或均衡各职位的工作负担,以解决工作负荷不均的问题。

5. 继任规划　继任规划(succession planning)也称"接班人计划",是指卫生组织为保证内部各重要岗位有一批优秀的人才能够继任而制定的管理制度。

继任规划的过程一般包括三个阶段。第一,选择高潜能的卫生人员。为了实施继任规划,卫生组织首先需要选择一批具有高潜能的卫生人员作为培养对象,进入继任备选人才库,后续过程中对其进行动态绩效评估。第二,开发高潜能的卫生人员。这是一个有针对性的能力开发过程。从组织战略层面、员工个人需求层面和卫生行业要求层面出发,定期开展培训需求的调研,及时识别员工所需的工作技能以及遇到的发展瓶颈。第三,确认高潜能的卫生人员。这个过程一般由卫生组织的最高管理者来确认,考察内容主要包括卫生人员是否适应了组织文化,其个性特征是否能代表卫生组织,所具备的知识、技能、态度能否胜任工作岗位的要求等。

6. 导师计划　导师计划(mentor program)是指由卫生组织中富有经验、专业技术水平高的资深员工承担对新员工的培养责任。

制订导师计划的具体步骤包括①确定要建立关系的群体:了解卫生组织内初级与高级人员的情况,明确可作为候选人的导师和被指导者,确定配对标准和建立导师关系的程序。②个人资料分析:收集拟任导师和被指导者双方的相关信息,分析双方在职业生涯目标、个性特点、绩效记录及发展需求等方面的一致性,以更加客观地进行有效配对。③建立指导关系:卫生组织应提出建立导师关系的目标、指导的内容、对双方的要求与期望、能够提供的支持等。导师与被指导者之间的指导关系,应在符合相关政策与规定的基础上,按照组织指导、双方自愿选择的原则进行。通过导师和被指导者的相互自愿挑选,确定指导关系。④定期检查和反馈:导师计划的执行应有详细的记录,卫生组织应定期检查导师计划的执行情况,对指导的内容、方式、进度、效果等进行及时总结和反馈,以保证计划执行的效率与质量。

三、分阶段的职业生涯管理

(一)职业生涯早期阶段的组织管理

1. 职业生涯早期阶段的主要问题　新入职的员工对组织的认识往往是基于外部信息而形成的期望与判断,当真正成为组织一员的时候,来自本人对组织内部的了解才刚刚开始。这时员工对工作中的角色、岗位职责的认识以及人际关系等多方面均处于观察与探索阶段。很多时候,期望与现实之间会有一定的差距,特别是遇到问题时往往会有心理落差,甚至对自己的判断产生怀疑。因此,如何通过一定的措施、策略,让新员工尽快融入组织,接纳组织文化、建立良好的人际关系,熟悉岗位工作,缩短适应期,提供员工心理契约,对任何组织来说都是非常重要的工作。

2. 职业生涯早期阶段的组织管理策略

(1)积极进行新员工导向教育:卫生组织应该通过一系列的活动使新进入的卫生人员尽快熟悉组织及其工作,完成组织文化的导向教育和技能的岗前培训。

(2)给予员工有挑战性的工作:在不给组织带来巨大风险和代价的前提下,可以给予新员工具有挑战性的工作。对于具有一定工作经验、处于成熟期的员工,应给予独立工作的机会,并使之承担具有一定职权的工作。

（3）有效提供建设性的反馈：反馈是把工作的评价结果及时告知给员工本人，这是绩效评价的重要一环。通过建设性的反馈，可以对职业早期的员工行为及时给予肯定和调整，有利于提升他们的工作能力。具体实施过程中，需要注意既要如实反映工作中的问题，也要保护员工的工作热情和自尊心，才能达到应有效果。

（4）构建既现实又灵活的职业生涯路线：职业生涯路线是卫生人员在卫生组织中的职业生涯发展框架，具体指一连串的工作职位，如住院医师、主治医师、副主任医师、主任医师，以及科室主任、院长等。确定的职业生涯路线有助于卫生人员对职业发展持有美好期待，有助于员工产生积极工作的内驱力。

（二）职业生涯中期阶段的组织管理

职业生涯的中期阶段往往伴随着一个人的年龄进入中年阶段，一般指 40~55 岁。在这个阶段，卫生人员的专业技术更加成熟，工作能力得到一定程度的认可，薪资福利在稳定增加，其中有少部分人获得晋升，进入管理高层或高级技术职位。

1. 职业生涯中期阶段的主要问题

（1）出现职业高原现象：卫生人员在职业发展中期会面临职业路线的选择越来越窄、发展机会也越来越少的困境，这种情况被称为"职业高原现象"。对实践经验和专业技能要求较高的卫生职业，这种现象出现较晚且相对缓和。但随着医疗卫生人才市场竞争压力的增加，这种职业停滞现象在卫生组织中的表现也逐步显现，甚至影响到更低层级的年轻人。

（2）工作热情下滑，知识更新缓慢：在这个时期，少部分人获得晋升，获得更高的职位、承担起更大的责任。但是仍有一部分工作出色的老员工，专业能力、绩效水平都较高，但受晋升名额等条件的限制，难以获得晋升，职业发展遇到了瓶颈、工作积极性受到影响；还有的员工不再像职业发展早期那样积极进取、雄心勃勃，而是满足于现状，甚至放弃调整工作机会，转而更多地关注家庭或薪酬待遇。老员工对工作热情的下降也致使获取工作相关知识的速度减缓，专业技能呈现下降趋势，渐渐被年轻人赶超。

2. 职业生涯中期阶段的组织管理策略

（1）专家辅导：针对该阶段卫生人员对于个人尊重和自我完善的需要，一方面，组织可利用其经验和智慧，让他们承担新员工的指导员、协助者，使其产生被需要和被尊重的感觉，增强他们在组织中的责任意识；另一方面，组织应倡导职业成功标准的多元化，引导卫生人员认识到，职业成功的标准不仅是晋升、财富，还有工作本身带来的乐趣、工作经历的多样性，以及在此过程中的不断自我超越、自我完善的心理体验。

（2）综合激励：①设计宽带薪酬制度：宽带薪酬可以不通过职位层级的提高来达到薪酬水平提高的目的。这样，卫生人员将专注于自身技能的提高与业绩的改善，从而淡化职位晋升的需求。②岗位轮换：在一些技术岗位和管理岗位，可采用工作轮换和平级调动的方法驱动员工继续发展。这两种手段都可以使员工感受到新的挑战，需要不断学习新的知识，跟上组织发展的步伐，进而使整个组织形成合力，全员同心同德共举发展大业。③创造宽松的工作环境，使卫生人员在和谐的工作环境中快乐工作。

（3）挖掘潜力：对于专业性较强的技术岗位，不便于对大量员工进行工作轮换和平级调动。组织可以通过团队重组的方式，如划分任务小组、项目团队和临时攻关小组，使工作多样化与丰富化，以此激发老员工重新焕发工作激情与潜能。在这种情况下，人力资源管理部门需要特别注意的是，一定要明晰工作职责，约定绩效目标，并且准确反馈，以增强卫生人员对工作改进的重视程度。

（4）培训教育：组织可以通过持续的培训和教育，帮助员工及时适应和有效应对内外环境的变化。持续的教育不仅能使员工更新知识体系，也有利于员工修正自己的职业方向，使其避免进入职位晋升的独木桥。对于不适应组织工作的少数人员，持续的教育也可以为其再就业提供机会。

（三）职业生涯后期阶段的组织管理

职业生涯的后期阶段是退休准备阶段，即进入事业的衰退期。对于卫生人员来说，一般指退休前的 3~5 年。退休前主要任务是：完成交接班，培养新人，并为退休做准备，以便适应退休生活。

1. 职业生涯后期阶段的主要问题 在职业生涯后期，随着员工个人的健康和工作能力的逐步衰退，工作能力与责任也将随之削弱，相应的在组织中的中心地位和作用也在逐步下降，逐步向年轻一代移交权力责任。同时，还有可能面临家庭和职业上的其他问题。该阶段的员工常会出现以下问题：

（1）中心地位下降需要心理过渡：在职业生涯后期，卫生人员逐渐从重要岗位上离开，而将重担交给年轻员工。在这一过程中，有的员工可能会表现出对组织行为的不理解，消极怠工，甚至不愿意配合新人开展工作的现象，最终造成组织效益的下降。

（2）不安全感增加，情感需求强烈：卫生人员在面临退休时，不安全感骤增。其不安全感来自很多方面：一是经济上的不安全感，由于退休或从重要岗位退出后，收入可能会减少，造成对衣食住行花费的担忧；二是心理上的不安全感，子女逐步独立，员工担心被家庭、子女冷落和歧视；三是健康问题，多种原因使该时期的员工极需心理上的安慰和支持。

（3）竞争力和职业能力下降：由于前述因素的影响，员工可能会出现安于现状的想法，导致学习能力和整体职业能力均呈下降趋势。但是另有证据表明，该阶段员工的缺勤率、事故率一般较低，工作满意度较高，且通常会有更积极的工作态度。因此，对于本阶段员工职业能力的评价应该慎重，对于把人生最好时光都贡献给组织的员工来说，组织更应该理解、尊重他们。很多研究表明，组织对老员工价值与贡献的认可，是他们保持与年轻员工一样高绩效工作状态的重要因素。

2. 职业生涯后期阶段的组织管理策略 对处于职业生涯后期的卫生人员，组织如果善于管理，可使这些人力资源变成一种宝贵的财富；如果管理失当，就会成为很多冲突的根源，增加矛盾，影响组织发展。组织可采取的措施有：

（1）做好退休管理：退休员工的管理首先应该遵循国家的相关政策法规，根据组织的实际情况，制订相应的保障措施。除此之外，卫生组织应为即将退休的卫生人员制订详细的退休计划，帮助他们树立正确观念，做好工作交接，维持良好的退休秩序。对于一些工作能力强、对工作有强烈忠诚度的员工，可制订特殊的退休计划项目。

（2）做好绩效沟通工作：为了预防可能出现的工作效率下降、绩效降低的现象，卫生组织应该与员工明确绩效评价标准并使之知晓，且持续进行绩效评价，一旦出现无效绩效的后果，应该用合适的语言与员工进行准确、无偏见的绩效反馈，促进老年员工继续努力工作。

本章小结

1. 职业生涯规划是指将个人成长与组织发展相结合，在对职业生涯的主客观条件进行测定、分析、总结研究的基础上，根据自己的职业兴趣、爱好、能力、特点进行综合分析与权衡，确定自己的职业发展目标，并为实现这一目标所作出的有效安排。卫生人员职业生涯规划是指将个人职业发展与卫生组织发展相结合，在对影响个人职业生涯的各种主观因素和客观因素分析的基础上，制定有关个人一生事业发展的战略设想与计划安排，这一过程主要由员工个人完成。

2. 卫生人员职业生涯管理指的是由卫生组织实施的一系列对员工个体的职业发展产生有利影响的管理活动，包含培训、指导评价、职业发展咨询等，旨在开发员工潜力，帮助员工探索和实现个人职业目标，满足员工自我实现与组织发展的需要。员工个人的职业发展需求应与组织对人才的需要相适应、相协调，使组织因卫生人员的发展而发展，也使卫生人员因组织的发展而获得更大的发展机会，两者相互依存、相互促进。

3. 卫生人员职业生涯管理要遵循利益整合原则、公平公开原则、协作进行原则、时间梯度原则、发展创新原则、全面评价原则。

4. 员工职业生涯管理体系一般包括员工职业生涯管理机构、员工职业生涯管理制度体系以及与员工职业生涯管理相关的人力资源规划。

5. 由于员工在不同的职业生涯阶段存在的主要问题不同，卫生组织应该根据员工不同的职业生涯阶段进行有针对性的管理。

思考题

1. 为什么应该做好卫生人员职业生涯管理？
2. 如何针对职业生涯中期阶段的员工进行职业生涯管理？
3. 实施导师计划对卫生组织有什么积极作用？

（李晋辉）

第九章　卫生人员培训与开发

　　培训作为人力资源管理的一项基本职能活动,是人力资源增值的一种重要途径。对卫生人员进行持续培训与开发有助于促进我国卫生健康事业不断完善,也有利于满足人民群众日益增长的卫生服务需求。

　　本章将围绕卫生人员培训与开发的概念、组织实施与管理、组织实施过程中需要用到的技术与方法等进行介绍。

第一节　卫生人员培训与开发概述

一、卫生人员培训与开发的概念

(一)卫生人员培训与开发的界定及内涵

　　培训与开发是人力资源管理的重要内容之一,培训与开发是指由组织设计实施的,旨在为员工提供与当前或未来工作有关的知识和技能,以满足员工和组织当前或未来工作需要的一系列有计划、有目的、系统性的活动。培训与开发是希望通过系统化的方法和理论激发受训人员的全部潜力,帮助他们做好职业规划和才能的开发,提高他们的工作绩效,从而促进组织目标的实现。因此,培训与开发是一项系统复杂的工作。

　　在人力资源管理中,"培训"和"开发"两个词经常同时出现,虽然都具有对人员教育的意义,但是各自侧重有所不同。培训的目的是使员工的工作能力更好地与现在的工作岗位相匹配,更多关注的是员工目前的工作能力与近期的工作表现,是一种具有短期目标的行为。而开发的目的是使员工掌握与其将来的工作岗位相匹配所需要的工作能力,更关注为将来的工作和需要作准备,是一种具有长期目标的行为。因此从某种角度来看,培训可视为开发的基础。但在人力资源管理实践中,往往并不把培训和开发作严格的界定与区分,而且随着培训越来越具有战略性和系统性,通常强调根据组织战略和职业生涯规划来系统开展培训和开发工作。

　　卫生人员培训与开发(training and development of health workers)是指卫生组织通过各种方式帮助卫生人员提高工作技能、知识水平以及树立正确的观念和积极的工作态度,以最大限度地促使卫生人员的工作能力与现在或将来的工作岗位相匹配,从而改善卫生人员的工作绩效,并最终提升卫生组织的整体绩效,助力卫生组织战略目标的实现。

(二)卫生人员培训与开发的特点

　　总体来说,卫生人员的培训与开发具有以下特点:

　　1. 长期性　卫生健康事业属于知识密集型的领域,卫生人员需要充分的知识储备才能够提供符合质量规范和标准的技术与服务。并且,随着社会的发展、医学技术的进步以及人民群众对健康需求的日益提升,卫生人员需要不断更新知识和技能,与其他职业相比,其更强调终身性学习,因此卫生人员的培训与开发呈现长期性的特点。

　　长期性具体表现在两方面:一是在岗培训时间长。临床医学专业人员在成为具备高水平专业技能人才之前,还需要进行 3~5 年的规范化培训。二是持续终身的技能开发。为了应对卫生领域的各种新需求、新问题、新挑战,卫生人员需要不断掌握新知识、新技能,主动学习或被动训练将贯穿卫生人员职业生涯的全过程。

2. 专业性　卫生健康事业的服务对象是人,服务的内容紧密关系到人的生命健康,其从事工作的专业性极强。因此,卫生人员必须具备专业知识和技能,培训的专业性也十分突出。

但值得注意的是,卫生人员培训的专业性并不意味着知识和技能的"单一化"。相反,在"以人为中心"的服务理念指导下,国家正在大力培养全科医学人才。所以,卫生人员培训的专业性更多的是强调具备专业的知识和技能。

3. 政策性　卫生人员须参加各类培训是我国法律法规、相关政策规定的。如2022年3月1日起正式实施的《中华人民共和国医师法》,在第二十二条中明确规定医师在执业活动中享有以下权利:医师可以从事医学教育、研究、学术交流;可以参加专业培训,接受继续医学教育等。同时,第四十二条也明确提出了对于考核和培训的要求:即受县级以上人民政府卫生健康主管部门或者其委托的医疗卫生机构、行业组织应当按照医师执业标准,对医师的业务水平、工作业绩和职业道德状况进行考核,考核周期为三年;对具有较长年限执业经历、无不良行为记录的医师,可以简化考核程序;受委托的机构或者组织应当将医师考核结果报准予注册的卫生健康主管部门备案;对考核不合格的医师,县级以上人民政府卫生健康主管部门应当责令其暂停执业活动三个月至六个月,并接受相关专业培训;暂停执业活动期满,再次进行考核,对考核合格的,允许其继续执业。

二、卫生人员培训与开发的意义

随着经济全球化的发展、居民生活水平的提高、医学科学的不断进步,同时,我国卫生健康事业在信息化、城镇化、人口老龄化等背景下,卫生人员面临着更为严峻的挑战。对卫生人员进行有效的培训与开发,有助于满足人民群众日益增长的医疗卫生服务需求。因此,卫生人员培训与开发对卫生人员本身、卫生组织机构和卫生健康事业战略目标的实现均有重要的意义。

(一)对个人的意义

各种新技术、新设备大量涌入卫生领域,居民的卫生保健需求日益提高,如果不对卫生人员进行继续教育培训,他们将不能够顺利完成卫生保健任务。卫生人员要不断进行知识更新,掌握新理论、新技术,以便解决社会发展过程中出现的新问题、新挑战,所以对卫生人员的培训必须是长期的。因此,从人力资源管理的视角来看,培训与开发是一项重要的人力资源投资,同时也是一种有效的员工激励方式。具体来看包括以下几方面:

1. 行为层面　从行为层面来看,培训与开发有利于卫生人员更好地深入掌握相关技能,胜任其工作,取得良好的工作绩效。

2. 精神层面　从精神层面来看,培训与开发能够帮助员工树立正确的工作态度、工作责任心、精神风貌等,从而提高工作积极性和对组织忠诚度。心理学家的研究表明,如果员工感受到自己的工作岗位既友好又专业,那么他的自信心和对工作的投入程度会大大增强。作为卫生人员,在选择这个行业之初,往往已经做好进行终身学习的准备,是否能够在组织中得到锻炼和成长,已成为他们重要的择业标准之一。反过来,医疗卫生组织如果能够满足员工的这种自尊、自我实现需要,将激发出员工深刻而又持久的工作动力。

3. 个人长远发展　从个人的长远发展来看,培训与开发能够更好地发挥个人潜能,不仅有助于帮助员工实现自我价值,而且对个人职业生涯保持竞争力和持续发展也起着举足轻重的作用。

(二)对卫生组织的意义

卫生人员是卫生系统获得长期优势的核心竞争力,卫生人员培训对保持和发展卫生人力素质具有重要作用。培训是比较普遍且通用的卫生系统对现有卫生人员开发的方式。

1. 有助于实现组织的战略目标　人力资源是现代组织的第一资源，作为人力资源管理中的重要一环，卫生人员培训与开发可以充分调动卫生人员的工作积极性和主观能动性，提高卫生人员的工作绩效，降低成本，从而提高卫生组织的绩效。

2. 塑造良好的组织文化　通过对员工的培训，员工不仅在知识和技能方面有所提高、自信心得到加强，而且也会感到组织对他们的关心和重视，增强卫生组织的内部凝聚力，从而有助于保持员工对组织的忠诚度、避免人员流失，保证卫生组织的核心竞争力。

3. 提高卫生组织服务水平　卫生人才的成长具有明显的实践性，医学知识的更新周期短，新理论、新技术、新产品层出不穷；同时，随着居民生活水平的不断提高，对卫生服务也提出了更高的要求，各类卫生组织只有不断提高卫生服务水平，才能适应社会的需要。提高服务水平不仅要求各类卫生人员更新知识、提高技能，还要求提高职业素养、培养职业精神，只有有计划地开展各种在职培训活动，才能满足这种要求。

（三）对卫生健康事业的意义

我国卫生健康事业处在信息化、城镇化、人口老龄化等大环境变革中，各类卫生机构对卫生人员各项技能和综合素质都有了更高的要求。因此，做好卫生人员培训与开发工作有利于提高居民的整体健康水平。不仅如此，通过培训与开发提升卫生人员的职业素养，也有助于培养其面对纷繁复杂、动态变化的社会环境的良好适应能力，确保卫生人员与时俱进。例如，通过培养医务人员的沟通能力，有助于构建和谐的医患关系；通过培养应急处置的反应性，能够更好地保护自身安全；通过培养信息化操作能力，能够更加高效地处理工作中的各项事务、缓解工作压力等。此外，卫生人员培训与开发也是满足各类卫生人才需求的重要途径。例如，在国家大力发展基层卫生服务的背景下，卫生机构对社区全科医生、农村卫生人员的需求量增加，各种形式的转岗培训、规范化培训等成为弥补此类人才数量不足的主要方式。卫生人员培训还能通过提供专业进修课程、领导力提升培训等，让卫生人员在职业发展中不断成长和晋升。所以，对卫生人员进行有目的性、有规划的培训与开发，能够促使整体卫生健康事业的良性发展。

三、卫生人员培训与开发的内容

（一）卫生人员培训与开发的主要内容

卫生服务是科学性和综合性很强的工作，这就要求提供卫生服务工作的卫生人员不但要具备较高的业务素质，还必须具有较高的人文素质才能胜任本职工作。因此培训与开发大致包括以下内容：

1. 理论知识　理论知识的培训内容通常包括与工作岗位相关的基础知识和专业知识。基础知识主要包含卫生人员完成本职工作所必须具备的知识，如医务人员行为规范、仪容仪表、医德医风、院感知识、质量管理等方面知识。具有扎实的基础理论是卫生人员学习相关业务知识、提高自身素质的基本功，否则无法谈及技术的创新和理论的发展。专业知识是指卫生人员从事医疗、护理、技术和管理等岗位工作所需要具备的针对性的知识，包括医学、药学知识，甚至包括相关的健康法学知识等。卫生人员还应结合本专业的特点，有目的地了解一些国内外医学最新发展趋势和科研动态。卫生专业技术人员尤其需要跟踪了解与学习最前沿的学科发展资讯，这样才能具备开阔的视野、创新的思维，从而在更高的层次上促进专业技术水平的提高。

通过培训使员工具备完成职位工作所必需的基本业务知识，了解组织的基本情况，如发展战略、经营方针、组织文化、规章制度等。理论知识的培训通常简单易行，可通过自行学习、知识讲座等方式开展。但如果仅停留在理论知识层面，所学的内容容易忘记、通常效果不佳。

2. 实践技能　通过培训使员工掌握完成岗位工作必备的技术和能力，如操作技术、分析能力、应变技术、沟通能力等。卫生人员所需的实践技能主要指完成本工作岗位所需要的涉及操作的技能。实践技能培训的内容包括医务人员的通用技能，如消防安全、手卫生、消毒隔离技术等技能，也包括一些特定岗位的技能，如心肺复苏术、插胃管术、腹部查体技巧等。

3. 职业态度　职业态度包括卫生人员的价值观和工作态度。通过培训使员工具备完成岗位工作所要求的工作态度，包括积极性、合作性、自律性和服务意识等。例如，需要培训卫生人员树立良好的价值观以及救死扶伤的医务职业道德，还需要培训卫生人员工作责任心、良好的团队精神以及分工协作意识等。

（二）卫生人员培训与开发的分类

卫生人员培训与开发按照不同的标准，主要可以划分为以下几种类型：

1. 按照培训对象分类　根据参加培训人员的类型不同，可以分为卫生专业技术人员培训、卫生管理人员培训以及其他卫生相关人员培训等。卫生专业技术人员培训的内容通常侧重于医学专业知识以及先进技术，卫生管理人员培训侧重于管理的先进理念和国家相关政策、法律法规等，而其他卫生相关人员培训则侧重于医学或健康相关的辅助技能等。

一直以来，卫生专业技术人员是卫生人员培训最主要的对象，如主任医师参加国际性学术会议进行交流学习，普通住院医师的呼吸机技能操作培训、心肺复苏术的操作培训、三基理论考试等。

社会的发展是动态、迅速的，相应的管理知识体系也在持续迭代更新，这就需要对管理人员同步进行系统化、科学化、专业化的培训，才能满足日益发展的需要。2017年由中共中央组织部等各部门联合印发《公立医院领导人员管理暂行办法》提出，完善公立医院领导人员培养教育制度，充分利用党校、行政学院、干部学院等机构，采用任职培训、岗位培训、专题培训等方式实施职业化培训，采用内部轮岗、挂职锻炼、对口支援或者援外等方式加强实践锻炼，着力提高政治素质、管理能力和专业水平，推进领导人员职业化建设。2018年中共中央印发的《2018—2022年全国干部教育培训规划》中明确提出了对事业单位领导人员的培训要求，即"着眼建设一支符合新时期好干部标准的高素质专业化事业单位领导人员队伍，突出事业单位公益性、服务性、专业性、技术性特点，遵循事业单位领导人员成长规律，以提高政治觉悟、管理能力、专业水平和职业素养为重点，分类开展事业单位领导人员教育培训"。

卫生健康事业的管理是一项综合性极强，也极富挑战的工作。从全球新型冠状病毒感染疫情防控工作可以看出，作为管理者不仅需要良好的专业知识，还需要具备较高的政治素养和全面的综合管理能力，以及调动全员围绕战略目标为之共同努力的领导力和影响力。因此，卫生管理人员对培训有了更多的需求。

2. 按照岗位状态分类　根据受训对象所处的岗位状态，可分为岗前培训、在岗培训、离岗培训。

（1）岗前培训（pre-job training）：主要是针对刚入职的新员工进行培训。其目的是使新员工了解卫生组织概况、向其介绍组织的相关规章制度，使其尽快熟悉并适应组织的工作环境、工作流程、工作模式，提升新员工的职业认同感，帮助新员工确定自己的工作态度和目标，以便尽快完成角色转换，尽快适应组织（正式组织和非正式组织）。新员工的特点是有热情、有创造性和比较投入，若他们不能融入工作小组，这些优势就可能得不到体现。可以使新员工了解与其任务和业绩期望有关的信息，以增加员工的工作动力、工作投入并提高工作效率。有效的岗前培训可以大大减轻新员工对自己所作出的工作选择决策正确性的担心，从而以积极的态度投入工作。

（2）在岗培训（on-the-job training, OJT）：指员工在不脱离现阶段岗位工作的同时接受培训。通常培训地点为本组织内部，通过工作轮转、工作见习、工作教导等方式培养员工掌握新的规章制度、操作规范、提升自身素养等。

（3）离岗培训（off-the-job training, Off-JT）：又称为脱产培训。主要指脱离现在的工作岗位，外出进行短期的交流学习或进修培训学习。离岗培训的方式通常更为多样,内容涵盖更广。往往与员工的晋升挂钩,或者所学的知识技术通常是本组织没有的,在培训学习后可作为新技术、新方法引进到所在组织中。

3. 按照培训来源分类 按照培训的来源可将培训分为两类:一是来自上级部门统一安排的培训,二是来自本机构自行组织开展的培训。其中,上级部门组织开展的培训主要以近期国家的大政方针、行业的最新标准规范等为主。但由于这种培训并不基于机构内部的培训需求,因此培训项目(training program)的设计和开展可能与机构对于人才培养、人才储备等事项的需求并不完全匹配。本机构自行组织的培训内容通常较为广泛和多元化,并且组织灵活、形式多样。而且本机构自行组织开展的培训往往立足于本机构内部人员的主要或迫切需求,与干部培养、人才培养的整体发展谋划等衔接紧密。

4. 按照培训范围分类 按照培训范围可将培训层次分为全员培训和特定人员培训。全员培训是指培训组织需要全体卫生人员知晓的知识,比如急救知识、消防演练、投诉管理、法律法规、文化理念、核心价值观等。特定人员培训指对特定对象进行培训,培训的内容通常具有独特性。如对院内感染控制的培训主要培训对象为传染病科室、手术科室的相关人员,对放射防护的培训主要培训对象为放射、影像科室相关人员等。

第二节 卫生人员培训与开发系统的设计与实施

卫生人员培训与开发是系统的过程,要想保证并持续加速员工的核心竞争力,就必须建立有效的培训与开发系统,并使之能很好地与其他人力资源子系统相衔接,形成有效的协同。通过系统化的行为改变最终达到工作绩效的提高,使卫生机构及其卫生人员能够适应外界的各种变化并为卫生机构的创新提供条件。

一、卫生人员培训与开发系统的设计

(一)培训开发与人力资源管理其他模块的关系

培训与开发系统是人力资源管理体系的子系统,作为该系统的重要组成部分,它与其他人力资源管理模块之间存在密切的联系。如果把人力资源管理体系比喻为一辆"汽车",任职资格系统是"车架",人力资源战略与规划系统是"方向盘",绩效管理体系是"发动机",薪酬管理系统是"燃料"和"润滑剂",培训开发系统则是"加速器"。

1. 培训开发与工作分析的关系 工作分析是实施培训与开发活动的重要基础之一。通过工作分析形成各岗位的工作描述,这是对新员工进行培训的一个主要内容。此外,通过工作分析还可界定出各岗位的任职资格条件,这是进行培训需求分析时需要考虑的一个重要因素。

2. 培训开发与招聘录用的关系 培训开发与招聘录用的关系是相互的。一方面,招聘录用的质量会对培训与开发产生影响,招聘录用的质量高,人员与岗位匹配程度高,培训与开发的任务相对就会比较轻。反之,培训与开发的任务就会比较重。另一方面,培训与开发也会影响到招聘录用,如果组织比较重视培训与开发工作,对员工的吸引力就比较大,招聘的效果就比较好。

3. 培训开发与员工关系的关系 培训开发对于建立良好的员工关系有着积极的推动作用。培训有助于提升员工对岗位和组织文化的认同,增强员工的组织归属感。此外,通过培训可以使员工掌握人际关系处理的技巧,培养他们的团队意识,这些也有助于减少员工之间的摩擦,建立和谐的人际关系。

4. 培训开发与绩效考核的关系 培训开发与绩效考核的关系是相辅相成的。一方面,优质

的培训可以提升员工的专业知识和工作技能，为绩效考核提供更好的基础。另一方面，绩效考核可以从对员工的评估中发现培训的需求，也可以促进员工意识到自身的不足和发展空间，进而主动参与培训。培训与开发和绩效考核形成良性循环，以推动员工和组织的发展。

（二）设计理念

培训设计应该由明确的目标来决定，这些目标要体现培训应该对受训者行为产生改变的方面。设计理念能够确保培训与开发计划具有明确的目标和方向，体现培训的应用性和实践性导向，强调培训的持续性发展与创新。

能力本位教育（competency based education，CBE）模型，也称能力本位教育培训（competency based education and training，CBET）模型，是以能力培养为目的的一种为适应社会需求而进行的应用型人才培养模型。CBE 模型注重能力获取的系统性与质量，注重知识、技能、态度、价值观等综合能力的全面发展，对知识强调必需与够用，重视知识与技能在实际工作及社会活动中的应用与创新，强调人在社会中的适应性与可持续发展。CBE 模型的实施步骤如图 9-1 所示。

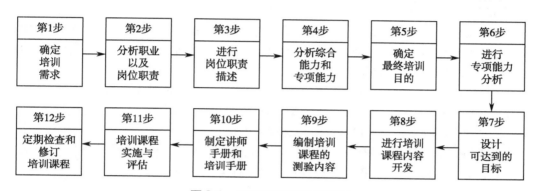

图 9-1　CBE 模型实施步骤图

（三）设计原则

1. 个人目标与组织目标相结合　卫生组织对卫生人员进行培训，既要满足个人发展需要，更应当充分考虑到本单位的自身特点以及战略发展的长期需要。因此，培训需要做到个人目标与组织目标相结合。

2. 理论与实践相结合　医学是一门实践性较强的科学，卫生人员的培训必须立足于实践，服务于实践。因此，卫生人员培训既要注重理论的培训，更要注重实践操作技能的培训和提升，提供尽可能的条件促使理论培训的内容在实践中得到验证，并致力于创新。

3. 因材施教　卫生人员因其岗位不同，所从事的具体工作内容不同，因能力不同能够达到的工作标准、创造的业绩也不同。尽管员工在知识、能力上存在着各种差异，但都希望能够得到锻炼和完善的机会，以便更好地胜任工作。所以，鉴于受训对象个体差异和岗位差异，培训的内容和方式也应该有所不同。

（四）培训的影响因素

卫生人员的培训与开发主要受以下几方面的影响：

1. 卫生人员自身因素　卫生人员自身因素包括两方面：一是培训对象已经具备的知识和技能。当卫生人员已具备高水平的知识和技能时，对培训与开发的需求较少，且往往培训效果较好；而若具备的知识和技能较少，则对培训与开发的需求通常较多，为了实现更好的培训效果需要更加频繁的培训，或者采取多样化的培训。二是培训对象所持有的态度。通常态度积极、具有主动性的人员对培训的需求较多，培训效果也较好；而缺乏积极性、被动参加培训的人员对培训的需求较少、对培训的意义和内容也不明确，因此培训效果往往较差。

2. 组织因素　卫生人员的培训与开发的组织实施、培训效果还与卫生人员所处的组织因素有关。由于培训组织需要足够的人力、财力和物力投入，因此对培训的重视程度、培训经费的充足程度、培训组织人员的能力等都会影响着卫生人员的培训效果。为了取得良好的培训效果，同时也能提升组织资源的投入产出效率，组织需要提前了解培训需求、制订培训方案。

3. 外界环境因素　卫生系统是处于社会大环境中的，为了应对社会环境因素的突然变化，或者应对国家甚至全球健康相关政策的调整，卫生人员也需要不断进行培训。当外界环境因素变革越剧烈，培训的广度就越大、深度也越强。例如，影响全球的新型冠状病毒感染疫情对各国卫生人力来说都是突发事件，为了掌握这种新型病毒的致病机制、传播途径、防治方法等，不论是临床医疗卫生人员、公共卫生人员，还是卫生政策的制定者和卫生行业的管理者，都需要不断接受培训，从而掌握该疾病的发展规律和控制手段。

二、卫生人员培训与开发系统的构成

（一）培训组织部门

培训与开发的主体是组织。虽然员工的自发学习也能提升知识和技能并改善工作绩效，但这不属于组织管理行为的培训与开发，而是一种自发学习的活动。因此，在人员培训与开发的系统构成中，首要的构成部分就是培训组织部门。

在卫生体系中，培训与开发的组织部门主要是卫生人员所在的卫生组织，也可能是更高一级的政府及行政管理部门、行业协会等，如中华医学会、中华预防医学会、中国农村卫生协会等学会或协会每年都会围绕不同的主题开展一些培训工作。

前文已述，培训与开发是一个系统工程，因此具体负责培训组织的人员需要善于协调各相关部门或相关人员的关系，且能够积极面对各种突发事件并迅速应对。

（二）培训方案

培训与开发系统的第二个重要构成部分是培训方案。培训方案是培训得以组织实施的蓝本，虽然每一次培训方案不会完全相同，通常而言大部分培训方案都会包含以下共性的部分：

1. 培训目的和目标　培训目的主要是说明员工为什么要进行培训，是对培训目标、预期效果的阐述，属于培训方案中纲领性的内容。而培训目标主要是确定员工培训应达到什么样的标准。培训希望达到的标准可以分为两个层面：一是从组织的角度来讲，组织希望通过培训要达到何种目的；二是从受训者角度看，通过培训能获得何种技能的提升。通常培训方案中设定的目的应简明扼要，不要太多，但要具有可操作性。

2. 培训对象和内容　培训对象即谁来参加培训。培训对象是根据培训目标确定的，培训目标越具体、针对性越强，对培训对象各种特征的一致性要求也越高。例如，一个卫生法律普及培训项目，其对象可以是医生、护士，也可以是管理人员；一个新的生化检验项目的培训，则可能要求培训对象是具有高级职称的检验师。培训内容安排是指为了达到培训目标，应开设何种课程、讲述什么内容等。针对不同的培训对象，培训的内容往往需要有针对性。通常培训内容是根据培训需求分析的结果，结合组织的资源和目标，有选择性、针对性确定的。通常培训内容包括知识的传授、技能的培养和态度的转变等。需要强调的是，培训内容一定要紧紧围绕培训目的来设计，同时还要符合培训对象的个性特点，这样才能使培训对象积极参与到培训中来，使培训取得良好的结果。

3. 培训过程设计　培训过程设计包括对培训形式、培训方法、行政事务安排、培训过程控制、培训评估等事务进行的安排。培训的方式有很多，不同的方法具有不同的特征，组织应当根据自身的规模、经费预算、工作性质、培训对象、人数等实际情况来选择合适的方法。

4. 培训所需筹备的资源　培训资源筹备包括选择培训师资，确定培训时间，确定培训地点、培训资料等。具体详见本节"三、卫生人员培训与开发的实施管理（二）培训计划制订"。如果希望更加清晰地掌握培训的时间、内容、方式等,可以考虑使用培训计划表。

5. 培训预算编制　培训预算编制是对培训可能花费的各项经费支出进行预计。培训预算理论上包括直接成本和间接成本。直接成本包括培训师劳务费用、交通费用、培训管理费用等,间接成本包括培训对象受训期间工资福利、员工因参加培训而支付给代替他们工作的人员费用或产生的损失等。

培训预算可以分为年度预算和各次培训预算。如果是年度计划,需要写年度计划总支出及每季度、月度分支出的预算;如果是按次编写的方案,需要写明该次培训中各项经费的支出预算。

（三）培训成果转化

培训成果转化是指将培训中所学到的知识、技能和行为应用到工作实际中,不断提升工作绩效的过程。一般来说,受训者如果能在实际工作中将培训中所学到的东西进行推广和维持,都算是较为成功的成果转化。所谓推广,是将培训中的所学应用于实际工作;所谓维持,是能在实际工作中长时间应用所学。

培训成果的转化受到多种因素的影响,如受训者的特点、培训项目和工作环境等。一些受训者对培训不重视,或者缺乏将理论知识应用于实践的能力,其培训成果的转化效果可能就比较差;一些培训项目与实际工作并无多少关系,所学内容在工作中没有机会实践,转化的可能性也就比较小。如果培训的知识和技能不能转化为实践,那么培训就缺乏实际意义。

三、卫生人员培训与开发的实施管理

卫生人员培训与开发活动并不是盲目进行的,组织一次完整的培训与开发活动必须经过四大环节,即培训需求分析、培训计划制订、培训组织实施以及培训效果评估(图 9-2)。培训开发机构在四大环节上执行力的强弱直接决定了培训开发活动的有效性。

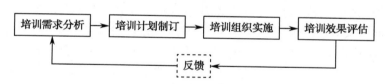

图 9-2　培训开发活动四大环节示意图

（一）培训需求分析

培训需求分析(training needs analysis)是指在设计和规划培训活动之前,由培训部门及主管部门等采用一定的方法和技术对组织及其成员的知识与能力等进行系统的评估和分析,以确定是否需要培训以及需要开展何种培训的过程。

培训前的现状评价和需求分析是开展培训的首要环节,是制订合理培训方案的基础,关系到培训质量的优劣。做好培训需求分析有助于设计更有针对性的培训内容,使不同层次、不同需要的人员都能在合适的时间有效地掌握其需要的知识和技能。如果不进行培训需求分析而是盲目开展各项培训,往往不仅达不到预期效果,还会造成人力、财力、物力的浪费。如果培训需求分析不准确,培训计划的制订、培训内容的确定、培训方法的选择就会出现偏差,培训的效果也会大打折扣。

因此,在培训活动设计之前,需要通过周密、科学的调查研究,对组织及其成员的目标、知识、技能等方面进行系统的鉴别与分析,以确定是否需要培训以及具体培训内容。所以,培训需求分析的目的是回答 5W1H,即哪些人(Who)、在什么地方(Where)、什么时间(When)、通过什么方式(How)、培训什么内容(What)、达到什么目标(Why)等问题。培训需求分析步骤如图 9-3 所示。

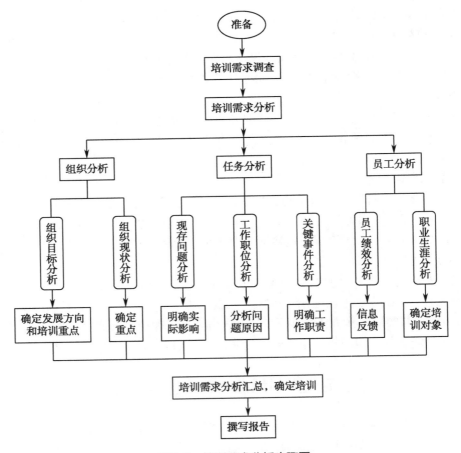

图9-3 培训需求分析步骤图

1. 培训需求分析的层次 1961年，威廉·麦吉（William McGehee）和保罗·塞耶（Paul Thayer）提出，培训需求应从组织、任务、员工三个层次进行分析。

（1）组织层面：培训需求组织层面分析的目的主要是通过对组织的目标、资源及环境等因素进行综合分析，找出组织当前存在的问题及产生问题的根源，以确定培训是否能够有效地解决此类问题，确定在整个组织中哪个部门、哪些业务需要实施培训，哪些人需要加强培训。卫生人员培训与开发应以卫生人力规划为指导，以卫生组织的发展战略为依据，根据相关法律法规、政策的要求，分析评价发展目标、机构运营状况及可利用资源，确定培训需求。

组织层面分析的主要内容包括：一是组织目标分析，以确定组织今后的发展方向及培训重点和方向；二是组织现状分析，通过对组织目前整体绩效的评价，找出存在的问题并分析问题产生的原因，以确定组织目前的培训重点。

（2）任务层面：培训需求任务层面分析的目的主要在于了解与绩效问题相关的工作内容及标准、完成工作所需要的知识和技能等，从而找出存在的差距以确定需要培训的内容。

任务层面分析可以根据岗位说明书中对员工达到工作标准的素质要求，如专业知识要求、能力要求、技能要求等，找出承担同类岗位的员工们与所要求的胜任素质之间存在的差距，并确定是否存在共性的知识和技能需求，以及这些共性需求的重要性排序等。

任务层面分析是培训需求分析中最烦琐的部分，但只有对工作进行精确的分析并以此为依据，才能制订出真正符合工作实际的培训课程，所以任务分析的结果是设计培训课程最重要的依据。

（3）员工层面：培训需求员工层面分析的目的主要是通过卫生人员的个体现状与应有状况的分析，找出差距，从而确定哪些人需要培训以及需要何种培训。确认差距需要做到三方面：一是要对所需要的知识、技能、能力等进行分析；二是要对现有的知识、技能、能力进行分析；三是要对理想的或所需要的知识、技能、能力与现有的知识、技能、能力之间的差距进行分析。

所以，员工层面分析的主要内容包括：受训员工的素质能力、学历背景、工作经验，所在岗位的工作性质以及工作时间等，员工实际工作绩效及工作能力（其信息主要来源于绩效考核的记录、技能测试结果等）、工作的饱和程度、个人主观培训需求、员工的职位变动计划等。

值得注意的是，培训需求分析的三个层次并不是完全割离开来的，而是相互关联、相互交叉的。具体表现在：员工层面分析是任务层面分析和组织层面分析的基础，无论是任务层面分析还是组织层面分析，最终都表现为员工培训的需要。而组织层面分析是员工层面分析和任务层面分析的延伸和集合。因此，为保证培训需求分析的有效性，在进行培训需求分析时，应把组织、任务及员工三个层次综合起来同时进行分析。

2. 培训需求分析的步骤　培训需求分析通常至少包括三个步骤：

（1）培训需求分析前的准备：在准备阶段，首先，需要明确需求分析的周期。其次，确定需求分析的方法及工具。如果需要进行员工问卷调查，需要提前准备好调查问卷；如果需要进行小组访谈，需要事先准备好访谈提纲；如果需要查阅人力资源信息库，需要事前明确须浏览并记录的信息。最后，还需要提前确定所有收集信息的分析工具。

（2）培训需求调查工作的实施：培训需求调查主要是按照前期准备来进行各层次、各类对象的信息收集工作。信息收集应从组织、任务、员工三个层面来进行。具体信息收集的方法详见本章第三节卫生人员培训与开发的常用技术与方法。

（3）培训需求结果的分析与输出：对培训需求调查信息进行整理、分析和总结，并确认有效需求，确定培训需求分析的结论并撰写培训需求报告。培训需求分析报告通常至少包括：需求分析实施的背景，开展需求分析的目的和性质，概述需求分析实施的方法和过程，结合图和表来阐明分析结果，解释、评论分析结果和提供参考意见。

培训需求分析是确定培训目标和设计培训计划的前提，也是进行培训评估的基础。通过培训需求分析可以确认绩效的现实状况同应有的理想状况之间的差距，可以预估培训的价值和成本，从而决定是否必须有针对性地开展相关培训，并且可以初步建立一些关于培训有效性的标准，为后续开展培训效果评估工作奠定基础。

（二）培训计划制订

一旦确定培训开发需求，就可以开始着手编制培训计划。一个良好的培训计划能够使受训者真正学有所获，而且激起受训者对学习的渴望，促使其愿意继续接受培训，从而促进培训过程的良性循环。

1. 协调落实培训时间　对培训时间的安排包括何时开始培训、培训多久及培训的频率等。培训需要协调落实两方面的时间，一方面是受训人员的时间，根据医疗卫生行业的工作特点协调培训时间；另一方面是培训师资的时间，尤其是注意协调外聘培训师资的时间，以避免出现时间冲突。一般来说，除非是非常急迫的问题，否则组织不应使培训时间与工作时间相冲突，否则会导致工作绩效受累，培训成本过高。

2. 准备培训场所及设备　对培训地点的安排不仅包括培训的场地选择，也包括对培训现场的氛围设计。在培训前要仔细考虑到培训的细节和布置准备工作。如心肺复苏术、视诊、触诊、叩诊、听诊等临床基本操作技术的培训需要用到一些模拟人体、媒体播放设备等。具体来说，根据培训人数、培训的内容特点及培训室的空间大小和设施来综合考虑培训场所。培训前要认真检查所需的培训设备是否完好。

3. 确定培训师资　培训师资既可以来自组织内部，也可以来自组织的外部。

外部聘请培训师主要是高等学校的专业教师、专门培训机构的培训教师和其他组织的行业专家。外部培训师的优点是理论水平高，擅长组织培训活动，幽默风趣，能给组织带来许多新的理念，组织选择范围大，对受训对象有一定的吸引力；缺点是培训费用较高，组织对这类培训师的了解不是很全面，培训师对组织和员工的培训需求也不太了解，容易导致培训内容与需求脱节。

内部培训师通常为组织内部的技能能手和业务专家。内部培训师的优点是：他们对组织文化、组织环境、培训需求、员工现状比较了解，能为受训员工带来大量的第一手经验和知识，培训费用也比较低，而且培训时间好安排，培训相对易于控制；缺点是培训技巧可能不如外部培训师，组织对培训师的选择有限，培训师的知识和技能有一定的局限性。

选择内部师资还是外部师资各有利弊，如表 9-1 所示。

表 9-1　外部师资与内部师资的优缺点对比

师资	优点	缺点
外部师资	理论水平高，擅长组织培训活动、幽默风趣，能给组织带来许多新的理念，组织选择范围大	培训费用较高，组织与培训师双方不了解
内部师资	对组织文化、组织环境、培训需求、员工现状比较了解，能为受训员工带来大量的第一手经验和知识，培训费用较低，培训时间好安排，培训相对易于控制	培训业务技巧可能不如外部培训师，组织对培训师的选择有限，知识和技能有一定的局限性

4. 准备培训资料　包括各种讲课资料的准备，如讲义、表格的打印和复印，课件的复制等。所有细节确定完成后，还需要对所有参加培训的员工发放培训通知书。培训通知书一般包括如下内容：培训课程说明、培训过程安排、相关注意事项等。

（三）培训组织实施

实施培训是培训计划执行的过程。培训项目应严格按照培训计划设计的内容，组织开展各项培训活动。

1. 培训气氛的营造　培训前注意培训对象的心态调整，在开始培训前的等待时间内可播放一些轻快的音乐，调节大家的情绪，以便营造良好的气氛。

2. 培训过程的控制　在实际工作中，如何让事先制订好的培训计划顺利实施，这是培训组织者尤其需要注意的问题。培训实施过程中往往多项工作并行，一旦忽略了其中某个环节，都有可能影响到培训所期望获得的效果。

为了使培训工作顺利进行，就必须做好培训过程中的有效控制。要始终把握培训主题，随时注意培训的内容，不能偏离主题。此外，要根据受训人员的反馈及时调整培训时间。例如，如果受训人员表现出对培训的内容特别有兴趣，那么可以考虑适当延长培训时间；如果受训人员表现出对培训的内容不感兴趣，就要考虑采取调换培训形式或缩短培训时间等措施。

（四）培训效果评估

任何一种培训都必须接受效果评估。通过评估能清楚地知道培训与开发活动是否有效，还存在哪些问题，如何纠偏改进，为今后制定和实施相关培训提供有益的参考。对培训结果的评估是整个卫生人员培训过程中的最后一环，也是非常重要的一环，通过对受训者是否接受该培训方法、受训者对培训内容的掌握程度、受训者将培训内容转化到实际工作中的程度等进行考核评价，以判断培训是否对提高员工素质和卫生系统的整体效益有所帮助，并将发现的问题在今后的培训中加以改进。

1. 人员培训与开发效果评估的层次　培训效果评估（training effect evaluation）是通过科学的方法和程序收集受训人员对培训内容掌握情况、培训内容是否合适、培训讲师是否胜任、培训管理是否到位等项目有关信息，以确定培训项目价值，确保培训效果最大化。培训效果评估是一个完整培训体系的最后环节,是整个培训与开发流程不可或缺的一部分,培训效果可以指导下一阶段的培训工作。

目前在全球对培训效果评估广泛使用的是唐纳德·柯克帕特里克(Donald Kirkpatrick)的四层次评估模型。即培训结果可以分为四个层次:培训接受者对培训项目内容和过程的反应(反应层),在培训项目结束时掌握的知识或技能(学习层),工作中的行为改变(行为层)以及个体或组织绩效的实质性改善(结果层)。

(1)反应层评估:反应层为评估的最低层次,主要了解学员对培训项目的看法,包括对培训项目的设计、培训师资、培训组织、培训环境和培训方法等的主观感受。一般来说,反应层评估是在培训刚结束时就进行,主要方法有问卷调查法、观察法和口头询问法。比如了解受训对象对培训组织是否满意,对培训各环节、各方面要素有什么意见或建议,受训对象对这些方面的反应对于重新设计或继续培训项目至关重要。

但这个层次的评估局限性在于受训对象可能会因为对某一部分的因素满意而给予整个培训全部的肯定,或者因为对某一部分因素不满而全盘否定整个培训。而且由于刚结束培训就进行评估,评估的内容只能涉及培训组织的有形要素,但对培训是否能产生深层次、长远的影响无法评估。

(2)学习层评估:学习层为二级层次,主要评估通过培训后学员知识和技能增长情况。学习层评估一般在培训之中或之后进行,常用的评估方法包括笔试、技能操作和工作模拟等。其目的都是评估受训者在知识、技能、态度或行为方式方面是否有了提高或改变。为了增强受训人员的学习动机,还可以通过培训前后比较或设置对照组的方式对培训的学习效果进行评估。

(3)行为层评估:行为层为三级层次,主要评估学员培训后行为是否有改善,是否将培训中所学的知识和技能运用到工作中。由于行为的改变是培训最直接的目的,因此作为组织来说,该层次评估可以直接反映培训的效果。

为了使评估更加全面,结果更具说服力,可以采用360度反馈的做法,即由受训者自己、下属、同事、上级、服务的客户等共同对其培训前后行为变化作出客观评价,以帮助管理层作出正确的判断。

(4)结果层评估:结果层为四级层次,即评估的最高层。结果层评估的重点在于受训人员绩效是否有改善,或者是否创造更高的组织效益。

柯克帕特里克认为,这四层的信息是递增的,即低层次的信息是更高层次评估的基础,而越往下就越接近实际,评估时要获得的信息量要求也越大。同时,培训与开发的效果评估可以采用多种方法,不同的培训评估方案都有其自己的优点和缺点,因此要根据评估的层级来选择对应的方法(表9-2)。

表9-2　培训评估层次与方法列表

层次	评估内容	评估方法	优点	缺点	评估时间	评估主体
反应层评估	衡量学员对具体培训课程、讲师与培训组织的满意度	问卷调查法、访谈法	简单易行	主观性强,无法评估培训是否完成了预期要求	课程结束后	培训单位
学习层评估	衡量学员对培训内容、技巧、概念的吸收与掌握程度	提问法、笔试法、口试法、问卷调查法、模拟练习与演示、角色扮演、演讲、心得报告与文章发表	简单,针对性强,对参与者有一定压力,利于集中精力	压力太大,不利于大家积极参加	课程进行时或课程结束时	培训单位

续表

层次	评估内容	评估方法	优点	缺点	评估时间	评估主体
行为层评估	衡量学员在培训后行为改变是否因培训所导致以及改变的程度	问卷调查法、行为观察法、绩效评估、访谈法、管理能力评鉴、任务项目法、360度评估	可直接全面衡量培训效果，可使高层领导和直接主管看到培训效果，使他们更支持培训	需花费较多时间和精力，对知识性工作的行为评估比较困难	培训完3个月或半年以后	学员的直接主管、同事、客户等
结果层评估	衡量培训给组织业绩带来的影响	个人与组织绩效指标、生产率、缺勤率、离职率、成本效益分析、组织气候等资料分析、客户与市场调查、360度满意度调查	目的明确、直观，有利于增强领导投资培训的信心	评估周期长，缺乏必要的技术和经验，须取得多部门的合作，占用资源多	培训完成半年、一年后组织绩效评估	学员所在组织

2. 培训与开发效果评估的步骤 培训与开发效果评估一般有如下主要步骤：培训开发前，对培训开发的要求和目标进行评估；培训开发中，听取和考核培训者与受训者的意见；培训开发结束时，利用各种方法考核受训者是否达到预期要求。由此可见，评估工作不是独立存在于某个时间段，而是贯穿于培训与开发过程。培训与开发效果评估步骤如图9-4所示。

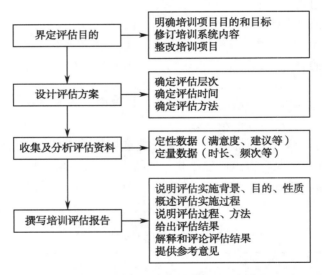

图9-4 培训与开发效果评估步骤图

（1）界定评估目的：就是界定评估主要解决什么问题，要达到什么样的水平等。而大多数情况下，培训评估的实施有助于明确培训项目的目的和目标，对培训系统的某些部分内容进行修订，或是对培训项目进行整改，使其更加符合组织的需要。同时，培训评估的目的将影响数据收集的方法和所要收集数据的类型，其实现程度也是衡量培训效果的重要标识之一。

（2）设计评估方案：应根据培训目的需要，确定从哪些层次进行评估，从而确定相应的评估时间和评估方法。比如可采用问卷调查法进行第一层评估；可采用访谈法、笔试、技能操作等进行第二层评估；可采用绩效考核法或比较评价法进行第三层评估；可采用收益评价法进行第四层评估。

（3）收集及分析评估资料：培训评估的数据大致包括定性和定量两类，定性数据如培训满意度、培训建议等；定量数据如培训时长、培训频次等。

（4）撰写培训评估报告：评估信息分析后产生的结论，通常需要及时撰写培训评估报告，呈报给培训组织部门负责人，必要时也可报送给受训人员所在岗位负责人。

培训评估报告通常包括：对评估实施的背景、目的、性质等进行说明；概述评估实施的过程；对评估的过程、方法等进行简单说明；给出评估结果；解释、评论、评估结果和提供参考意见。必要时，还可将收集的评估信息通过图表、观点引用等方式作为附件。

第三节　卫生人员培训与开发的常用技术与方法

一、培训需求分析的方法

常见的培训需求分析的方法有很多，卫生系统培训需求分析的主要方法有以下几种。

（一）问卷调查法

问卷调查法（questionnaire investigation approach）是将所需分析的事项设计成问题，制作成问卷，发放给培训对象填写后再收回分析，得出培训需求信息的方法。这种方法是信息收集最主流的方法。根据需求分析的层级，问卷可分为员工的培训需求调查表和组织的培训需求调查表。该方法的关键环节在于问卷的设计，问卷设计要求一定的信度和效度，列出的问题既要体现问卷的意图，又要使被调查人便于回答、易于回答，而且问卷还要易于分析。表 9-3 为卫生人员培训需求调查参考问卷。

表9-3　卫生人员培训需求调查参考问卷

您好！

　　本次调查仅是为了解卫生人员培训现状和需求，以便明确未来培训方向，为今后相关决策的制定提供参考。此问卷不需要填写姓名，不涉及个人隐私，请您不要有任何顾虑，逐题回答，如实填写。感谢您的支持和帮助！

一、一般情况

1. 年龄：　　　　　　　　　　　　　　2. 性别：

3. 学历：　　　　　　　　　　　　　　4. 职称：

5. 从事岗位：　　　　　　　　　　　　6. 工作年限：

二、培训现状

1. 今年参加各类培训的次数：

2. 今年参加各类培训所花费的费用：

3. 您对所参加培训效果的总体满意程度：
①非常满意　②比较满意　③一般　④不太满意　⑤非常不满意

4. 您认为所参加培训主要存在的不足：
①培训内容不实用　②培训方式单一　③培训时间安排不合理　④缺乏适合的师资　⑤其他：

三、培训需求

1. 您参加培训的主要动机有哪些？
①岗位工作需要　②晋升需要　③个人能力提升需要　④其他：

续表

2. 影响您参加培训的主要原因有哪些：
①培训内容的丰富程度　②培训的方式　③培训的费用　④培训的时间安排　⑤其他：

3. 您认为下列哪种培训方式最适合您：
①讲授法　②讨论法　③案例讨论法　④角色扮演法　⑤实践操作训练法　⑥在线学习　⑦塔式分级培训　⑧混合式培训　⑨其他：

4. 您认为每年参加培训的次数多少较为合适？_____次

5. 您希望接受培训的内容有哪些？
①临床专业知识与技能培训　②公共卫生专业知识与技能培训　③通用技能　④其他：

6. 您认为最合适的培训时间是多久？
①1天　②2~7天　③8~14天　④15~30天　⑤>30天　⑥其他：

　　问卷调查法的优点是能有效节省培训组织者与培训对象双方的时间，调查成本相对较低，能实现大规模调查等。不足之处是所收集的信息真实性难以判断，问卷设计、分析工作难度大，而且分析统计工作也较复杂，对技术性要求较高。

（二）观察法

　　观察法是指观察者亲自到员工工作岗位，直接到工作现场了解员工工作的具体过程来进行培训需求的分析。观察者通过与员工一起工作，运用观察技术观察员工的工作技能、工作态度以及了解其在工作中遇到的问题。

　　这种方法比较适合生产作业和服务性工作人员。其优点是比较直接，可以让调查者直接接触培训对象的工作，能真实了解培训对象的相关信息，所得的资料与实际培训需求之间相关性较高；缺点是观察者必须对所观察的岗位熟悉，能了解岗位职责、工作流程及其中的细节，而且需要花费较长的时间。此外，观察者的个人主观意见对观察结果影响较大，且被观察对象如果意识到自己被观察而有可能故意做出种种假象，从而会加大观察结果的误差。

（三）访谈法

　　访谈法是调查者通过与调查对象面对面的谈话方式收集所需要资料的方法。访谈时可以根据访谈对象和内容的不同而采取不同的访谈形式。访谈的对象一般有组织管理层、有关工作负责人、员工、客户等。表9-4是一个卫生人员培训需求访谈提纲。

表9-4　卫生人员培训需求访谈提纲

访谈时间：	访谈科室：
访谈对象年龄：	访谈对象学历：
访谈对象职称：	访谈对象工作年限：
1. 您最近一年是否参加过卫生相关的培训？这些培训都是由哪些机构组织的？是通过什么途径参加的？	
2. 去年一年您参加了几次卫生相关的培训？每次培训一般持续多久？	
3. 您参加的培训一般都是通过什么方式授课？有何优缺点？如果有缺点您有什么建议？	
4. 您参加的培训的内容主要涉及哪些方面？请具体说明。	
5. 您认为您还需要参加哪些方面的培训？为什么？	
6. 您参加的培训一般需要花费多少钱？您认为多少费用较合适？	
7. 您对待这些培训的态度如何？有什么收获？有什么建议？	

　　访谈法的优点是能面对面交流，有利于培训双方相互了解，建立信任关系；能为调查对象提供更多自由表达意见的机会，信息直接且不容易误解；通过充分的交流，有利于发现培训需求的

具体问题及问题的原因和解决方法。其缺点在于多为定性资料,分析难度大;需要较长的时间,整理任务繁重;主观性强,对访谈者的要求高;被访谈者易出现紧张或警惕心理,从而出现被访谈者不敢据实相告的情形,所以对访谈者的技巧要求较高等。

（四）小组讨论法

小组讨论法是从拟调查的对象中选出一批熟悉问题的代表组成讨论小组,以小组讨论来获知培训需求的方法。小组成员需要对某一问题进行全面交流并讨论分析,允许当场发表不同观点,发挥头脑风暴法的作用,各种意见和观点在小组中经过充分讨论后,有利于最终形成有关培训需求的综合信息。

小组讨论法的优点是大家共同讨论,对培训信息掌握充分;耗时少,花费的时间和费用比对员工逐个面谈要少得多,能快速获得培训需求结果;而且比较容易激发小组成员对培训的责任感和使命感。其缺点是小组成员的选择是否合适非常关键,要求受访者对需要调查的问题十分熟悉,且能代表培训对象的培训需求。此外,对组织讨论的人员要求比较高,由于各种原因,部分人在公开场合可能不愿表达自己的观点和看法,这就需要组织讨论的人员使用有效的方法和技巧调动小组成员的热情,让大家敢于说真话,这样才能得到更加有价值的培训需求信息。

（五）任务分析法

任务分析法是以工作说明书、工作规范或工作任务分析记录表作为确定员工达到要求所必须掌握的知识、技能和态度的依据,通过分析组织及其成员现状与理想状况之间的差距,判定造成差距的症结与根源,以确定通过怎样的培训针对性地解决这些问题的过程。

任务分析法的优点是简单明了,确定的培训需求具有针对性,易于通过培训的实施提升组织及员工的绩效。其缺点是它主要集中在问题而不是组织系统方面,其推动力在于解决问题而不是系统分析,不易把握整体中的轻重缓急,易失去方向性,造成组织长期目标的偏差。

不同培训需求分析方法的优缺点比较见表9-5。一般来说,进行培训需求分析时最好不要只采用单一的方法,而要采用多种方法的混合,从而通过优势互补的方式提高培训需求分析的准确性。

表9-5　不同培训需求分析方法的优缺点比较

调查方法	优点	缺点
问卷调查法	节省培训组织者与培训对象双方时间; 调查成本相对较低; 能实现大规模调查	所收集的信息真实性难以判断; 问卷设计分析工作难度大; 分析统计工作较复杂; 对技术性要求较高
观察法	直接接触培训对象的工作; 真实了解培训对象的相关信息; 所得资料与实际培训需求之间相关性较高	必须对所观察的岗位熟悉,能了解岗位职责、工作流程及其中的细节; 需要较长的时间
访谈法	面对面交流; 利于发现培训需求的具体问题及问题的原因和解决方法	多为定性资料,分析难度大; 需要较长的时间,整理任务繁重; 主观性强,对访谈者的要求高
小组讨论法	大家共同讨论,对培训信息掌握充分; 耗时少,能快速获得培训需求结果; 容易激发小组成员对培训的责任感和使命感	要求受访者对调查的问题十分熟悉,且能代表培训对象的培训需求; 对组织讨论的人员要求比较高
任务分析法	简单明了; 确定的培训需求具有针对性; 易于通过培训的实施提升组织及员工的绩效	主要集中在问题而不是组织系统方面; 推动力在于解决问题而不是系统分析; 易失去方向; 可能造成组织长期目标的偏差

二、培训与开发实施的方法

（一）讲授法

讲授法也称课堂教学法，属于传统的培训方法，是最普遍、最基本的一种培训方法。它是培训师按照准备好的讲稿用语言向受训者传授知识的一种方法，因此培训师的素质和能力是决定讲授法成败的关键因素。该方法常用于一些基本知识的培训，例如医院感染相关知识的普及、手卫生的具体操作、卫生监督人员对卫生法律法规的掌握等。

这种方法的优点是成本较低，可以同时对一定规模的人员进行培训；传授内容较为丰富、系统性强；培训师易于掌握和控制培训进度等。其缺点是单向信息传递，不利于教学双方互动；没有实践的机会，不适宜作技能培训；传授方法较为枯燥单一；要求受训人员的同质性较高，传授内容不利于满足受训者的个性需求。

（二）讨论法

讨论法是指培训者和受训者共同讨论并解决问题的一种培训方式，这种方式在培训中的应用也较为广泛。其特点在于通过培训中受训者之间思想的相互启迪，激发创造性思维，进而最大限度地发挥每位受训者的创造能力。通常讨论时先要明确一个主题，即待解决的问题，然后将受训者组织在一起自由地提出建议或方案，在排除重复的、明显不合理的、表达含糊的建议或方案之后，将各可行方案展示于所有受训者。最后，组织受训者对各可行方案逐一评估，选出最优方案。

讨论法的优点是易于集思广益，受训人员在讨论中可以相互学习和共享经验；在知识传授的基础上，发挥受训者的主观能动性、调动参与的积极性；易于受训者对问题的深入理解、学以致用。其缺点是对培训师的能力要求较高，若不能有效引导，则讨论易漫无边际；讨论主题的选择难度较大，并非所有主题都适合讨论；应用讨论法时，每次受训人员不能太多，否则太耗费时间；培训师主要扮演引导者角色，知识传授内容较为有限。

（三）案例分析法

案例分析法是一种信息双向性交流的培训方法，它将知识传授和能力提升两者融合到一起，是一种非常有特色的培训方法。该方法的设计思路通常包括根据特定的培训目的选取适当的案例，采用独立研究或相互讨论的方式，寻找该案例所存在的问题，并设法查找原因以提出各种备选解决方案，最后制订出决策等，是一个系统的思维分析过程，可以提高受训者的逻辑思维和解决问题能力。例如以基于问题式学习（problem-based learning，PBL）形式开展的临床案例分析。

案例分析法的优点是受训者参与性强，变被动接受为主动参与；受训者可以在相互讨论中锻炼表达、交流能力，有利于培养员工间良好的人际关系；可以将受训者解决问题能力的提高融入知识传授中，提高理论联系实际的能力。其缺点是对案例内容的要求较高，来自现实工作中的典型案例不容易获得，需要经过加工和提炼，因此案例准备的时间较长；对培训师和受训者的能力要求较高。

（四）角色扮演法

角色扮演法是体会情景的训练方法，受训人员扮演事先设计好的工作情况中的角色，培训人员在学员表演后要作适当的点评。

该方法由于实践性强、感受直观、传递信息多元化，多用于人际关系能力的训练，如医患沟通能力的培养。其缺点是操作起来比较费时，而且对培训师的组织能力、节奏把控能力和临场引导能力都有较高要求。

（五）实践操作训练法

实践操作训练法是指在实际工作中进行培训的一种方法，是进行医学理论与实践相结合的培训方法，卫生人员的入职培训通常采用该类方法。比如刚参加工作的医务人员要在全院进行科室轮转，在上级医生或护师的指导下开展临床诊断、护理工作；通过模拟患者、临床场景代替真实患者进行临床教学和实践，促进医务人员临床技能的不断提高。该方法具有既经济又实用的优点，但此方法也存在监督性差的缺点。

（六）在线学习法

随着现代化信息技术的发展，互联网与各领域的融合发展具有广阔前景和无限潜力，我国已经步入了"互联网+"的时代。在线学习法（online learning）是一种基于互联网的新型学习方法，因其灵活性和自主性强，现已在国外很多发达和发展中国家得到了蓬勃发展和广泛运用。

在线学习法的优点有课程进度安排较为灵活，受训者可利用业余时间学习，而不中断工作；可以立足于自身对知识和技能的需求，针对性地开展学习；培训内容可及时修改、更新；无须安排培训场地，节省培训费用。其缺点是费用较高，包括高额的多媒体材料编制和不断更新的费用、网络学习平台建设和持续维护的费用等；培训过程难以实时监控；培训交互性较差，容易让受训者在虚拟的学习环境中感到孤独，不利于学习者情感、态度和价值观的交流。

在线学习法其跨时空和传播广等特性，可以让各地的卫生人员都有机会接受到最新、最好的教育资源，这一点对于经济不发达地区或者是培训师资力量缺乏的农村地区医疗卫生保健人员能力的提升尤为重要。为提高在线学习交互性，可以采取在线自测题和同步/非同步同伴交流（包括培训者与受训者、受训者与受训者之间的交流）。

（七）塔式分级培训法

"塔式"分级培训，即先培训上级"骨干教师"，再以这些骨干教师作为"种子"，带动下一级骨干教师培训，依此方式自上而下，逐级分层分级推广，形成了一个"塔式"结构，因此称为"塔式"分级培训。该培训模式因为组织和管理工作被有效分担，从而使培训的难度和时间、经济成本大大降低。所以其被认为是一种快速、低成本和高效的培训方式，日益受到青睐。但同时，也可能因为下级培训点对上级培训点的"单向依赖"和"种子"教师师资的差异，导致培训效果衰减。

（八）混合式培训法

现在随着培训手段和方法的日益提升，培训模式也脱离了单一方式，逐步形成多种培训方法相结合的混合模式。混合式培训（blended training）是一种新型的培训方法或理念，它提倡传统的面对面培训与同步/非同步的在线学习法培训的优势结合。混合式培训由混合式学习理论衍生而来，即指根据培训对象的特征和学习特性，有机融合集中面授学习与在线学习的培训模式，全面关注培训者的学习过程，高效地提高培训效果。

因此，混合式培训并不是多种培训方法的简单拼凑，其强调根据不同的教学内容、教学对象和教学目标选用适合的教学方式，其更关注高效、低成本地提高培训的效能。如某医院管理机构采取"四合一"培训模式对医院管理者进行培训，通过开展海外培训、党校中青班培训、医院管理专项培训、挂职锻炼等四种模式，丰富了医院管理者的培训模块，这些培训较好地提升了学员的全局思考能力和全面管理能力。

设计混合式培训时，培训者应注意针对培训对象的特征及其需求、培训所处的场地和社会环境设置不同的培训模式，充分发挥各单一培训模式的优点。在优化教学资源的同时，注重受训者本身对知识的构建，强化受训者正确的学习行为，加深其对知识的理解和掌握，从而优化培训效果。

各种培训与开发实施方法优缺点的比较，见表9-6。

表9-6　培训与开发实施方法优缺点的比较

培训方法	优点	缺点
讲授法	成本比较低； 传授内容较为丰富、系统性强； 培训师易于掌握和控制培训进度	单向信息传递，不利于教学双方互动； 没有实践的机会，不适宜作技能培训； 传授方法较为枯燥单一； 要求受训人员的同质性较高，不利于满足受训者的个性需求
讨论法	易于集思广益； 发挥受训者的主观能动性、调动参与积极性高； 易于受训者对问题的深入理解、学以致用	对培训师能力要求较高； 讨论主题的选择难度较大； 每次进行讨论的受训人员不能太多，否则太耗费时间； 知识传授内容较为有限
案例分析法	受训者参与性强； 利于培养员工间良好的人际关系； 提高员工理论联系实际的能力	对案例内容的要求较高； 案例准备的时间较长； 对培训师和受训者的能力要求较高
角色扮演法	实践性强； 感受直观； 传递信息多元化	操作起来比较费时； 对培训师的组织能力、节奏把控能力和临场引导能力都有较高要求
实践操作训练法	经济实用	监督性差
在线学习法	课程进度安排较为灵活； 可以针对性地开展学习； 培训内容可及时修改、更新； 无须安排培训场地，节省培训费用	费用较高； 培训过程难以实时监控； 培训交互性较差
塔式分级培训法	快速； 低成本； 高效	下级培训点对上级培训点"单向依赖"； "种子"教师师资差异，可能会导致培训效果衰减
混合式培训法	高效； 低成本； 具有针对性； 能充分发挥各单一培训模式的优点	对培训师的要求较高

　　以上每种培训方法都有各自的优缺点，除常见的培训方法如讲授法、讨论法等外，一些新型的培训方法也逐渐在卫生系统中风靡起来，在培训的具体实践中，为了取得满意的培训效果，应根据培训目的、培训对象、培训内容以及培训费用等因素灵活选择合适、有效的培训方法。

本章小结

　　1. 卫生人员培训与开发是指卫生组织通过各种方式帮助卫生人员提高工作技能、知识水平以及树立正确的观念和积极的工作态度，以最大限度地促使卫生人员的工作能力与现在或将来的工作岗位相匹配，从而改善卫生人员的工作绩效，并最终提升卫生组织的整体绩效，助力卫生组织战略目标的实现。

　　2. 卫生人员培训与开发具有长期性、专业性、政策性的特点，并且卫生人员培训与开发对卫生人员本身、卫生组织机构和卫生健康事业战略目标的实现均有重要的意义。

　　3. 卫生人员培训与开发按照培训对象可以分为卫生专业技术人员培训、卫生管理人员培训以及其他卫生相关人员培训等；按照岗位状态可以分为岗前培训、在岗培训、离岗培训；按照培训的来源可以分为来自上级部门统一安排的培训和来自本机构自行组织开展的培训；按照培训范围可以分为全员培训和特定人员培训。

4. 卫生人员培训与开发系统主要由培训组织部门、培训方案以及培训成果转化三部分组成。其中培训方案由培训目的和目标、培训对象和内容、培训过程设计、培训所需筹备的资源和培训预算编制组成。卫生人员培训与开发系统的设计主要遵守个人目标与组织目标相结合、理论与实践相结合以及因材施教的原则。

5. 培训需求分析是指在设计和规划培训活动之前，由培训部门及主管部门等采用一定的方法和技术对组织及其成员的知识及能力等进行系统的评估和分析，以确定是否需要培训以及需要开展何种培训的过程。培训需求应从组织、任务、员工三个层次进行分析。

6. 培训效果评估是通过科学的方法和程序收集受训人员对培训内容掌握情况、培训内容是否合适、培训讲师是否胜任、培训管理是否到位等项目有关信息，以确定培训项目价值，确保培训效果最大化。培训效果评估可以分为四个层次：培训接受者对培训项目内容和过程的反应（反应层），在培训项目结束时掌握的知识或技能（学习层），工作中的行为改变（行为层）以及个体或组织绩效的实质性改善（结果层）。

7. 培训需求分析的方法主要包括问卷调查法、观察法、访谈法、小组讨论法和任务分析法；培训与开发实施的方法主要包括讲授法、讨论法、案例分析法、角色扮演法、实践操作训练法、在线学习法、塔式分级培训法和混合式培训法。

思考题

1. 针对不同的培训对象，培训与开发的内容如何进行针对性设计？
2. 培训需求分析时，如何根据需求分析的层次确定需求分析收集的信息？
3. 为什么需要根据评估层次采取不同的培训效果评估方法？

（王　静）

第十章　卫生人员绩效管理

　　绩效管理对于组织的持续发展有着重要的意义。卫生人员绩效管理不仅是卫生人力资源管理的重要内容，还是实现卫生组织战略目标的重要管理工具。卫生人员绩效管理能够将卫生组织的战略发展与卫生人员的个人发展协调起来，通过推动卫生人员的绩效改进而实现卫生组织整体绩效的提升，始终是卫生组织管理者关注的重要问题。

第一节　卫生人员绩效管理概述

一、绩效与绩效管理的概念

（一）绩效的概念

　　对于绩效的概念，学者们提出过 3 种典型的观点：绩效结果学说、绩效行为学说和绩效综合学说。

　　1. 绩效结果学说　约翰·伯纳丁（H. John Bernardin）等将绩效的概念定义为"在特定时间范围，在特定工作职能、活动或行为上生产出的结果记录"。随着社会经济的不断发展，一些学者认为个体的工作结果并不一定是由自身行为导致的，还可能与他人的行为、环境等因素有关，仅把结果作为绩效而不排除那些并不由个体所能控制的因素所产生的影响，这样有失公平，于是就有了"绩效行为学说"。

　　2. 绩效行为学说　墨菲（Murphy）将绩效的概念定义为"与一个人所在的组织目标有关的一组行为"。坎贝尔（Campbell）认为，绩效可以被视为行为的同义词，它是人们实际采取的行动，并且可以被观察到。绩效应该只包括那些与组织目标有关的，并且是可以根据个人的能力进行评价的行为。

　　3. 绩效综合学说　这是一种综合前两者观点的学说。迈克尔·阿姆斯特朗（Michael Armstrong）等认为，绩效包括行为和结果。现代组织目标越来越多样化，对员工的要求也越来越多元化，员工的工作结果或工作行为不再是衡量其成功与否的唯一因素。实际上，行为不仅是实现结果的过程，行为本身也是结果，是为完成工作任务所付出的脑力和体力的结果，并且能与结果分开进行判断。

　　随着管理研究的不断深入和管理实践的不断拓展，绩效的概念和表述诸多，总结起来，绩效是指在一定的资源、条件和环境下，完成任务的出色程度，是对目标实现程度及达成效率的衡量与反馈。

（二）绩效管理的概念

　　绩效管理（performance management）的概念发源于企业。20 世纪 70 年代后期，学者基于绩效评价提出了绩效管理的概念，80 年代后期和 90 年代绩效管理的概念得到了广泛的认可。在绩效管理思想发展的过程中，对绩效管理的认识存在 3 种观点。①英国学者罗杰斯（Rogers）和布雷德鲁普（Bredrup）认为绩效管理是管理组织绩效的系统。绩效管理的核心在于决定组织战略，通过组织结构、技术系统和程序加以实施，员工（个体因素）虽然受到组织结构、技术系统和程序的影响,却并不是绩效管理所要考虑的主要对象。②艾恩斯沃斯(Ainsworth)和奎因(Quinn)认为绩效管理是管理员工的系统。这种观点将绩效管理看作组织对一个人关于其工作成绩和发展潜力的评估与奖惩。③考斯泰勒(Costello)和迈克尔·阿姆斯特朗将绩效管理看作管理组织和员工绩效的综合系统。绩效管理是通过将个体工作与组织的宗旨连接在一起,来支持组织的整体事业目标的过程,绩效管理是挖掘个体的潜力以提高他们的绩效,并通过个体目标与组织战略的结合来提高组织绩效的过程。

　　我国学者同样对绩效管理的概念作出了阐述。武欣认为,绩效管理是指为了达成组织的目标,通过持续开放的沟通过程,形成组织目标所预期的利益和产出,并推动团队和个人做出有利于目标达成的行为。方振邦认为,绩效管理是通过识别、衡量和传达有关个体工作绩效水平的信息,从而使组织的目标得以实现的一种逐步定位的方法。综上所述,绩效管理是指为了实现组织的战略目标,将员工个人发展目标与组织战略目标紧密结合在一起,通过持续的沟通和规范的管理,不断提高员工的绩效进而提高组织整体绩效的系统过程。

　　与企业绩效类似,卫生组织绩效管理是一个完整的管理体系。以卫生组织总体战略为出发点,通过绩效管理将卫生组织总体目标进行分解,形成各部门、各科室及员工个人的具体工作指标,继而进行科学的绩效评价和有效的薪酬激励,最终服务并促进卫生组织总体战略目标的实现,构成一个紧密衔接的管理循环。卫生组织绩效管理是卫生组织及其管理者在组织使命、核心价值观的引导下,为达成卫生组织远景和战略目标,通过与员工持续的绩效沟通,共同参与到绩效循环各环节的过程。其目的在于确保卫生人员的工作行为、工作结果与卫生组织期望的目标保持一致,持续提升个人、部门和卫生组织的绩效,最终实现卫生组织的战略目标(图10-1)。

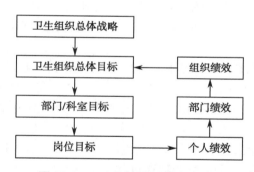

图10-1　卫生组织绩效管理示意图

(三) 个人绩效与组织绩效

　　管理者对个人绩效与组织绩效的理解是不断深入的。早期的组织行为学家通常将绩效视为单维度的概念,简单地将个人绩效等同于组织绩效,认为这种绩效是组织所规定的或与特定目标直接相关的行为和结果,是直接将组织绩效的投入转化为产出所需的技术和行为,反映个人的工作职责、工作任务,更多体现个人对组织的直接贡献。在管理实践的过程中,研究者逐渐认识到绩效是有层次的。组织中的个体有机地形成了组织,相应地,绩效可以划分为个人绩效和组织绩效。

　　1. 个人绩效　卫生组织中的个人绩效是个体所表现出的、能够被评价、与组织及群体目标相匹配的工作行为及工作结果。准确理解个人绩效的内涵需要了解态度、能力与绩效的关系。卫生人员的工作态度直接反映其为实现绩效目标所付出的努力程度,这种努力程度能够在获取绩效结果的工作过程中得到体现,表现为卫生人员的工作行为。卫生人员的工作行为以及该行为所反映的工作态度,是卫生组织管理者进行绩效评价和监控的重要内容。而能力是影响绩效的关键因素,卫生人员个人能力水平的高低是达成个人绩效结果的调节变量。

　　2. 组织绩效　卫生组织绩效是卫生组织在宏观层面的整体绩效,是组织任务在数量、质量及效率等方面的完成情况。卫生组织战略对卫生组织绩效的影响最为直接。每个卫生组织的战略选择与战略目标都存在差异，因此其重点关注的绩效领域、绩效目标、绩效指标也大相径庭。以不同类型的医疗机构举例，非营利性医院以社会效益为主，其组织绩效关注点在于为社会提供高质量的医疗服务；营利性医院则以经济利益为主要经营目标，其组织绩效关注点在于产生经济价值。

3. 个人绩效与组织绩效的关系 绩效是一个多层次的有机整体。个人绩效与组织绩效是相统一的。组织绩效通过个人绩效实现，离开个人绩效，组织绩效就失去了支撑，变成无源之水、无本之木。个人绩效是绩效管理系统的落脚点，是组织绩效的基础和保障。脱离组织绩效的个人绩效是毫无意义的，个人绩效的价值只有通过组织绩效才能体现出来。只有组织与个人的绩效目标一致，考核结果相匹配，才能更好地发挥绩效管理效用；反之，绩效考核则无法做到准确、真实，还有可能产生阻碍个人工作提升和组织长远发展的不良后果。

二、卫生人员绩效管理的内涵与特点

（一）卫生人员绩效管理的内涵

卫生人员绩效管理（performance management of health workers）是指为了实现卫生组织的战略目标，将卫生人员的个人发展目标与卫生组织的战略目标紧密结合在一起，通过持续的沟通和规范的管理，不断提高卫生人员的绩效进而提高卫生组织整体绩效的系统过程。具体而言，它包括以下几层含义：

1. 卫生人员绩效管理是一个系统过程 卫生人员绩效管理是一个完整的系统，它由绩效计划、绩效监控、绩效评价、绩效反馈、绩效应用五个环节组成，其各环节环环相扣、相互联系、相互依存。

2. 卫生人员绩效管理的核心是将卫生人员的个人发展目标与卫生组织的战略目标紧密结合在一起 在卫生人员绩效管理中，首先必须让每一个卫生人员都有明确的目标和角色定位，明确各自所承担的责任。通过建立目标体系，形成科学有效的关联，建立个人与组织绩效协同发展的考核模式，使卫生人员的工作行为与卫生组织的战略目标相一致，以期达到个人目标与组织目标的共同实现，形成个人绩效推动组织绩效、组织绩效拉动个人绩效的良性互动。

3. 卫生人员绩效管理是一个持续的沟通过程 沟通贯穿于卫生人员绩效管理的每一个环节，从绩效计划的制订，到绩效监控，再到绩效评价、反馈以及应用，每个环节都离不开卫生组织管理者与员工的沟通。绩效沟通决定着绩效管理的前进方向，影响员工个人绩效与组织整体绩效。因此，绩效管理是一个以绩效为核心，动态的、持续不断的沟通过程。

4. 卫生人员绩效管理的最终目的是通过提高卫生人员的绩效进而提高卫生组织的整体绩效 卫生人员绩效管理的最终目的在于挖掘卫生人员的潜力，提高卫生人员的绩效，通过将卫生人员的个人发展目标与卫生组织战略目标相结合，使卫生人员个体行为融合成为整个卫生组织统一、规范的行为，进而提高卫生组织的整体绩效。

（二）卫生人员绩效管理的特点

1. 卫生人员绩效管理目标的多元化 绩效管理最早且最多地应用于企业管理中，而企业多以追求利润最大化为主要目标，因此，人们习惯性地认为绩效管理的目标就是追求经济效益。然而，由于医疗服务活动与人民群众的健康息息相关，卫生事业是社会公益事业，公立卫生组织必须体现其公益性，因此在制定卫生人员绩效管理目标时，不能单纯追求经济效益，更应体现社会效益。

2. 卫生人员绩效管理对象的复杂性

（1）卫生人员绩效管理对象的人员类型多样：卫生组织的岗位类别复杂多样，包括医师系列、护士系列、检验系列、药剂系列、研究系列、管理系列等,同一系列还分不同的专业技术职称等级。不同系列、不同职称等级的卫生人员,他们的工作性质、工作内容都各有特点,因此其绩效表现也不同,所以对不同类别卫生人员的绩效评价指标、评价方法也应有所不同。

（2）卫生人员绩效管理对象主要是知识型员工:医疗服务活动技术性、知识性强,因此,从事医疗服务活动的卫生人员是典型的知识型员工。知识型员工具有实现自我价值的强烈愿望、个性鲜明、需求具有混合性、创新能力突出、知识更新的欲望强烈、工作过程不易监督和控制、工作成果难以直接衡量、工作流动较为频繁等特点。知识型员工高度重视成就激励和精神激励,因此在对卫生人员进行绩效管理时,除了物质方面的激励外,还要注重精神层面的激励。

3. 卫生人员绩效管理内容的复杂性

（1）疾病的复杂性:疾病的种类繁多,即使是同一种疾病也有多种治疗方案,即便采取相同的治疗方案,由于患者自身体质的差异性,不同患者也会有不同的治疗效果。由于疾病、治疗方案的复杂性以及患者体质的差异性,想要客观且准确地评价卫生人员工作的质量,继而建立一套统一的卫生人员绩效评价指标体系是很困难的。

（2）医疗流程的复杂性:从患者进入卫生组织到离开卫生组织,要经过很多环节,每个环节都由特定岗位人员完成,患者在就诊过程中接触的卫生人员较多。由于服务链长、涉及人员多,因此在对卫生人员进行绩效评价时,很难严格区分出每个卫生人员的工作结果。

（3）医疗服务活动的风险性:在诊疗护理过程中经常会发生一些医疗意外,这些医疗意外并不是由于卫生人员的行为直接造成的,而是因为患者自身体质变化或某种特殊疾病突然发生而导致的,但卫生人员本身和现有的医学科学技术都无法预防和防范医疗意外的发生。由于医疗服务活动的结果难以预测,因此在对卫生人员进行绩效评价时,不能单纯评价医疗服务活动的结果,还应该评价医疗服务活动行为本身。

4. 卫生人员绩效评价的主观性强　卫生人员所提供的医疗服务是一种特殊产品,而在实际操作过程中想要客观地考核和评价卫生人员的工作结果,如"医疗服务质量"是很困难的。此外,"患者满意度"等指标也难以量化,而这类指标却又是衡量卫生人员绩效的核心指标。因此,在对卫生人员进行绩效评价时有较强的主观性。

三、卫生人员绩效管理的地位与作用

（一）卫生人员绩效管理的地位

1. 卫生人员绩效管理是卫生组织战略目标落实的载体　卫生组织战略目标必然要通过组织体系落实到每个岗位的卫生人员头上,通过发挥组织中"人"的作用来实现组织目标。在绩效计划阶段,通过绩效目标的制订使卫生组织的战略目标层层传递下去,将卫生组织的战略目标分解成每一个卫生人员的个人目标,然后通过绩效沟通和绩效辅导使卫生人员的工作行为与卫生组织的战略目标保持一致,最终实现组织的战略目标。

2. 卫生人员绩效管理是卫生组织价值创造、评价和分配的基础　任何一个组织的经营管理过程,实质上都是价值创造、价值评价和价值分配的过程。卫生组织的核心任务是全力创造价值,科学评价价值并合理分配价值。绩效管理实施就是全力创造价值的过程,绩效评价就是对价值创造者的贡献度进行评价,而通过绩效评价结果的运用就能将卫生组织的价值进行合理的分配。

3. 卫生人员绩效管理是提升卫生组织管理水平的有效手段　卫生人员绩效管理能帮助检查卫生组织规划目标和各项管理决策,如人员配置、员工培训、学科建设、经济投入、经济分配等方面是否有失误,提高卫生组织各级管理者的能力素质。通过对卫生人员进行绩效管理,能够进一步拓宽组织发展的管理思路,丰富卫生组织的管理思想和管理方法,提高卫生组织的管理水平。

4. 卫生人员绩效管理为卫生人力资源管理决策提供依据　通过科学的绩效管理系统的实施,尤其是通过建立公平、公正、公开的绩效评价制度,卫生人力资源管理决策,如员工的晋升、转岗、降职、辞退等人事决策才能有理有据地得以实施。这也是卫生人员绩效管理成为卫生人力资源管理中最重要环节的原因。

(二)卫生人员绩效管理的作用

1. 挖掘卫生人员的潜能　绩效管理不仅用来评价卫生人员,更是用来激励卫生人员的重要方式。它是凝聚卫生人员激情的力量,使卫生组织的愿景可以像灯塔一样指引卫生人员的发展方向,让卫生人员因目标而行动。通过绩效管理让卫生人员意识到自己的日常工作与组织的远大目标休戚相关,使卫生人员感到工作的意义和价值,从而有效地激发卫生人员的成就感和使命感,发挥其最大潜能。

2. 提供卫生组织管理者和员工之间的沟通平台　卫生人员绩效管理改变了以往纯粹的自上而下发布命令和检查成果的做法,要求卫生组织管理者与员工双方定期就其工作行为与结果进行沟通、辅导、评判、反馈,客观上为卫生组织管理者与员工之间提供了一个十分重要的沟通平台。通过沟通使组织管理者与员工紧密联系在一起,前瞻性地发现问题,并在问题出现之前得以解决,达到共同进步的目的。绩效管理是"以人为本"管理思想的实践,在这个系统里,员工得到了极大的尊重,被称为绩效合作伙伴,管理者和员工的关系更多的是平等协商、平等讨论的关系。

3. 促进医疗卫生服务质量的提升　建立绩效管理系统是促进高质量完成工作的有效载体。质量是卫生组织赖以生存和发展的关键,是卫生组织管理中最核心、最重要的部分。卫生人员绩效管理能够提供全面质量管理的方法和工具,可以说,一个设计科学的绩效管理系统本身就是一个追求"质量"的过程,因此,通过实行卫生人员绩效管理能够促进卫生组织医疗服务质量的提升。

4. 提供卫生组织真正落实公益性的管理方法　卫生人员绩效管理为卫生组织真正落实公益性提供了科学的管理方法和技术手段,有利于推动公立医疗服务组织体现其公益性。在卫生人员绩效管理中,首先在制订卫生人员绩效计划时,明确提出社会效益目标,进行目标分解后提取出相应的关键绩效指标,将"公益性"和"社会效益"具体划分到每一个卫生人员的行为中,通过对卫生人员进行绩效管理进而推动公立医疗服务组织体现其公益性。

四、卫生人员绩效管理体系的构成

卫生人员绩效管理体系(performance management system of health workers)是为提高卫生人员的绩效而开发的一整套理念、原则、程序和方法的有机整体,包括绩效管理目标体系、绩效管理过程体系、绩效管理制度体系和绩效管理组织体系。四个体系相互配合,共同作用,绩效管理系统才能良好运转,充分发挥作用。卫生人员绩效管理体系框架如图10-2所示。

(一)绩效管理目标体系

绩效管理目标体系是绩效管理的导向,是进行绩效管理的前提和基础。卫生组织建立卫生人员绩效管理目标体系要从卫生组织战略发展出发,根据卫生组织的战略目标制订卫生组织的年度计划,然后再分解成科室目标,最后进一步分解到具体的岗位或个人。通过目标的层层分解,保证每个卫生人员的行为都与卫生组织战略目标保持一致。在目标体系中,上级目标为下级目标的确定提供了依据,下级目标为上级目标的实现提供了保证。绩效目标的设立需要上下沟通和讨论,才能保证绩效目标的合理性和可操作性。

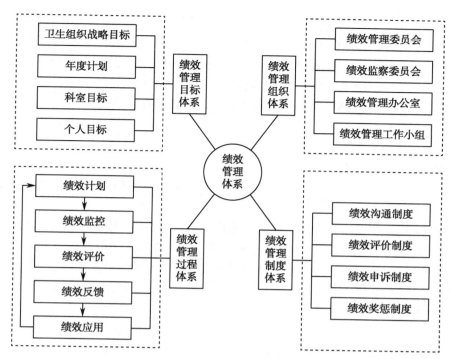

图 10-2 卫生人员绩效管理体系框架

（二）绩效管理过程体系

绩效管理过程体系是实施绩效管理的工作流程，完善的流程在很大程度上保证了绩效管理的顺利进行。绩效管理的过程体系包括绩效计划、绩效监控、绩效评价、绩效反馈、绩效应用五个环节。

1. 绩效计划 绩效计划（performance planning）是卫生组织管理者和员工共同讨论以确定员工评价期内应该做什么事情以及应该将事情做到什么程度的过程。在绩效计划阶段，卫生组织管理者和员工应该进行充分的沟通，以实现卫生组织战略目标为目的，明确员工应达到的绩效目标是什么。

2. 绩效监控 绩效监控（performance monitoring）是卫生组织管理者对员工的绩效进行定期或不定期沟通，对绩效计划的执行情况进行监控，针对存在的问题与计划执行者进行充分交流，并提供必要的绩效辅导，其目的是完成绩效计划，是体现管理者和员工共同完成绩效目标的关键环节。

3. 绩效评价 绩效评价（performance evaluation）是指评价者依据绩效计划阶段所确立的绩效目标和实施阶段收集的数据对被评价者在评价期内的绩效进行考核和评价。

4. 绩效反馈 绩效反馈（performance feedback）指的是绩效评价工作完成后，评价者将绩效评价结果反馈给被评价者，分析绩效目标的完成情况、存在的问题及其原因，探讨如何改进绩效的过程。

5. 绩效应用 绩效应用（performance application）指绩效评价工作完成后，将评价结果运用于薪酬分配、绩效计划的改进、岗位升降、变动、辞退、人员招聘、培训以及人力资源管理的其他环节。

（三）绩效管理制度体系

绩效管理制度体系是保证绩效管理顺利进行的相关制度的集合。要保证绩效管理过程顺利进行，保证基于卫生组织战略的绩效目标得以落实，必须有一套与之相应的管理制度作为保证。为此，卫生组织应建立包括绩效评价制度、绩效奖惩制度、绩效沟通制度和申诉制度等在内的一系列绩效管理制度。绩效评价制度是绩效管理最基本的制度,内容应涉及评价目的、评价原则、评价周期、评价对象、评价程序、评价方法、评价指标和标准等。绩效奖惩制度涉及评价结果的应用,通过发放绩效薪酬、岗位升降等手段来发挥正强化或负强化的作用,能够有效地激励和约束卫生人员的行为。绩效管理的每一个环节都离不开管理者和员工之间的良好沟通,因此绩效沟通制度是绩效管理工作能够顺利开展的基础。为了确保绩效评价工作能够公开、公正、合理地开展,还需建立绩效申诉制度,当卫生人员对评价结果有异议时,能够通过畅通的申诉渠道争取自己的权利。

(四)绩效管理组织体系

绩效管理组织体系是绩效管理的组织保障,是绩效管理的决策机构和执行机构,负责开展绩效管理的具体事务。

1. 绩效管理委员会 为了顺利推进绩效管理,实现卫生组织战略目标,卫生组织应该建立绩效管理委员会。绩效管理委员会是绩效管理工作的最高决策机构,主要由卫生组织高层管理人员组成。绩效管理委员会的职责一般包括以下几方面:①审批绩效管理办法;②提出年度绩效管理总体要求;③下达绩效管理目标;④推动绩效管理工作的开展;⑤审批部门负责人的绩效管理结果;⑥处理其他重大绩效事件。

2. 绩效监察委员会 为了有效监督绩效管理,实现卫生组织战略目标,卫生组织应该建立绩效监察委员会。绩效监察委员会是绩效监察工作的最高决策机构,主要由卫生组织的党委书记和负责纪检监察的相关人员组成。绩效监察委员会的职责一般包括以下几方面:①监督各部门绩效管理实施情况;②受理三次申诉,裁定员工绩效申诉处理结果;③监察绩效评价结果的应用;④监察各级绩效评价责任人的履责情况。

3. 绩效管理办公室 绩效管理办公室既可以是独立的,也可以设在人力资源部门或财务部门,是绩效管理的组织和执行部门。绩效管理部门办公室的人员素质是决定绩效管理成败的重要因素,他们不能仅仅满足于收集数据实施评价,担当裁判员角色,而应该在绩效管理过程中扮演教练员和咨询师的角色,做好绩效沟通。绩效管理办公室的职责一般包括以下几方面:①组织制定绩效管理办法及负责相关条文解释;②组织编制和修订部门绩效管理实施细则;③审核部门内部绩效管理实施细则;④审批除部门负责人以外其他员工的绩效结果;⑤负责绩效管理结果的应用;⑥受理员工二次申诉;⑦绩效相关资料归档和保管。

4. 绩效管理工作小组 绩效管理工作小组由各科室主任组成。科室主任是绩效管理实施的主体,是绩效管理的前沿阵地。绩效管理工作小组的职责一般包括以下几方面:①编制和修订部门内绩效管理实施细则并统筹实施;②分解部门指标到岗位,签订岗位绩效承诺书;③监控员工绩效的完成情况、处理部门内突发性的绩效事件;④审核其他员工(除部门负责人)的绩效结果;⑤受理员工首次申诉;⑥绩效相关资料归档和保管。

第二节 卫生人员绩效管理流程

卫生人员绩效管理是一个动态、完整的系统,同时也是一个周而复始的循环过程。它由绩效计划、绩效监控、绩效评价、绩效反馈、绩效应用五个环节组成。首先卫生组织管理者与员工就本绩效周期需要达到的绩效目标进行充分沟通,形成绩效计划,然后员工按照绩效计划实施绩效,而卫生组织管理者则对员工的绩效进行定期或不定期沟通,对绩效计划的执行情况进行监控,针对存在的问题与计划执行者进行充分交流,并提供必要的绩效辅导,之后卫生组织管理者对员工的绩效进行评价,并就绩效评价结果进行应用,提出绩效改进计划,如此循环反复。图10-3为卫生人员绩效管理流程图。

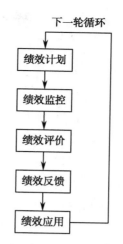

图10-3　卫生人员绩效管理流程图

一、绩效计划

作为绩效管理的起点，绩效计划阶段是绩效管理中最重要的环节。绩效计划的一个核心工作就是，根据组织战略目标设计科学的绩效评价指标体系（performance evaluation index system），将卫生组织战略目标实现的责任落实到各部门和每个员工。主要分为五个步骤：分解卫生组织战略目标、建立科室绩效评价指标体系、建立卫生人员绩效评价指标体系、制定绩效标准以及确定各级指标权重。下面以医疗机构为例来进行阐述。

（一）分解卫生组织战略目标

通常包括目标管理法、平衡计分卡与关键绩效指标等方法，将医疗机构的战略目标转化为对医疗机构医疗质量、运营效率、持续发展、满意度评价四方面的衡量。表 10-1 是三级公立医院绩效评价指标框架。

1. 医疗质量方面　体现了医疗服务的质量安全，利于加强公立医院的核心竞争力。在医疗质量安全方面，强化质量问题导向，注重过程监控和结果分析相结合，通过现场监测和结果分析，及时发现医院质量安全管理方面存在的不足并督促其整改。在药械管理方面，加强对合理用药特别是抗菌药物和大型医用设备维修保养及质量控制的管理，旨在保障合理用药、质量安全。

2. 运营效率方面　体现了精准化管理水平，实现医院科学管理。在运行管理方面，突出考核公立医院资金运行的收支匹配、成本动态管控、资产精细化管理三方面能力，旨在引导医院提高经济风险防范能力，加强监管医院资本运行质量和资产精准化管理，确保国有资产安全。

3. 持续发展方面　体现了医院的持续发展能力，促进公立医院创新发展和持续健康运行。在基础性管理方面，有针对地考核医院的能耗管理、后勤保卫规范化与精细化管理水平，旨在保障医院安全、节能、高效平稳运行。在临床学科发展方面，重点考核医疗服务能力，旨在引导医院加强医疗服务的发展，提升核心竞争力。同时，根据医院自身实际情况个性化定制年度目标，引导医院个性化发展。

4. 满意度评价方面　体现公立医院的社会效益，为提高患者就医体验提供保障。在满意度方面，制订患者、医务人员满意度评价指标，旨在有针对性地改进服务，提高患者满意度，为患者提供人性化服务和人文关怀；提高医务人员满意度，调动医务人员积极性，减少人员流失，稳定人员结构，更好地为患者服务。

表10-1　三级公立医院绩效评价指标框架

一级指标	二级指标	三级指标
医疗质量	功能定位	门诊人次数与出院人次数比
		出院患者手术占比
		出院患者四级手术比例
		……
	质量安全	手术患者并发症发生率
		单病种质量控制
		低风险组病例死亡率
		……
	合理用药	门诊患者基本药物处方占比
		住院患者基本药物使用率
		抗菌药物使用强度（DDDs）
		……
	服务流程	门诊患者平均预约诊疗率
		门诊患者预约后平均等待时间
		电子病历应用功能水平分级
		……
运营效率	资源效率	每名执业医师日均住院工作负担
		每百张病床药师人数
	收支结构	门诊收入占医疗收入比例
		住院收入占医疗收入比例
		……
	费用控制	门诊次均费用增幅
		住院次均费用增幅
		……
	经济管理	全面预算管理
		规范设立总会计师
持续发展	人员结构	卫生技术人员职称结构
		医护比
		……
	人才培养	医院住院医师首次参加医师资格考试通过率
		医院承担培养医学人才的工作成效
		……
	学科建设	每百名卫生技术人员科研项目经费
		每百名卫生技术人员科研成果转化金额
满意度评价	患者满意度	门诊患者满意度
		住院患者满意度
	医务人员满意度	医务人员满意度

（二）建立科室绩效评价指标体系

不同性质的科室应采用不同的绩效评价方法。临床、医技科室是医疗机构业务工作的主体，因而临床、医技科室采用平衡计分卡与关键绩效指标相结合的方法；行政、后勤科室是服务科室，以事务性工作为主，因而主要采用关键绩效指标设置科室指标。以 ×× 医院内科为例，如表 10-2 所示。

表10-2　×× 医院内科绩效评价指标体系举例

指标类别	指标名称
接诉即办	接诉即办响应率
	接诉即办解决率
	接诉即办满意率
满意度评价	患者满意度评价
	职工满意度评价
医疗质量	处方合格率
	抗菌药物使用强度
	药占比
运营效率	平均住院日
	床位使用率
	每名执业医师日均住院工作负担
持续发展	纵向、横向科研项目经费
	成果产出新获得奖励

由表 10-2 可以看出，科室绩效评价指标体系在院级绩效评价指标体系的基础上进行了修改。

（三）建立卫生人员绩效评价指标体系

卫生人员绩效评价指标体系通常包括"德、能、勤、绩、廉"五方面。"德"是思想品行，主要评价政治态度、大局意识、思想品行和职业道德等；"能"是工作能力，主要评价管理能力、业务能力和组织协调能力等；"勤"是工作态度，主要评价组织纪律、责任心和工作作风等；"绩"是成绩业绩，主要评价履职成效和完成工作的数量、质量、效率等；"廉"是廉洁奉公，主要评价廉洁自律、遵纪守法和克己奉公等情况。每一个评价维度由相应的评价指标组成，针对不同的评价对象，应确定不同的评价维度和指标。详见本章第三节卫生人员绩效评价内容。

（四）制定绩效标准

在建立了绩效评价指标体系后，还应确立绩效标准。因为没有标准，绩效评价指标再理想也不过是一个空壳，不具备任何应用价值。绩效标准可分为两类：

1. 定量化标准　对于能够量化的绩效指标，应尽可能建立定量化的标准。表 10-3 为 ×× 医院主治医师的绩效指标标准举例。

表10-3　×× 医院主治医师的绩效指标标准举例

指标	标准
门诊次均费用增幅	<25%
门诊次均药费增幅	≤次均费用增幅

续表

指标	标准
住院次均药费增幅	≤次均费用增幅
出院人次	>_____人次/月
门诊人次	>_____人次/月
教学评分	>_____分

2. 行为描述性标准 对于难以量化的指标，可以采用 360 度考核法，从多角度获取被考核主体的行为观察资料，以此作为绩效评价的标准。表 10-4 是 ×× 医院行政中层考核项目及指标举例。

表 10-4 ×× 医院行政中层考核项目及指标举例

考核项目	考核指标	分值
德（20分）	政治态度	5
	职业道德	5
	伦理道德	5
	心理品德	5
能（25分）	管理能力和专业技能	5
	组织能力	5
	沟通协调能力	5
	创新能力	5
	工作态度	5
勤（15分）	工作主动性	5
	劳动纪律	5
	出勤率	5
绩（20分）	工作量	5
	工作效率	5
	工作成效	5
	科室凝聚力	5
廉（20分）	遵纪守法，廉洁自律	20

（五）确定各级指标权重

在确定绩效评价指标后，就要进行权重赋值，即明确绩效评价指标在总分中应占的比重，是每个绩效评价指标在整个指标体系中重要性的体现。确定权重的常用方法有：①主观经验法：即评价者凭自己以往的经验直接给绩效评价指标加权；②专家调查法：这种方法要求所聘请的专家先独立对绩效评价指标加权，然后对每个绩效评价指标的权数取平均值，作为权重系数；③德尔菲法：即向每位专家发放加权咨询表，然后将所有专家对每个绩效评价指标的权重系数进行统计处理；④层次分析法：将绩效评价指标分解成多个层次，通过两两比较下层元素对于上层元素的相对重要性，将人的主观判断用数量形式表达和处理，以求得绩效评价指标的权重。

二、绩 效 监 控

绩效监控是绩效管理的第二个环节，是连接绩效计划和绩效评价的中间环节，是持续的绩效沟通过程，也是绩效管理中耗时最长的一个环节，这个过程的好坏直接影响着绩效管理的成败。

（一）绩效监控主体

在这一过程中，以医疗机构为例，医疗机构管理者、绩效管理部门（如人力资源管理部门）、科室主任、员工共同构成绩效管理实施的主体，承担不同的责任。

1. 医疗机构管理者 医疗机构管理者是绩效管理能否成功的关键。对绩效管理工作，医疗机构管理者需全面负责，在态度和行动上表现出大力支持和积极推动，只有这样才能促进绩效管理顺利推行。

2. 绩效管理部门 对于绩效管理部门，多数医疗机构是由人力资源管理部门牵头绩效管理工作，有些医疗机构专门成立了绩效评价部门（如运营绩效部门）。但不论是人力资源管理部门还是绩效评价部门，都不能仅仅满足于收集数据实施评价，担当裁判员角色，而应该在绩效管理过程中扮演教练员和咨询师的角色，做好绩效沟通。

3. 科室主任 科室主任才是绩效管理实施的中坚力量，是绩效管理的前沿阵地。一个好的绩效管理系统设计仅仅意味着绩效管理成功了一半，关键还在于科室主任在绩效管理过程中的执行。

4. 员工 对于医疗机构员工，他们是绩效管理的终端，在实施过程中，员工如果主动加以配合并提出合理化建议，则会促进实施的顺利进行；反之，若员工对实施绩效管理持否定态度，则会阻力重重，绩效管理实施也就失去存在的基础。

（二）绩效监控的方法

选择合适的绩效监控方法对绩效进行全面监控，确保医院战略目标的顺利实现已经成为医院管理者的共识。目前常用的绩效监控方法包括书面报告、绩效会议和走动式管理。

1. 书面报告 书面报告是绩效管理中比较常见的一种正式沟通方式，是指员工以文字或图表的形式向上级主管人员报告工作进展情况，反映工作中存在的问题并向领导提出请求和建议。书面报告有定期的，也有不定期的。定期的书面报告主要有周报、月报、季报、年报。不定期的书面报告是根据工作进展情况，员工就工作中的一些重大问题及时向上级主管提供的正式书面报告。

2. 绩效会议 绩效会议是指管理者和员工就重要的绩效问题通过召开会议的形式进行正式沟通的绩效监控方法。通过召开绩效会议可以达到对绩效实施情况进行例行检查；对工作中暴露的问题和障碍进行分析与讨论，并提出必要的措施；对重大的变化进行协调或通报；临时布置新任务等目的。

3. 走动式管理 走动式管理是管理者进行绩效监控的有效方式之一。有效的绩效监控需要建立在对绩效计划执行情况充分了解的基础上，但是对远离一线的管理者，特别是对于高层管理者，仅仅通过下属的汇报往往不能准确掌握绩效计划执行情况，还需要进行实地调研，与绩效计划执行者进行面对面的沟通。

（三）绩效监控的内容

从绩效监控的内容来看，主要包括持续不断的绩效沟通和绩效信息的收集与记录。

1. 持续不断的绩效沟通 沟通是绩效管理过程中的主要活动，这个阶段的沟通是动态的、持续不断的。通过绩效沟通，不仅要收集信息，了解绩效计划的实施情况、实施过程中遇到的困难和需要的支持，更要通过沟通，将医疗机构的发展思路和要求贯彻到第一线，同时也从一线部门获得最真实的市场信息，了解竞争状况，这有助于及时调整和修订计划，避免出现大的偏差。

（1）沟通方式：绩效管理的沟通方式主要分为正式沟通和非正式沟通两种。在绩效管理中常用的正式沟通方式主要有书面报告、正式面谈和会议沟通等。非正式的沟通方式几乎无处不在，可以说除了正式沟通方式之外的沟通都叫作非正式沟通。书面报告通常需要包括工作目标的进展情况、工作中遇到的问题、建议和意见等栏目。但是，在很多情况下员工不欢迎书面报告，他们将这项工作视为额外的负担，只是应付了事。这主要是由于医院管理者和员工缺乏面对面沟通的机会，这种单向沟通使大量的信息变成摆设，可以通过将书面报告与其他沟通方式结合起来，来解决这种单向的信息流动。例如，当医院管理者通过报告中提供的信息了解到工作进程中发生的某个问题时，就可以到工作现场指导员工解决这个问题，或通过面谈与员工进行交流，共同寻求解决问题的途径。

绩效沟通有很多方法，每种方法都有其优缺点，因此应根据不同的需要选择合适的方法。此外，各种沟通方式不是单一使用的，而常常是结合在一起使用的。

（2）沟通渠道：为使绩效沟通和绩效辅导渠道畅通，医疗机构应营造宽松、方便的沟通氛围，利用各种途径和方式建立信息沟通渠道，使上情下达、下情上传更迅速准确。在医疗机构现有制度基础上可利用的绩效沟通渠道包括：①院长办公会、中层干部例会、科室例会、科室早交班会；②职能部门专题会；③职能部门日常工作检查；④专项调查，如患者满意度调查、职工满意度调查；⑤设立意见箱等。

2. 绩效信息的收集与记录　在绩效管理实施阶段，医疗机构管理者在与员工沟通的同时，也需要进行绩效信息的收集与记录。具体来讲，绩效信息收集的主要目的在于：

（1）提供绩效评价的事实依据：在绩效管理实施的过程中对员工的绩效信息进行记录和收集，这是为了在绩效评价中有充足的客观依据。

（2）提供改进绩效的事实依据：对绩效信息的收集和记录可以积累一定的关键事件。通过这些关键事件，可以找出员工存在的问题，帮助员工改进绩效。

三、绩 效 评 价

在绩效评价阶段，需要确定合适的评价周期、评价主体以及评价方法等，以便得出科学、客观、公正的评价结果。

（一）评价周期

评价周期一般分为月度、季度、半年度和年度。月度评价能够发挥及时激励、及时纠偏的良好效果，但月度评价过于频繁会加重实施绩效评价的相关部门及其人员的工作量；此外，月度评价会使员工重视短期行为而忽视长期发展。以季度为评价周期，既可以避免月度评价工作量大的问题，又可以及时对被评价者的日常行为态度进行监控。半年度和年度评价是相对综合、相对全面的评价，但缺点是周期相对较长，不利于对被评价者的日常行为态度进行监控。

（二）评价主体

评价主体可分为内部评价者和外部评价者，以及来自被评价者本人的自我评价。结合医院的实际情况，内部评价者包括上级、同级、下级；外部评价者包括患者及其家属、政府和行业组织、社区、媒体、保险机构、供应商等利益相关者。目前最主要的评价主体还是员工的上级领导，这种评价方法最大的缺点就是评价主观性强，不够全面。较为科学的评价方法应该是综合利用各种评价者实现对员工的全方位评价，如360度考核法。

（三）评价方法

绩效评价方法（performance evaluation methods）是绩效评价的重要内容，关于绩效评价具体方法将在本章第三节卫生人员绩效评价中详细介绍。

四、绩　效　反　馈

绩效反馈是绩效管理中的重要一环,但往往会被忽视。对于卫生人员这个知识密集型的群体来说,绩效评价完成后都希望了解自己的绩效成绩、存在问题和原因,因而绩效反馈不仅有助于获得他们的认同和支持,也是对他们的尊重。

绩效反馈方法非常重要,运用得好可以达到反馈的作用,反之则会适得其反。绩效反馈方法一般分为直接反馈和间接反馈。直接反馈是把绩效评价结果直接告知被评价者,包括书面反馈和面谈反馈两类;间接反馈是把绩效评价结果运用到被评价者的奖惩、评优、晋升等事项中。

（一）直接反馈

1. 书面反馈　书面反馈是把评价结果直接以书面方式通知被评价者。书面反馈具有简单、直接、信息准确等优点,但也存在一些不足:由于受到书面文字的限制,书面反馈不能把评价结果全面地告知被评价者,而且书面反馈是一种单向沟通,评价者无法知道被评价者对评价结果的态度。

2. 面谈反馈　面谈反馈是将评价结果通过面对面沟通的形式直接告知被评价者,一般是由被评价者的上级来主持。在面谈中,要根据面谈对象设定好面谈的目标,这样有助于有效地开展面谈。

（二）间接反馈

间接反馈是把绩效评价结果运用到员工的奖惩、评优、晋升等事项中,间接反馈是相对于将评价结果直接告知员工而言,从某种意义上来讲,间接反馈更直接体现了绩效评价结果的作用和意义。

五、绩　效　应　用

绩效评价结果可以运用于人力资源管理工作的多方面,包括薪酬发放、岗位调整和绩效改进等。

（一）为绩效工资分配提供依据

绩效工资是最重要的激励手段。以绩效评价结果为依据分配工资,不仅更公正、客观,也更有说服力,避免了过多人为因素而造成的矛盾。

（二）为岗位调整提供参考

每个人都有自己的特点和长短处,也都有适合和不适合的岗位与工作。用绩效评价结果作为岗位和人员调整的参考,改变了以往以领导个人印象和民主推荐等主观手段为依据的做法,使岗位调整和人员选拔更有针对性,有利于避开员工的短处,充分发挥其长处。

（三）为员工培训和绩效改进计划提供依据

绩效改进是绩效评价结果中最重要的用途,因为绩效管理的最终目的是绩效的提高和改进,而以评价结果为依据,可使培训更有的放矢,取得更好的培训效果,最终提高员工和组织的整体绩效。

（四）为卫生人力资源管理的其他环节提供依据

除以上用途外,绩效结果还可广泛应用于卫生人力资源管理的其他环节,如人力资源规划、员工招聘、奖惩、晋升、降级、辞退等,为公平、客观地处理医疗机构内部关系,创造和谐的团队提供很大的帮助。

第三节　卫生人员绩效评价

绩效评价是绩效管理过程中的核心环节。了解卫生人员绩效评价的内涵与程序，制定科学而有效的绩效评价体系是不断提高卫生组织管理工作质量的重要环节。进一步完善卫生人员绩效评价实施和评估，能够最大限度地调动员工的积极性，促进卫生组织的健康发展。

一、卫生人员绩效评价的内涵与程序

（一）卫生人员绩效评价的内涵

卫生人员绩效评价的内涵是指在卫生组织内实施绩效评价的相关部门及其人员根据卫生人员工作要求，全面、系统、科学地对卫生人员的工作业绩、工作能力和工作态度等进行考核和评价的过程。

（二）卫生人员绩效评价的程序

卫生人员绩效评价的程序包括以下五个环节：

（1）确立目标：确立卫生人员绩效评价目的，选择评价对象。

（2）建立评价系统：确定评价主体，形成评价指标体系，选择适当的评价方法。

（3）收集相关信息：回顾在绩效监控环节收集和存储的数据，形成系统的画面或印象与评价系统作相应的对比。

（4）分析判断：运用卫生人员绩效评价的方法，对信息进行重审，并收集各种其他信息，进行分析比较。

（5）输出结果：形成最终判断，确定被评者评价等级，并找出绩效好坏的所在。

二、卫生人员绩效评价指标体系的设计

合理的卫生人员绩效评价指标体系有利于了解卫生组织面临的机遇和挑战，提高工作效率，增强卫生组织的综合竞争力。卫生人员绩效的综合评价指标体系通常包括品德素质、工作能力、工作态度、工作业绩和廉洁五方面，即"德、能、勤、绩、廉"，每一个评价维度由相应的评价指标组成。

根据工作性质不同，卫生人员主要分为卫生技术人员、其他技术人员、管理人员以及工勤技能人员四大类，应该根据每一类卫生人员的岗位职责和工作要求对其绩效评价指标体系进行设计。以卫生技术人员和管理人员为例。

（一）卫生技术人员的绩效评价指标体系

不同系列、不同职称等级的卫生技术人员，岗位职责和工作内容各有特点，因此其绩效表现也不同，所以对不同类别的卫生技术人员，制定的绩效评价指标体系也应有所不同。以医生和护士为例。

1. 医生的绩效评价指标体系　制定医生的绩效评价指标体系时要注意不同级别的医生应有不同的评价指标。初级医师与高级医师的岗位职责、工作内容不同，因此，他们在工作质量、工作效率、工作效益及科研教学工作等指标上要有所区分。表10-5和表10-6分别是某医院初级医师和高级医师的绩效评价指标体系。

表 10-5　某医院初级医师的绩效评价指标体系举例

维度	指标
德	品德修养
	职业操守
	政治素质
能	临床业务能力
	沟通能力
	团队协作能力
勤	工作积极性
	纪律性
绩	门急诊量
	检查量
	门诊手术量
	住院手术量
	质控病例数（主治）
	病历书写数（住院）
	病历书写质量
	医疗安全
	合理用药
	教学查房
	论文
	科研课题
	新技术、新项目
	患者满意度
廉	遵纪守法，廉洁从业

表 10-6　某医院高级医师的绩效评价指标体系举例

维度	指标
德	品德修养
	职业操守
	政治素质
能	临床业务能力
	沟通能力
	团队协作能力
勤	工作积极性
	纪律性

续表

维度	指标
绩	门急诊量
	检查量
	门诊手术量
	住院手术量
	平均住院日
	床位使用率
	医疗安全
	合理用药
	临床带教
	论文
	科研课题
	新技术、新项目
	患者满意度
廉	遵纪守法,廉洁从业

2. 护士的绩效评价指标体系 护士的绩效评价指标体系同样要遵循不同职称等级、不同岗位性质进行设计。表 10-7 列举了病房护士的绩效评价指标体系。

表 10-7 病房护士的绩效评价指标体系举例

维度	指标
德	品德修养
	职业操守
	政治素质
能	临床业务能力
	沟通协作能力
勤	工作积极性
	纪律性
绩	技术操作考评
	理论考评
	分管项目执行力
	收费投诉
	护理并发症发生率
	正确执行医嘱
	医疗文书书写
	病情观察及处理
	护理差错、事故分析鉴定和防范
	论文
	科研课题
	患者满意度
廉	遵纪守法,廉洁从业

（二）管理人员的绩效评价指标体系

对一般管理人员，主要评价思想品质、职业道德、工作态度、劳动纪律、工作的积极性、业务能力、工作数量和质量等，如表 10-8 所示。

表 10-8　职能科室员工的绩效评价指标体系举例

维度	指标
德	品德修养
	职业操守
	政治素质
能	沟通能力
	团队协作能力
	执行力
	业务能力
勤	工作积极性
	纪律性
绩	工作量
	工作质量与效率
	论文
	科研课题
廉	遵纪守法，廉洁从业

三、卫生人员绩效评价的实施

卫生人员绩效评价的实施包括：确定评价对象并分类、确定并培训评价者、选择评价方法、被评价者述职、评价者评价、评价结果面谈、评价结果处理。

（一）确定评价对象并分类

以医疗机构为例，评价的对象通常分为卫生技术人员、其他技术人员、管理人员以及工勤技能人员四大类。一般来说，卫生组织实行绩效评价的对象应当是正式在册的人员，兼职、特聘人员、长期缺勤者和其他劳务外包人员通常不划为日常绩效评价的对象。

（二）确定并培训评价者

1. 确定评价者　评价者一般由被评价者的直接上级担任，在评价关键岗位人员，或者实施绩效评价的预算和时间较为宽裕时，可以采用 360 度评价，即包括来自上级监督者的自上而下的评价、来自下属的自下而上的评价、来自平级的同事评价、来自服务对象（患者）的评价，以及来自被评价者本人的自我评价。

2. 培训评价者　为了更好地推行绩效评价，卫生组织还应对各级评价者进行培训，培训内容主要包括绩效评价制度、评价内容与项目、统一评价标准等。

（三）选择评价方法

卫生人员绩效评价是整个绩效管理流程中最关键的一个环节，它所提供的评价结果将为绩效管理其他环节提供参考信息，直接决定着绩效评价结果在薪酬系统等方面的运用，而绩效评价方法的选择在很大程度上影响着绩效评价的结果，因此了解每一种绩效评价方法的优缺点及其适用范围是非常重要的。以下是卫生人员绩效评价中常用的几种评价方法：

1. 比较评价法　比较评价法是指根据某个单一的特定绩效维度（也可以是整体的工作绩效）排列出被评价者绩效的优劣顺序，并确定其相应的等级或名次的绩效评价方法。简单地说，比较评价法就是通过排序的方法，而非通过评分手段来确定被评价者的绩效优劣。比较评价法主要包括排序法、配对比较法和强制分布法等。

（1）排序法：排序法（ranking method）是一种比较古老的评价方法，它根据某一绩效标准将全体被评价者的绩效由最优至最劣，或由最劣至最优进行依次排序。排序法又可分为简单排序法和交替排序法。

1）简单排序法：是指根据绩效的某一维度挑选出绩效最出色的一位员工列于序首，再找出次优者排在第二位，以此类推，直到将绩效最差的员工列于序尾，排出被评价员工绩效的优劣顺序，并确定其相应的等级。

2）交替排序法：则是首先列举出所有被评价者的名单，选择一个评价要素，并列出在该评价要素上，哪位员工的表现是最好的，哪位员工的表现是最差的，再在剩下的员工中挑出最好的和最差的，以此类推，直到所有被评价者都被列出。与简单排序法相比，交替排序法的优势在于：从员工中挑选出最好的和最差的，要比对他们绩效的绝对好坏差异进行评价容易得多。

排序法的优点：简单、易操作，评价结果一目了然，能快速识别出绩效好和绩效差的员工。

排序法的缺点：第一，当被评价的员工人数较多时，绩效水平相近的员工较为集中，很难将他们准确地进行依次排序；第二，由于排序法具有直接比较的特点，易给被评价员工造成一定的心理压力，甚至会造成同事之间的过度竞争和感情不和等不良后果；第三，评价的过程具有主观性和随意性，使评价结果往往容易引发争议。而且当几个人的绩效水平相近时，难以进行科学、准确的排列。

因此，在使用排序法时应注意：第一，在被评价人数比较少的情况下使用，使用前应考虑到使用该方法可能带来的不良后果；第二，在公布评价结果时，可采用分等级的方式，如优、良、合格等来代替直接公布排名顺序，使被评价者在感情上较易接受，避免太过直接而对个别员工造成不必要的伤害；第三，避免评价者在操作时带有个人感情色彩和利益因素。

（2）配对比较法：配对比较法（paired-comparison method）也称一一对比法或成对比较法，与排序法类似，也是一种相对的绩效评价办法，但它较排序法更为有效和准确。具体的操作程序是将每一位被评价员工按照所有的评价要素（如：工作时间、工作质量、学术成果等）与其他所有被评价员工逐一配对并进行比较，较优者用"+"表示，较差者用"-"表示，在对所有员工评价完毕后，汇总并统计每一个员工"+"的个数，便可获得员工的绩效排序。

配对比较法的优点：在对被评价者进行两两对比时操作起来相对简单，准确度较高，评价结果也较为可靠。

配对比较法的缺点：很费时，评价者需要花费大量的时间去完成，尤其在被评价者人数众多的情况下，配对比较法就显得更为复杂和烦琐。例如，当被评价者人数为 n 时，按照一一对比的原则，总共需要配对比较 $n(n-1)/2$ 次。如果对 20 位员工进行配对比较法评价时，评价者需要配对比较 190 次，如果被评价员工人数增加到 50 人，那么配对比较就会增加到 1 225 次。因此，该方法一般只适用于人数较少的绩效评价。

（3）强制分布法：强制分布法（forced distribution method）与前面提到的排序法和配对比较法都是采用排序的方式进行绩效评价，但不同之处在于它是以群体、等级的形式对被评价者进行排序的。该方法是按照事物"两头小中间大"的正态分布规律，事先确定好各评价等级在某部门或某科室员工总数中所占的比例，例如若划分成"优良、中等、需改进"3 个等级，则分别占总数的 30%、40%、30%；若划分成"优秀、良好、中等、需改进、不足"5 个等级，则每个等级分别占5%、25%、40%、25%、5%，然后再结合被评价员工数量算出各等级人数，按照每人绩效的相对优劣排序，强制列入其中某一等级。

强制分布法的优点：由于遵循了事物的正态分布规律，所以可以有效地避免绩效评价中的集中分布趋势，同时能明确地筛选出特定的对象。

强制分布法的缺点：强制分布法侧重于群体状况，因而会忽略被评价者的个人绩效，因此评价结果往往不能完全做到公平、精确。如果遇到多数员工都十分优秀的情况，还要强制划分等级进行绩效评价，可能会造成多方面的弊端。

在实际应用中，强制分布法往往与各种各样的绩效评价方法结合使用。一般都是先使用某种评价方法，根据每种评价要素对每位评价对象进行评价，然后将评价结果综合计算，按强制分布法确定的比例分配到相应的绩效等级上。特别需要指出的是，绩效评价不仅是为了在部门内部进行评价，还应反映出部门对组织绩效的贡献程度，因此在确定员工的绩效等级分布比例时，应该充分考虑该部门的绩效情况。在使用强制分布法时，应根据部门绩效决定员工的绩效等级分布比例，而不是平均分配给每个部门相同的比例。

2. 关键事件法　关键事件法关注员工会对本部门的整体工作绩效产生重大影响的事件，这些事件对绩效的影响可能是积极的，也可能是消极的。关键事件法要求评价者通过平时观察，及时记录员工的各种有效行为和无效行为，是一种最为常见的典型的描述法。

一般由主管人员将其下属员工在工作中表现出来的非常优秀的行为事件以及非常恶劣或引起负面反应的行为事件记录下来，然后在评价时点上（每季度、半年或一年）与该员工进行一次面谈，根据积累的记录对其绩效进行评价。它包含 3 个重点：①主管领导要能够直接观察到员工的日常工作行为；②书面记录员工的工作行为；③提取典型的"正面事件"和"负面事件"。

关键事件法的优点：①能够向员工提供指导和信息反馈，提供改进依据；②避免了绩效评价时的近因效应，因为它所依据的是被评价员工在一定时间内积累下来的表现，而不是最近一段时间的表现；③通过重点强调那些能够较好支持卫生组织发展战略的关键事件，能够使员工的行为与卫生组织的战略目标紧密联系起来；④参与性强，容易被员工所接受。

关键事件法的缺点：①使用成本较高，需要花费大量的时间去搜集那些关键事件，并加以概括和分类；②过于关注产生较大的积极影响及消极影响的事件，却忽视了一般绩效水平的行为表现。

3. 量表评价法　量表评价法就是将一定的分数或比重分配到各个绩效评价指标上，使每项评价指标都有一个权重，由评价者根据评价对象在各评价指标上的表现情况，对照标准对评价对象作出判断并打分，最后汇总计算出总分，得到最终的绩效评价结果。量表评价法主要包括图尺度评价法、行为锚定等级评价法和行为观察量表法等。

（1）图尺度评价法：图尺度评价法（graphic rating scale，GRS）是最简单且应用最为普遍的工作绩效评价方法之一。这种方法先制定出不同评价等级的定义、说明（绩效构成要素、绩效指标等）和相对应的分数，然后评价者针对每一个绩效构成要素或绩效指标，按照既定的等级进行评价，找出与实际绩效相符的分数，最后对所得分数汇总得出最终的评价结果。

图尺度评价法的优点：方法简单、实用，开发应用成本低；评价者可以根据实际需要从不同方面进行绩效评价指标、评价要素的制定，评价内容较全面，且评价等级和评价分数也可灵活设置，比较容易操作。

图尺度评价法的缺点：评价结果受评价者主观因素影响较大，且对评价项目的绩效指标、绩效要素等都难以进行确切的定义。

（2）行为锚定等级评价法：行为锚定等级评价法（behaviorally anchored rating scale，BARS）是关键事件法与图尺度评价法相结合的一种方法，即用对具体行为特征的描述来表示每一种行为标准的程度差异，在评价中对每一种具体行为特征的描述被称为"锚"或"尺度"。行为锚定等级评价量表通常由行为学专家和组织内部的管理者（评价者）共同研究并设计。在设计行为锚定等级评价量表之前，首先必须收集大量优秀绩效和无效绩效的关键事件，然后将这些关键事件划分为不同的绩效维度,那些被行为学专家们认为能够明确地代表某一特定绩效水平的关键事件将会作为被评价者的行为事例。

行为锚定等级评价法的优点:①工作绩效评价的标准更为准确;②可以使评价者更有效地向被评价者提供反馈;③具有较高的信度,即不同的评价者对同一个员工进行评价时,其结果基本上是类似的。

行为锚定等级评价法的缺点:①许多有实际意义的关键事件常会被忽略、丢弃;②评价者有时很难把自己所观察到的被评价者的工作行为与评价量表上的标准行为进行相互对应;③评价量表上的绩效维度是定位于员工的工作行为而不是工作结果,因此,评价者必须在评价期间每天对被评价者的行为表现进行记录,耗时费力,存在着一定的操作难度。

(3)行为观察量表法:行为观察量表法(behavior observation scale,BOS)与行为锚定等级评价法有一些相似之处,都是在关键事件法基础上发展起来的绩效评价方法,但它比后者具有更明确的评价标准。比如,行为观察量表法不剔除那些不能代表有效绩效和无效绩效的大量非关键事件和行为,而是采用更多的事件和行为来更为具体地界定有效绩效和无效绩效;同时,行为观察量表法并不是要评价员工哪种行为可更好地反映工作绩效,而是要求评价者对员工在一定时期内表现出来的每一种行为的频率进行评价。

使用行为观察量表法时,首先需要确定衡量绩效水平的维度,例如:工作数量、工作质量、工作创新、沟通能力等,再将每个维度都细分成若干个具体的标准,用对员工行为的描述进行表示,并设计一个行为观察量表。在设计量表时通常用利克特五分制标度或七分制标度,从"几乎没有"到"几乎总是"。在进行绩效评价时,评价者将被评价者的工作行为、表现与评价标准进行对比,每个衡量角度的所有具体行为项目的得分汇总构成了被评价者在这个绩效维度的评价总分。

行为观察量表法的优点:①可以单独作为岗位说明书或岗位说明书的补充;②通过行为观察绩效评价,可以产生清晰明确的反馈,有助于被评价员工不良绩效行为的改善。

行为观察量表法的缺点:由于该评价法的开发和应用涉及大量的行为评价项目,评价者需要记住每一位被评价者在一段时间内每种工作行为的发生频率,因此需要花费大量的时间和精力,容易遭到评价者的抵制。

4. 360度考核法　360度考核法是指与被评价者在工作中有较多接触、对被评价者的工作表现比较了解的不同方面的人员,从不同角度对被评价者进行绩效评价,评价完成后根据确定的不同评价者权重得出一个综合的评价结果,又称"全方位考核法"。这些不同的评价源包括:来自上级监督者的自上而下的评价、来自下属的自下而上的评价、来自平级的同事的评价、来自服务对象(患者)的评价,以及来自被评价者本人的自我评价。

360度考核法的优点:评价的综合性非常强,被评价者可以从上级主管、同级同事、下级员工、服务对象以及自己处获得多角度的评价信息反馈。

360度考核法的缺点:①评价结果容易受情感因素、人际关系的影响,评价者可能会借评价来发泄对被评价者的不满,也有可能出于与被评价者良好的人际关系或怕得罪上级权威而给出较高的评价;②评价角度多、范围广、程序复杂,因此需要耗费大量的时间和应用成本。

5. 平衡计分卡　平衡计分卡(balanced score card,BSC)是以组织战略为导向,全面管理和评价组织综合业绩,是组织愿景和战略的具体体现,既是一个绩效评价系统,也是一个有效的战略管理系统,因此得到了许多卫生组织,特别是医疗机构的认可与应用。目前,医疗机构对其应用大多建立在一个完整业务单元的基础上,比如一家医疗机构、一个科室等,这样设计的平衡计分卡称为组织平衡计分卡。

医疗机构要运用平衡计分卡,一般应具备以下3个前提条件:①医疗机构的战略必须清晰明确,而且能够被层层分解。②医疗机构内部与实施平衡计分卡相配套的其他制度是健全的,主要包括医疗机构财务核算体系、内部信息平台、业务流程管理体系等。③医疗机构管理者应该与员工充分沟通，让他们理解医疗机构的战略及医疗机构希望他们怎样去表现，从而达到医疗机构的目标。

平衡计分卡的优点：将卫生组织的战略目标转化为卫生人员绩效评价指标，不但保证了卫生组织战略目标的落实，而且增加了卫生组织对员工管理的可操作性。

平衡计分卡的缺点：①对卫生组织内部与实施平衡计分卡相配套的其他制度要求较高；②一份典型的平衡计分卡需要 3~6 个月去执行，另外还需要几个月去调整结构，使其规范化，总的开发时间经常需要 1 年或更长的时间。

6. 目标管理法　目标管理法（management by objectives，MBO）是卫生组织管理者先与员工共同确定某种便于衡量的工作目标，然后定期与员工就工作目标的达成进度进行讨论的绩效评价方法。目标管理法的具体操作过程是：卫生组织管理者和员工共同制定评价期内要实现的工作目标，在评价期间，管理者和员工根据业务或环境变化修改目标，管理者及时跟踪员工的工作目标是否实现和实现程度，并讨论失败原因和改进措施，制定下一个评价期的工作目标。

目标管理法的优点：①评价标准直接反映员工的工作内容，结果易于观测，因此在较大程度上保证了评价结果的准确、公正；②该方法已经从单纯的绩效评价上升到了绩效管理，便于对员工提供建议，进行反馈和指导；③由于目标管理的过程是管理者和员工共同参与的过程，因此大大提高了员工的积极性，增强了责任心和事业心。

目标管理法的缺点：①由于它针对每位员工制定具有"特异性"的目标，因此不同员工之间不能直接进行绩效比较；②制定目标本身就是一个困难的过程，目标既要有一定的挑战性，能开发员工的潜能和调动员工的工作积极性，同时目标也必须是可行的、现实的、通过努力可以实现的；③目标不是一成不变的，管理者必须根据环境的变化对员工的工作目标作出调整。

7. 关键绩效指标法　关键绩效指标法（key performance indicator，KPI）是通过对组织内部流程输入端、输出端的关键参数进行设置、取样、计算、分析，衡量流程绩效的一种目标式量化管理指标，是把组织的战略目标分解为可操作的工作目标的工具，是绩效管理的基础。该方法不仅让部门主管明确部门的主要责任，而且可以明确部门人员的业绩衡量指标，确保让每一个工作人员都为整体目标的实现而努力，从而使卫生组织通过此方法高效提升绩效管理。

关键绩效指标的设计通常遵循 SMART 原则：①关键绩效指标必须是具体的（specific），以保证其明确的指导性。②关键绩效指标必须是可衡量的（measurable），必须有明确的衡量标准。③关键绩效指标必须是可以达到的（attainable），即目标要切合实际。不应因目标无法达成使员工产生挫折感，但这并不否定其应具有挑战性。④关键绩效指标必须是相关的（relevant），它必须与组织的战略目标、部门的任务及岗位职责相联系。⑤关键绩效指标必须是以时间为基础的（time-based），即必须有明确的时间要求。

关键绩效指标法的优点：①作为卫生组织战略目标的分解，它能够使员工的行为与组织目标相吻合，保证卫生组织战略目标的实现；②为绩效管理提供了透明、客观、可衡量的基础；③使员工集中精力处理对组织战略有最大驱动力作用的工作。

关键绩效指标法的缺点：①关键绩效指标比较难界定；②会使评价者误入机械式的评价方式，过分地依赖评价指标，而没有考虑人为因素和弹性因素，会产生一些评价上的争端和异议。

（四）被评价者述职

被评价者当面向评价者介绍本次评价期内的工作情况，主要陈述完成工作的过程、方法，以及取得的成果等内容。

（五）评价者评价

评价者根据被评价者平时的工作表现、工作态度和工作中所取得的成果，结合被评价者述职的情况，对被评价者在本次评价期内的工作作出全面、客观的评价。评价者应当按照事先确定的评价标准进行评价,并且评出相应的分数。相关科室收齐评价资料后,应当及时汇总、审核评价的结果,以避免评价中出现不公正的情况。如果审核结果与评价者评价的结果相一致,则相关的评价资料应及时进行存档;如果审核结果与评价者的评价结果有出入,原始评价记录与得分也不应更改,并且应与最终的评价结果一起存档。

(六)评价结果面谈

绩效评价结束后,应当及时将评价结果通知被评价者,让被评价者确认评价结果,同时使被评价者及时认识到自己工作中存在的不足。通知被评价者评价结果一般采用评价者与被评价者面谈的方式进行。

(七)评价结果处理

绩效评价结束后,除绩效工资按事先的约定兑现外,评价者应当与相关部门进行分析,看哪些员工应当进行培训,以提高其业务水平;哪些员工不适合现有的工作岗位,但可能适合其他工作,应考虑对该员工进行调职;哪些员工在工作中表现优异,应当晋升;哪些员工已经不适应卫生组织发展的需要,应当及时进行解聘、辞退处理。

总之,对评价结果的处理既要果断,又要慎重,要真正做到处理结果与员工绩效评价结果相一致,使大多数员工对评价和评价结果处理满意。

四、卫生人员绩效评价效果评估

卫生组织人力资源管理部门根据卫生人员绩效评价的结果进行效果评估,以寻求最佳的卫生人员绩效评价方案,顺应国家卫生人事制度改革的要求。卫生人员绩效评价效果评估包括评估卫生人员绩效评价的成果效益、评价对象的满意程度以及知识运用程度。

(一)评估卫生人员绩效评价的成果效益

成果效益是指卫生人员绩效评价是否能给卫生组织带来具体而直接的成果贡献,即一系列指标如科室总收入、科室净利润、科室成本核算、科室门诊量、科室手术量、院内感染率、病历质量、医疗事故等。通过对这些指标的分析,管理层能够了解卫生人员绩效评价所带来的成果效益。

(二)评估评价对象的满意程度

评估评价对象(卫生技术人员、其他技术人员、管理人员以及工勤技能人员)对卫生人员绩效评价的满意程度如何,包括对绩效评价的方法、内容等方面的看法。通过问卷调查来收集评价对象对于卫生人员绩效评价的效果和实用性的反应。该评估可以作为改进绩效评价内容、方式等方面的建议或参考,但不能作为绩效评价的结果。

(三)评估评价对象的知识运用程度

评价对象的知识运用程度是指在卫生人员绩效评价结束后的一段时间,由评价对象的上级、同事、下属或者服务对象(患者)观察他们的行为在评价前后是否发生变化,是否在工作中运用了绩效评价中涉及的内容,包括评价对象的主观感觉、下属和同事对其培训前后行为变化的对比,以及评价对象本人的自评。这通常需要借助于一系列的评估表来考察评价对象在卫生人员绩效评价后实际工作中行为的变化,以判断所学知识、技能对实际工作的影响。

五、卫生人员绩效评价的影响因素

(一)绩效评价制度

1. 绩效评价指标

(1)绩效评价指标分为客观指标和主观指标两种:客观指标是员工实实在在的工作结果,如卫生技术人员的工作量、旷工次数、医疗事故次数等，这些指标一般都是真实可靠、有据可查的。而主观指标是评价者对被评价者某一方面的行为表现的主观评价，比如上级对下属的工作责任心进行评价，就只能依靠上级的主观判断，这时就容易出现认知偏见。所以，主客观指标在绩效评价指标体系中的权重设计直接影响到评价结果，因此必须慎重确定。

（2）绩效评价指标设计关注合理性和公平性：部分卫生组织在设计绩效评价指标时，过于注重经济效益评价指标的设计。很多公立医院将科室的收入和医院的整体经济效益作为检验医院运营的第一位指标，易使公立医院忽视了公益性指标。其次，绩效评价体系缺乏对职工的奖励性评价指标。很多公立医院现有的评价体系无法实现对职工的工作态度、工作努力程度、工作专业性的考核。职工的收入容易被平均化，这种评价体系非常容易滋生职工的懒惰思想。

（3）绩效评价指标设计存在主观性偏差：很多评价指标的权重设计可参考的评价标准较少，缺乏科学有效的方式，主要是遵循专家的意见，具有一定的主观性，因而会对评价结果产生偏差。

2. 评价者

（1）评价者的选择：卫生人员的评价者分为五种，即上级、下级、同事、服务对象（患者）和自己。每一类评价者掌握的被评价者的工作内容和工作表现的信息不同，他们在评价被评价者的绩效时，有着各自的信息优势和信息劣势。在评价卫生人员时，对于不同的评价指标应选择不同的评价者，只有了解、熟知被评价者的工作内容和工作表现，才能作出准确的绩效评价，例如在评价医生的"医德、医风"这一指标时，选择患者则比选择上级作为评价者更具有科学性。因此，评价者的选择是否正确决定了绩效评价结果的准确与否。

（2）评价者的性格特征："高责任感型"评价者对被评价者要求较为严格，表现为设定较高的绩效标准和较难达成的目标，因此评价结果普遍偏低；而"低责任感型"评价者对被评价者要求较低，得出的评价结果则普遍偏高。

（3）评价者的情绪状态：绩效评价者的情绪状态也是影响绩效评价的重要因素。作为绩效管理过程中最关键且主观性最强的环节，绩效评价最容易受到评价者情绪的影响。当评价者处于积极的情绪状态时，评价的结果会普遍偏高；相反，当评价者处于消极的情绪状态时，评价的结果则会普遍偏低。

3. 评价方法 采用的评价方法是否得当直接影响着绩效评价结果。在选择绩效评价方法时，必须全面考虑各种因素，如绩效评价的目的、员工的工作性质和特点、绩效评价方法本身的特点以及实施绩效评价的预算和时间要求等。

（二）绩效奖惩制度

绩效奖惩制度是绩效评价结果运用的主要体现方式。对于高绩效员工，医疗机构可通过发放绩效工资、升职等正强化措施激励其进一步提高绩效。而对于低绩效员工，可通过扣发绩效工资、降职等负强化措施约束其行为。公平合理的绩效奖惩制度能够持续推动绩效改进，实现绩效管理的良性循环。相反，如果不能公平、公正地根据员工的绩效评价结果进行奖惩，就会严重打击员工的工作积极性。

本章小结

1. 卫生人员绩效管理是指为了实现卫生组织的战略目标，将卫生人员的个人发展目标与卫生组织的战略目标紧密结合在一起，通过持续的沟通和规范的管理，不断提高卫生人员的绩效进而提高卫生组织整体绩效的系统过程。

2. 卫生人员绩效管理流程由绩效计划、绩效监控、绩效评价、绩效反馈、绩效应用五个环节组成。

3. 卫生人员绩效评价的内涵是指在卫生组织内实施绩效评价的相关部门及其人员根据卫生人员工作要求，全面、系统、科学地对卫生人员的工作业绩、工作能力和工作态度等进行考核和评价的过程。

4. 卫生人员绩效评价的实施包括确定评价对象并分类、确定并培训评价者、选择评价方法、被评价者述职、评价者评价、评价结果面谈和评价结果处理等过程。

5. 卫生人员绩效评价常用的方法有：比较评价法（排序法、配对比较法、强制分布法）、关键事件法、量表评价法（图尺度评价法、行为锚定等级评价法和行为观察量表法）、360度考核法、平衡计分卡、目标管理法和关键绩效指标法。

思考题

1. 卫生人员绩效管理的内涵是什么？
2. 卫生人员绩效管理体系由哪些部分组成？
3. 卫生人员绩效管理流程由哪些环节组成？
4. 卫生人员绩效评价效果应评估哪些方面？

（胡　睿）

第十一章　卫生人员薪酬管理

卫生人员薪酬管理是卫生组织普遍关注的内容,更关系到员工的切身利益。在整个人力资源管理体系中,薪酬管理对吸引、保留、激励人才具有重要的作用。本章将系统介绍卫生人员薪酬的概念、卫生人员薪酬制度设计、卫生人员薪酬管理常用方法,以及中国卫生系统绩效薪酬分配制度改革等方面的内容,力求通过学习能对卫生人员薪酬管理有一个全面、系统的认识。

第一节　薪酬与薪酬管理概述

薪酬管理既是卫生人力资源管理的重点,更是卫生组织人力资源管理的难题。由于其本身的敏感性和卫生人员工作的特殊性,决定了薪酬管理是一把"双刃剑"。科学、合理、公平的薪酬机制能够激励卫生人员提高卫生服务效率和质量,增强卫生组织的绩效产出,而不合理的薪酬机制不但会影响员工的工作热情与责任心,重则有可能会导致员工价值观的扭曲,进而实施不合理的医疗行为,给患者带来伤害、给组织带来声誉上的损失。因此,薪酬管理对于卫生组织与员工来说都非常重要。卫生组织做好薪酬管理的前提是深刻理解薪酬的含义与价值,掌握薪酬管理的原则,制定、实施切实可行的能够体现员工贡献与组织意愿的薪酬政策,只有这样,才能对内员工队伍稳定而有干劲,对外具有人才竞争力。需要说明的是,卫生组织在举办主体、规模、功能等方面存在很多差异,因此在薪酬管理的理念、策略上也会有所不同。本章将以卫生事业单位为例,介绍薪酬管理的理论与实践。

一、薪酬的概念、构成与功能

(一)薪酬的概念与构成

薪酬(compensation)是指用人单位以货币及其他方式支付给员工的劳动报酬的总和。

依据此定义,薪酬是员工向组织提供的劳动或劳务的价格表现,员工与组织之间是一种公平的交易或交换关系,但是薪酬不同于传统意义上的工资,相对于工资,薪酬还包括非货币形式的报酬。

从广义上讲,薪酬包括经济性薪酬和非经济性薪酬两大类。经济性薪酬是指能够直接或间接地以货币形式表现和衡量的各种报酬,包括岗位工资、薪级工资、绩效工资、津贴补贴、福利等;非经济性薪酬是指员工从工作中获得的非物质性收益,这些收益无法用货币手段直接衡量,但会给员工带来心理愉悦效用。主要包括工作特征和工作环境,前者是指工作本身具有的价值,后者则指与工作相关的软硬件环境或条件。对于以知识型员工为主的卫生组织而言,适当提高非经济性报酬在薪酬中的比例对调动员工积极性具有一定的意义(图 11-1)。

(二)薪酬的功能

现代管理理论认为组织的任何管理活动都是管理者与被管理者的互动过程,薪酬作为连结员工和组织劳动关系的枢纽,从不同角度影响着双方的态度、行为、形象,因此必须从员工和组织两个角度来理解薪酬的功能。

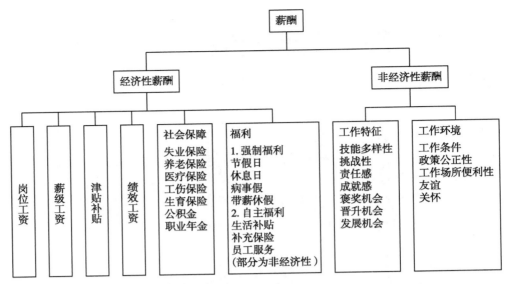

图 11-1　薪酬的构成

1. 从员工角度看薪酬的功能

（1）保障功能：员工是组织劳动力要素的提供者，只有组织给予充分补偿，才能使其不断生产出新的劳动力。薪酬是劳动者维持和延续劳动力再生产所必需的，对于绝大多数劳动者及其家庭的保障作用是无法替代的。其保障功能一方面体现在它要满足员工及其家庭的基本生存需要，另一方面还体现在满足员工及其家庭的娱乐、教育等方面的需要。

（2）激励功能：从心理学的角度来说，员工对于薪酬状况的感知影响员工的工作行为、态度以及绩效。员工一方面要追求实在的利益以提高自身生活水平，另一方面还在追求自身的价值、职业成就以及组织的认同感等，尤其是对于知识型员工来说，这一点尤其重要。根据激励理论，组织应该根据员工的不同需要采取个性化薪酬策略，特别是对于高层次人才更应如此。

（3）调节功能：作为一种重要的经济杠杆，薪酬可以调节劳动者在地区、组织和部门之间的流动。员工所获得的薪酬除了具有保障和激励作用以外，其薪酬水平的高低还能体现出个人职业成就的大小。在组织内部，员工的相对薪酬水平往往代表了员工在组织内的层次和地位，是员工衡量个人价值和成就的标识。当一个人在不同组织可能获得的薪酬水平差距足够大时，薪酬就成为劳动者在部门、组织、地区间流动的重要原因。

2. 从组织角度看薪酬的功能

（1）导向功能：组织的薪酬政策是组织价值观的一种体现，以岗定酬、以绩定酬体现的是多劳多得、优绩优酬的公平合理的薪酬文化。因此薪酬制度对员工的行为具有重要的导向作用。

（2）效益功能：薪酬是组织向员工传递的一种特别强烈的信号，通过这种信号，员工能够了解什么样的行为、态度和业绩是受到鼓励的，员工的行为和态度自然会朝着组织期望的方向发展。因此，薪酬不仅决定了组织能够招募到的员工数量和质量，更决定着现有员工为组织创造效益的大小。例如，为医生和护士设定基于患者满意度、治疗效果和工作效率的绩效奖金，就能够鼓励他们更加关注患者的就医体验、医疗质量以及服务效率。

（3）成本控制功能：由于组织所支付的薪酬水平高低会直接影响到组织在人才市场上的竞争能力，因此，组织保持相对较高的薪酬水平对于吸引和保留员工无疑是有利的。但是，较高的薪酬水平会对组织产生成本压力。因此，有效控制成本支出对组织经营具有重要意义。按照国家要求，卫生事业单位需要全成本核算，在绩效奖金的提取、福利金提取额度方面必须遵照国家相关政策执行。

（4）组织文化塑造功能：富有激励性的薪酬制度会有助于塑造良好的组织文化，对已有的组织文化也会起到积极的强化作用。薪酬安排反映了卫生组织的核心价值观和优先级。例如，如果一个组织重视服务质量和患者满意度，它可能会通过提供绩效奖金的方式来奖励那些在这些领域表现突出的员工，这样的薪酬策略有助于强化组织的服务宗旨和文化导向。

二、薪酬管理的概念与内容

薪酬管理（compensation management）是在组织目标和发展战略的指导下，对薪酬的支付原则、策略、水平、结构和构成等进行确定、分配和调整的管理过程。卫生人员薪酬管理（compensation management of health workers）是在卫生组织发展战略的指导下，对卫生人员的薪酬支付原则、薪酬策略、薪酬水平、薪酬结构、薪酬构成等进行确定、分配和调整的动态管理过程。具体而言，整个薪酬管理的过程主要包括以下几方面内容。

（一）薪酬目标管理

即薪酬如何支持组织战略，如何实现员工和组织的价值。卫生组织通过建立与绩效挂钩的薪酬体系，将员工的薪酬与其工作表现紧密联系起来。这种体系鼓励员工达成或超越既定的工作目标，如患者护理质量、诊疗服务效率、医疗安全标准等，从而实现组织的整体目标。

（二）薪酬水平管理

即薪酬要满足内部一致性和外部竞争性的要求，并根据员工绩效、能力特征和行为态度、组织的财务状况、外部人力市场变动等情况进行动态调整，具体包括确定卫生组织总体薪酬水平以及组织内部各级各类人员的薪酬水平。

（三）薪酬结构管理

即科学划分各类岗位的薪级和薪等，确定合理的级差和等差，针对不同类型与层次的员工，卫生组织可以实施差异化的薪酬策略。例如，卫生技术人员对技能有较高要求，随着其职称或职级的升高，相应的工资级差或等差可逐步提高，从而吸引和保留这些对组织至关重要的人才。

（四）薪酬形式管理

即合理分配薪酬各组成部分在薪酬总体中的结构与比例。它的各成分各有侧重地执行不同的薪酬职能，以更好地体现按劳分配原则，以及全面调动劳动者的积极性，促进效率提升、效益增加。卫生组织可结合医、药、护、技等不同岗位的工作特点以及员工需求，合理确定基本工资、绩效奖金、福利等部分的比例，确保员工有职业安全感与工作动力。

（五）薪酬文化管理

薪酬文化指的是组织对员工的薪酬态度、导向和管理方式，是组织在对待员工的价值观念、文化特点等方面的综合表现。薪酬文化体现在薪酬理念、薪酬制度、薪酬管理等方面。薪酬文化在组织中具有重要作用，它能够影响员工的工作动力和归属感。

三、薪酬管理的环境

卫生组织实现薪酬管理目标需要有良好的环境支持，包括宏观环境和微观环境两方面。宏观环境主要包括劳动力市场、政策与宏观调控、社会文化与观念、区域特点等；微观环境主要包括组织战略、组织文化、组织的支付能力、员工需求、产品的性质和技术特点等。

（一）薪酬管理的宏观环境

1. 劳动力市场　劳动力市场供求理论认为，薪酬就是劳动力作为生产要素在市场上的供给和需求的均衡价格，因此劳动力市场的供给和需求状态决定了薪酬水平。一般情况下，劳动力供给与价格呈负相关，劳动力需求与价格呈正相关，由此可见，薪酬是由劳动力供给和劳动力需求共同确定的。卫生组织的薪酬水平也会受到卫生人力市场的供给状况以及组织对各类卫生人员的需求状况的影响。卫生人力市场的供给状况受医学院校招生数量、地域经济状况的影响较大。

2. 政策与宏观调控 国家通过法律、法规、规范、文件等来规范社会分配行为、调整薪酬关系，以实现社会福利目标，例如许多国家和地区对薪酬下限与性别歧视等问题都有相应的规定，任何组织的薪酬制度都必须与这些规定和政策保持一致。另外，政府在一定时期内制定的宏观经济政策，对组织的薪酬管理活动同样具有引导和制约作用。自 2017 年全国启动公立医院薪酬制度改革试点以来，尤其是《关于深化公立医院薪酬制度改革的指导意见》（人社部发〔2021〕52号）颁发以来，各级政府出台了多项公立医院薪酬分配指导意见，在调动医务人员积极性的同时也优化了薪资结构。由此可见，国家薪酬政策对卫生事业单位的薪酬改革起到重大的指导、约束作用。

3. 社会文化与观念 社会文化与观念对薪酬的影响主要表现在对分配中收益权和公正性的价值标准与社会判断上。受不同文化的影响，社会成员对收益权的合法性和薪酬分配的公正性会有不同的判断标准和反应行为。随着社会文化的不断进步，社会主义核心价值观在财富分配的公平性上也得到了充分的体现。中共中央办公厅、国务院办公厅印发的《关于实行以增加知识价值为导向分配政策的若干意见》，对实行增加知识价值为导向的分配政策进行了全面安排，有效地推动了公立医院薪酬改革的纵深发展。

4. 区域特点 特定地区的经济发展水平和社会文化环境对于组织内部的薪酬水平、结构、薪酬形式等都有着重要的影响。例如，我国东部地区和西部地区的卫生组织，由于所在地区经济发展水平不同，对优质人才的吸引力存在较大差异。对于不同地区、相同规模的医疗卫生机构，即使是相同的岗位其薪酬水平和薪酬结构也是不尽相同的，当然，这里也要考虑生活成本因素的影响。

（二）薪酬管理的微观环境

1. 组织战略 薪酬是帮助组织成功的重要手段。组织确立不同的战略目标，实行不同的经营战略，则需要设计与之相匹配的薪酬制度，才能助力组织成功。如果组织采取创新型发展策略，则必须采用人力资源投资策略，以更具有外部竞争力的薪酬政策才能吸引到高层次人才。例如国内很多著名的医院就是采用优质的一揽子薪酬政策在国际人才市场上成功招聘到高水平人才，逐步搭建出医疗卫生事业发展的人才高地。

2. 组织文化 组织文化和薪酬政策相互影响。公平、公正、积极向上的组织文化，会引导组织构建公平合理的薪酬体系；同样，薪酬体系对组织文化的影响也是巨大的，很多组织文化的改变都是以薪酬制度、薪酬体系的变革为先导。例如，在绩效奖励方面，如果组织更注重以团队绩效为单位进行奖励，那么团队意识和团队合作就会得到强化；如果组织倾向于对员工个人的奖励，那么员工就会关注彼此之间的竞争，个人主义文化得到加强。

3. 组织的支付能力 一般来说，经营比较成功的组织会倾向于支付高于劳动力市场水平的薪酬；经营一般的组织则大多只能支付平均水平的薪酬，这也表明组织不但要有支付的愿望，更要具有支付的能力。卫生组织也是如此。医院医疗技术水平高、信誉好、百姓认可，就诊的患者就多，医院的效益就好，医院就更有能力支付更高的薪酬。

4. 员工需求 员工的年龄、性别、学历、经验、技能、职位等因素以及员工对薪酬的期望和需求都会影响到组织的薪酬管理。在以知识型员工为主体的卫生事业单位，在制定薪酬政策时要充分考虑知识型员工在自我成长与职业发展方面的需求，以及在职业成就方面的追求，设计出真正具有激发员工内驱力的薪酬体系。近年来公立医院非常重视医务人员的科技创新和科技成果转化，并建立了一系列激励措施，其中就包括对个人的薪酬奖励。

5. 产品的性质和技术特点 产品的性质和技术特点是影响薪酬结构设计的主要因素。卫生组织为社会提供的产品是医疗卫生服务，具有复杂性与风险性，和制造业相比，卫生组织的产品特质和技术特点尤其明显。因此，在薪酬体系设计时不但要充分考虑不同类别、不同岗位所承担责任的大小、工作的复杂程度、是否需要团队协作等问题，还要考虑应该如何评价与测量这些岗位的工作绩效才是客观而准确的。

四、组织的薪酬政策

薪酬政策（compensation policy）是组织薪酬管理的总体规划和准则，是组织为薪酬决定与支付的重要环节提供的基本指导方针。薪酬政策强调的是组织在宏观层面的薪酬管理。必须说明的是，卫生事业单位的薪酬管理政策必须与国家相关要求相一致，具体而言，各级各类公立性医疗卫生机构在制定本组织的薪酬政策时，必须在符合国家相关政策的前提下根据组织的具体情况来制定。

2021 年《国务院办公厅关于推动公立医院高质量发展的意见》（国办发〔2021〕18 号）、国家五部委《关于深化公立医院薪酬制度改革的指导意见》（人社部发〔2021〕52 号）中为公立医疗卫生机构薪酬分配制度改革以及薪酬政策的制定指明了方向。文件指出：要落实"允许医疗卫生机构突破现行事业单位工资调控水平，允许医疗服务收入扣除成本并按规定提取各项基金后主要用于人员奖励"要求，合理确定、动态调整公立医院薪酬水平，合理确定人员支出占公立医院业务支出的比例。建立主要体现岗位职责和知识价值的薪酬体系，实行以岗定责、以岗定薪、责薪相适、考核兑现。在核定的薪酬总量内，公立医院可采取多种方式自主分配。医院可自主设立体现医疗行业特点、劳动特点和岗位价值的薪酬项目，充分发挥各项目的保障和激励作用，更加注重发挥薪酬制度的保障功能。鼓励对医疗卫生机构主要负责人实行年薪制。

我国一贯坚持以人民健康为中心，强化公立医院主体地位，构建政府主导、公益性主导、公立医院主导的医疗卫生服务体系。因此，公立医疗机构的薪酬政策必须在符合国家宏观政策要求的基础上，根据组织自身情况来制定。

国家将"两个允许"写入规范性文件，标志着公立医院薪酬改革开始突破事业单位的限制，探索更加符合自身行业特点的薪酬制度。

卫生组织的薪酬政策变革会给各级各类员工的总体薪酬水平、发放方式、激励水平等方面产生重大影响，国家层面薪酬政策的变革是卫生组织薪酬政策优化的契机，同时也会给卫生组织的薪酬管理带来挑战。

五、薪酬管理与人力资源管理其他职能的关系

薪酬管理作为人力资源管理系统中的重要组成部分，和其他子系统之间有着千丝万缕的联系，管理者只有深刻理解薪酬管理与其他职能之间的连接与互动逻辑，才能将彼此有效衔接起来，协同发挥人力资源管理效能。

（一）薪酬管理与岗位设计

组织经营环境不确定性的增加，以及员工工作灵活度需求的逐步上升，导致组织中的岗位特征发生了很大的变化：传统意义上的岗位分类以及范围狭窄的岗位描述难以适应组织竞争的需要，因而界定范围较为宽泛的岗位越来越多。与此相对应，员工需要承担更多的职责和任务，从而也需要具备更多和更高的知识、技术与能力。在这种情况下，组织的薪酬体系就必须做出相应的变革，以适应和支持这种新的发展趋势。目前在国际上非常流行的宽带薪酬结构实际上也是组织薪酬系统对各种内外环境变化做出的一种应对方式。

从另一方面看，岗位本身的设计不合理也会给薪酬管理带来一些麻烦。比如，卫生组织岗位划分过多、过细都会导致薪酬等级过多，这样不仅会使员工内部产生薪酬比较，也会给员工在不

同岗位间的轮换带来困难。

（二）薪酬管理与员工招聘

组织的薪酬政策会对员工招聘带来比较大的影响。一方面,组织提供的薪酬水平会影响应聘者的选择决策,继而影响组织的招募数量和质量;另一方面,通过组织薪酬制度传递出来的特定信息,比如组织的经济实力、等级制度、价值导向以及组织文化等,会在劳动力市场充当一种有效的筛选器,帮助组织吸引那些与组织文化和需要相匹配的员工,同时也使那些与组织文化和需要不相匹配的劳动者通过自我选择而另谋他就,从而提升组织的招募效率,缩减相关开支。比如,在总体薪酬水平相当的情况下,一家基本薪酬较高而浮动薪酬较少的组织所吸引到的往往是那些不喜欢冒险与挑战、比较在意工作的稳定性,愿意在某种岗位上长时间地从事相同工作的人;而一家采取相反薪酬设计的组织吸引到的则是那些不安于稳定报酬的人,他们愿意承担风险,喜欢接受挑战,但也需要组织为自己所承担风险支付相应报酬的人。卫生组织具有较强的专业性,就业单位的性质大同小异,因此稳定而富有激励性的薪酬设计将对人才的吸引具有持续作用。

（三）薪酬管理与培训开发

以技能和能力为基础的薪酬体系本身就是一种激励员工不断学习、不断提高自身能力的薪酬制度;而以团队为基础的薪酬结构也会有利于知识、经验以及技能在团队内部的分享。简言之,薪酬管理对于组织的培训开发活动可以起到支持和引导作用。

（四）薪酬管理与绩效管理

绩效管理是实现组织战略目标的重要工具。绩效考核要想得到管理者和员工的重视,就必须与绩效薪酬分配制度紧密连接。绩效薪酬分配的依据是绩效考核的结果,而绩效考核的指标则是组织战略目标分解具化的体现,因此,组织只有通过绩效管理和薪酬管理的有效联动,才能实现目标落地。医务工作者工作强度大、风险高、责任大,基本薪酬制度不能够充分体现出工作价值,因此,制定合理的绩效薪酬分配制度对激发员工工作积极性,提升卫生组织的整体竞争力具有重要作用。

第二节　卫生人员薪酬制度设计

薪酬制度是卫生组织薪酬管理的核心内容,是贯彻薪酬战略、实现薪酬目标的组织制度框架,因此设计一套对外具有竞争力、对内具有公平性的薪酬制度是薪酬管理活动的重要工作。一般而言,员工薪酬制度设计包括:薪酬水平、薪酬结构、薪酬形式、薪酬管理政策等方面的设计。本节将主要讲述卫生人员薪酬水平设计、薪酬结构设计、经济性薪酬设计和非经济性薪酬设计等内容,此外还将简要介绍卫生组织薪酬管理政策。

一、薪酬制度概述

（一）薪酬制度的内涵

薪酬制度是组织为员工提供劳动报酬和奖励的一整套规则、政策和程序,它是一个涉及薪资、福利、津贴和其他形式报酬的综合性系统,其目的是激励员工、保持组织核心竞争力,实现组织战略目标。

从薪酬构成角度,薪酬制度包括基本薪酬制度、绩效薪酬制度、福利保险制度等几部分。其中基本薪酬可以用岗位价值、员工技能或能力高低进行衡量,相应的也就形成了岗位薪酬体系、技能薪酬体系和能力薪酬体系三种被广泛认可和应用的薪酬体系。薪酬制度设计除了需要确定薪酬构成之外，还需对组织总体薪酬以及各薪酬构成部分的水平与结构进行设计。

具体到卫生组织，卫生行政组织的工作人员作为国家公务员，执行国家公务员工资制度，即由职务工资、级别工资、津贴补贴和特殊岗位津贴构成；以营利为目的的民营、合资、外资医疗卫生机构的薪酬制度较为灵活，可以参考企业的薪酬制度；公立卫生组织，即卫生事业单位实行的是岗位绩效工资制度，由岗位工资、薪级工资、绩效工资、津贴补贴、福利等部分组成，其中岗位工资、薪级工资为基本工资，基本工资执行国家统一的工资政策和标准。

以公立医院为代表的卫生事业单位薪酬制度改革一直是我国人事制度改革的重中之重，国家对此十分重视。深化医药卫生体制改革，建立符合医疗卫生行业特点的、体现以知识价值为导向的公立医院薪酬制度是我国卫生事业单位薪酬制度改革的方向和要求。人力资源和社会保障部、国家卫生健康委员会、财政部等多部委多次联合发文提出，公立医院薪酬制度改革必须坚持四个基本原则：①坚持公益导向，健全激励与约束机制；②坚持按劳分配，完善按生产要素分配；③坚持统筹兼顾，注重协调发展；④坚持动态调整，合理引导预期。公立医院薪酬制度改革的主要内容包括：①合理确定公立医院薪酬水平；②充分落实公立医院内部分配自主权；③建立健全公立医院负责人薪酬激励约束机制；④健全以公益性为导向的考核评价机制。国家要求公立医院要在主管部门的指导下，按照国家有关政策制定内部考核评价办法，综合考虑岗位工作量、服务质量、行为规范、技术能力、医德医风和患者满意度等方面，考核结果与医务人员薪酬挂钩。

综上，卫生事业单位薪酬制度的制定必须符合国家相关政策的要求。多年来，卫生事业单位薪酬制度改革既是重点又是难点，改革之路任重而道远。

（二）薪酬制度设计的原则

1. 战略导向原则　战略导向原则是指薪酬制度设计应与组织的发展战略紧密结合起来，使薪酬制度成为实现组织战略目标的杠杆，这是薪酬制度设计时首先要考虑的。薪酬制度是组织为员工提供劳动报酬和奖励的一整套规则、政策和程序，所有的内容都和员工的切身利益紧密相连，因此，薪酬制度具有员工行为导向的作用。所以，组织重视什么，就应该把薪酬的重点放在什么地方。制定薪酬制度的主要目的就是激励员工、优化员工工作体验、提升员工绩效，实现组织目标，因此，薪酬制度越是能体现组织的战略导向，其绩效方向就越明确。

2. 公平性原则　薪酬设计的公平性解决的是组织薪酬的外部一致性、内部一致性、自我一致性的问题，这也是薪酬制度设计中需要特别遵守的原则。

（1）外部公平性原则（external equity principle）：外部公平性是指本组织与行业内其他组织的薪酬水平相比较是公平的、有吸引力的。由于这种比较的结果一方面会影响到组织是否会留住优秀的员工，另一方面，会影响到组织是否能吸引到优秀的求职者，因此，组织在设计薪酬制度时要格外重视外部公平性的体现。若两家同级别的医院同一岗位的工作人员薪酬差距明显，则较低薪酬的医务人员（特别是优秀员工）就会产生不公平的心理，容易产生职业倦怠或选择跳槽。

（2）内部公平性原则（internal equity principle）：内部公平性所关注的是组织内部不同职位之间的薪酬对比问题。也就是说组织内部的每一位员工应该认为自己的薪酬与组织内其他职位员工的薪酬相比是公平的。在组织采用职位薪酬体系（主要以职位本身的价值来确定员工基本薪酬的薪酬体系）的情况下，员工们常常把自己的薪酬与比自己等级低的职位、等级相同的职位以及等级更高职位上的人所获得的薪酬加以对比，以此来判断组织对本人所支付的薪酬是否公平合理。

（3）自我公平性原则（self equity principle）：自我公平性是指员工与自己相同或类似岗位，但绩效存在差异的员工所获得的薪酬相比较后感觉到的公平性。员工的这种比较主要体现在：尽管自己所做的工作与其他员工相同或类似，但是在绩效优秀、绩效一般以及绩效不良的员工之间是否存在合理的薪酬差距。通过比较，当员工感觉到公平时，会得到良好的激励并保持旺盛的斗志和工作积极性,以创造更好的业绩,取得更高的报酬;当员工感觉到不公平时,有可能通过减少自己的工作投入,改变自己的工作产出等方式,用消极态度来缩小不公平所带来的差距,由此给组织带来不良后果。

3. 竞争性原则　竞争性原则要求组织支付的薪酬在同行业中处于较高水平,以吸引、保留优秀人才。当然,一个组织的薪酬水平处于什么位置,要视该组织的战略定位、支付能力、人才市场供需状况以及组织的其他资源,包括良好的市场声誉等多种因素而定。医院可以采取市场薪酬调查的形式,了解同行业、同地区、相似规模的其他医院的薪酬水平,据此再结合自己医院的经营战略来设定薪酬基准,做到知己知彼。

4. 激励性原则　薪酬制度要对员工具有激励作用,才能发挥薪酬应有的功能。要有激励性就是要有差别性,即根据岗位、绩效或能力的差别来确定薪酬等级,体现出薪酬分配的导向作用。薪酬要适当拉开距离,公平性不是平均化,薪酬要真正体现出按贡献分配的原则。

在以知识型员工为主的卫生组织中,优越的经济性报酬能够对员工起到激励作用,而非经济性报酬却更能够提升员工的工作体验以及工作的幸福感与职业的成就感。而且与经济性报酬相比,非经济性报酬的激励作用更强、也更持久。卫生组织中常用的非经济性激励方法有荣誉激励、发展机会激励等。

5. 经济性原则　薪酬是组织成本的主要组成部分,薪酬标准设计过高,虽然具有更强的竞争性和激励性,但也会带来组织人工成本的上升,给组织带来压力。因此,经济性原则永远是组织薪酬设计中的"天花板式"原则。一个好的薪酬方案需要在经济适宜的前提下发挥出薪酬的最优功能,助力组织的可持续健康发展。例如,医院在制定薪酬政策时,需要考虑整体的运营成本,确保薪酬支出在可承受范围内,并与其他运营成本(如医疗设备、药品、维护等)保持适宜的比例关系。

6. 合法性原则　卫生组织的一切活动都必须依法进行,具体到薪酬制定过程、内容也都必须符合国家法律法规和政策的要求。

二、薪酬水平的设计

(一)薪酬水平的内涵

薪酬水平(compensation level)是指组织中各岗位、各部门以及组织整体平均薪酬的高低状况,反映了组织薪酬的外部竞争性与薪酬成本。薪酬水平的高低会直接影响到组织在劳动力市场获取劳动者数量和质量的高低。一般而言,组织薪酬水平的高低需要依据组织规模、经营战略、支付能力等多种因素来综合考量。

(二)薪酬水平的确定

1. 组织整体薪酬水平的定位　组织整体薪酬水平的确定需要建立在对组织内外部环境的分析之上。从卫生组织的内、外部环境来看,国家整体宏观经济发展状况、组织的规模与功能定位、组织的盈利能力和支付能力、人员素质要求等是决定薪酬水平的关键因素。同时,组织所处的发展阶段、组织的市场品牌和综合实力等也是重要的影响因素。多数卫生组织在确定整体薪酬水平时,通常是在分析同行业的薪酬数据后,再根据组织的实际情况选用合适的薪酬水平。

2. 岗位薪酬水平的确定　在组织整体薪酬水平确立之后,接下来还需要为组织内各类别的岗位确定薪酬水平。影响岗位薪酬水平的因素主要有岗位特征、岗位价值等。根据《关于深化公立医院薪酬制度改革的指导意见》的要求,公立医院内部分配应充分体现医、护、技、药、管等岗位差异,兼顾不同科室之间的平衡,向关键和紧缺岗位、高风险和高强度岗位、高层次人才、业务骨干和作出突出成绩的医务人员倾斜。因此,卫生组织在进行岗位薪酬水平设计时,一方面在主导思想上必须和国家要求保持一致,另一方面必须与医院具体实际相结合。

三、薪酬结构的设计

（一）薪酬结构的内涵

薪酬结构（compensation structure）是指组织中各种岗位之间或不同技能等级之间薪酬水平的比例关系，包括不同岗位之间、不同技能等级之间的报酬差异的相对比值和绝对值。一般而言，薪酬结构涉及三方面内容：组织内部以岗位或等级区分的薪酬等级的数量；同一薪酬等级内部的薪酬变动范围（或称薪酬等级宽度、薪酬变动比率）；相邻两个薪酬等级之间的交叉与重叠关系。

1. 薪酬等级　薪酬等级是指组织中不同岗位或不同技术等级的薪酬标准所形成的梯次结构。在薪酬管理实践中，薪酬等级划分的数量应视组织的规模和工作性质而定，没有绝对的标准。一般来说，如果级数过少，员工会感到难以晋升，缺少激励作用；相反，若级数过多，会增加管理的难度与费用。

在公立医院等卫生事业单位中，薪酬等级通常与医疗、药学、护理和医技等类别的职称相对应；在卫生行政部门，薪酬等级与行政级别挂钩；某些情况下，是否具备相应专业资格证书也会影响薪酬等级。随着行业的发展和人才需求的变化，卫生组织的薪酬等级也会进行动态调整以适应市场和技术发展的需求。

2. 薪酬变动范围　薪酬变动范围也称薪酬区间，是指在同一薪酬等级中薪酬最高值和最低值之间的差距。薪酬变动范围可以用薪酬变动比率来衡量，薪酬变动比率是指同一薪酬等级内部最高值和最低值之差与最低值之间的比率。通常情况下，薪酬变动比率的大小取决于岗位所需的技能水平等各种综合因素，所需技能水平较低的岗位其薪酬等级变动比率要相应小一些，相应地，技能水平要求较高的岗位其薪酬等级变动比率则要大一些。《医改蓝皮书：中国医改发展报告 2021》中显示，我国医院专业技术岗最高级收入是最低级收入的 6 倍，管理岗的收入差距是 5 倍，医生间收入差距是 9 倍，护士间收入差距是 6 倍。

（二）薪酬结构的类型

依据薪酬等级的差异程度，薪酬结构可分为扁平型和梯度型。

1. 扁平型薪酬结构　扁平型薪酬结构也称为平等化薪酬结构，是指等级较少，相邻等级之间、最高与最低等级之间薪酬差距较小的薪酬结构。选择扁平型薪酬结构，由于减少了薪酬等级，使每个等级上员工的任务和职责范围更广，员工拥有更大的决策自主权；同时较小的薪酬差异有利于消除员工之间身份上的距离感，增强组织内部的亲和力。此外，这种较为简单的薪酬结构也有助于减少薪酬管理的工作量和成本。通常，扁平型的薪酬结构适合于组织结构较为简单、岗位界定清楚、工作完成主要依赖于工作团队和部门间的协作、管理制度规范的组织。需要注意的是，扁平型薪酬结构也必须保持一定的薪酬等级差异，否则容易导致分配的平均主义，降低员工的工作效率。

2. 梯度型薪酬结构　梯度型薪酬结构也称为阶层化薪酬结构，即等级层次多，薪酬差异较大、最高与最低的薪酬水平差异也较大的薪酬结构。梯度型薪酬结构要求对每个等级的岗位进行详细分析与描述，明确每个员工的职责。选择梯度型薪酬结构的组织强调薪酬政策的差异性，认为这种薪酬结构承认员工之间在技能、能力、责任和对组织贡献上的差别，更能体现公平性要求。较多的等级和频繁的岗位晋升具有较强的激励作用，更能鼓励员工积极参加培训、勇于承担责任风险，更具开拓创新精神。所以，梯度型薪酬结构更适合组织结构层次多、工作完成以员工个人为中心的组织。

四、经济性薪酬设计

薪酬形式也称薪酬构成,是指各种形式的报酬在员工总体薪酬中的构成,不同性质的卫生组织其薪酬形式也不同,现以卫生事业单位为例阐述卫生人员的经济性薪酬构成,包括岗位工资、薪级工资、绩效工资、津贴补贴和福利,其中岗位工资和薪级工资构成了卫生事业单位工作人员的基本工资。

(一)卫生人员岗位工资体系设计

1. 岗位工资的概念 岗位工资是指以岗位劳动责任、劳动强度、劳动条件等评价要素确定的岗位系数作为支付工资报酬的依据,工资多少以岗位为转移,岗位成为发放工资的唯一或主要标准的一种工资支付方式,体现的是工作人员所聘岗位的职责和要求。岗位工资的主要特点是对岗不对人。

实行岗位薪酬制度的优点有:实现了真正意义上的同工同酬;按照岗位系列进行薪酬管理,操作简单,管理成本低;晋升和基本薪酬增加之间的连带性加大了员工提高自身能力的动力。缺点有:岗位相对稳定,员工薪酬也就相对稳定,不利于激励员工,也不利于组织快速适应多变的环境;薪酬与岗位直接挂钩,当晋升无望时,员工就会出现消极怠工或离职的现象。

2. 岗位工资制定的流程 岗位工资是根据每个岗位的价值来确定的,因此岗位工资的确定是建立在岗位分析和岗位评价的基础之上的。岗位工资制定包括以下步骤(图 11-2)。

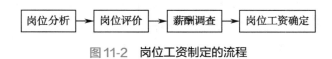

图 11-2 岗位工资制定的流程

(1)岗位分析:通过岗位分析形成岗位说明书,明确岗位的性质、任务、责任、相互关系、任职资格等基本要素,为岗位评价提供各岗位的基础性信息。

(2)岗位评价:岗位评价是对岗位本身的价值及其对组织贡献的大小进行评价,以确定不同岗位在组织中的相对价值。岗位评价是综合依据工作内容、技能要求、对组织的贡献、组织文化以及外部市场等多项指标展开的。岗位评价的方法有量化评价法和非量化评价法,量化评价法是借助于一套等级尺度系统来确定不同岗位之间的价值差,包括要素比较法和要素计点法;非量化评价法是从总体上来确定不同岗位之间的相对价值顺序,主要有排序法和分类法。

(3)薪酬调查:科学的岗位分析和岗位评价解决了薪酬设计内部一致性问题,此外还需要借助于薪酬调查使薪酬设计具有外部竞争性。组织在岗位评价的基础上,再结合外部劳动力市场调查,就能确定各类岗位薪酬的等级和水平。

(4)岗位工资确定:综合岗位评价和薪酬调查结果确定岗位工资的水平和等级,并通过沟通与各方达成一致。

3. 卫生人员岗位工资 以上介绍了制定岗位工资的一般流程,事实上还有一个重要问题需要明确,那就是岗位工资由谁来确定。岗位工资的决定权要依据机构的举办主体、性质等因素来决定,有的是由国家制定统一标准,有的是由组织机构自行制定。在我国,卫生事业单位的岗位工资是由国家相关部门按照岗位工资的性质与功能来设计与制定,卫生事业单位执行国家统一制定的岗位工资标准。

我国卫生事业单位岗位主要分为专业技术岗位、管理岗位和工勤技能岗位,专业技术岗位设置 13 个等级,管理岗位设置 8 个等级,工勤技能岗位分为技术工岗位和普通工岗位,技术工岗位设置 5 个等级,普通工岗位不分等级。不同等级的岗位对应不同的工资标准,工作人员按所聘岗位执行相应的岗位工资标准。岗位工资标准也会依据社会经济环境的变化作动态调整。

　　国家对卫生事业单位薪酬制度改革十分重视，多次发文强调卫生事业单位要逐步建立主要体现岗位职责的薪酬体系，要根据不同岗位的责任、技术劳动的复杂性和承担风险的程度、工作量的大小等不同情况，将管理要素、技术要素、责任要素一并纳入分配因素确定岗位工资，实行以岗定责、以岗定薪、责薪相适、考核兑现。这也标志着我国卫生人事制度改革正在逐步走向科学化、精细化之路。

（二）卫生人员薪级工资体系设计

　　卫生事业单位工作人员的基本工资包括岗位工资和薪级工资两部分。薪级工资主要体现工作人员的工作表现和资历。薪级工资标准由相应的"薪级"确定，对专业技术人员和管理人员设置65个薪级，对工人设置40个薪级，不同岗位规定不同的起点薪级，每个薪级对应一个工资标准。

（三）卫生人员绩效工资体系设计

　　1. 绩效工资的概念　绩效工资（performance-related pay，PRP）是指根据员工的绩效考核结果来支付相应的薪酬。绩效工资往往随员工的工作表现及其业绩的变化而调整，是与劳动制度和人事制度密切结合的，因此绩效工资制度必须与组织人事制度、管理体制、组织文化在主旨上相统一。

　　绩效工资制度起源于计件工资，但发展至今，它已经不是简单意义上的工资与产品数量挂钩的工资形式，而是建立在科学规范的绩效管理基础上的，以实际、最终的劳动成果确定员工薪酬的工资制度，即将员工的薪酬与个人业绩挂钩，因此，绩效工资实施的重点也是难点就在于如何衡量员工业绩。业绩是一个综合概念，不仅限于员工生产产品或提供服务的数量和质量，还包括员工为提升组织绩效、实现组织目标而做的努力。在实践中，由于不同组织的性质、战略定位、发展目标的不同，对员工业绩考核的侧重点也存在很大的差异。以公立医院为例，其公益性质决定了对医务人员的绩效评价应从岗位工作量、服务质量、行为规范、技术能力、医德医风和患者满意度等方面进行综合评价，具体内容见第十章。

　　2. 绩效工资的特点　绩效工资能够较为灵活地反映员工的实际劳动差别，可以弥补计时、计件工资的不足，特别是对员工在医疗服务过程中提高服务质量，成本控制、技术创新等方面所作的贡献，用绩效工资作为补充尤为重要。

　　（1）灵活性：绩效工资的发放有较大的弹性，可以根据工作需要，灵活决定其标准、范围和奖励周期，例如可以按照专项工作来设立如临床绩效、科研绩效，也可以按照岗位贡献设立综合绩效。

　　（2）激励性：激励性是绩效工资最大的特点。将绩效与薪酬相结合能够在不增加固定成本的基础上激励员工有效地提高生产率、创造出更多的价值。优绩优酬无疑有助于组织获取和保留优秀员工，但值得注意的是，绩效评价标准一定要科学，一定要体现出组织的宗旨与重点工作，否则绩效工资的激励方向就会出现偏差。比如，如果评价医生的工作绩效一味地追求工作量和收益，就有可能出现"扭曲激励"的现象，医生为了增加收益，可能会诱导需求、过度医疗。

　　（3）动态性：绩效薪酬具有一定的动态性。对于员工个人来说，绩效薪酬的多少取决于个人的绩效表现（或团队的绩效表现），所以在不同的考评周期获得的"绩点"有可能不同，因此绩效薪酬会随着绩效表现的好坏发生变动；对于组织来说，对员工的绩效评价需要围绕组织的经营目标、组织外部的经营环境、组织内部的管理重点变化而不断调整。

　　3. 绩效工资制度的设计　绩效工资设计主要包括三项内容：建立绩效指标体系与绩效标准；选择科学的绩效评估方法；设计绩效与薪酬之间的关系。前两项工作属于绩效管理的内容，在相应章节介绍。对绩效与薪酬关系的设计主要依据组织的绩效导向，即组织拟通过绩效工资体系的设计与实施引导员工行为和态度发生怎样的变化，以及发生多大程度的变化。例如，以提高医疗服务质量为导向的绩效工资体系需要明确将哪些医疗服务质量指标与薪酬挂钩，以及各指标间的权重如何确定。

4. 绩效工资的实施要点

（1）绩效工资不能取代其他形式的薪酬：绩效薪酬在组织整体薪酬体系中具有激励员工提升绩效的独特、重要的作用，但尽管这样，它也不能取代其他形式的薪酬，例如不能替代岗位工资、津贴、福利等。绩效工资只有和其他形式的薪酬有效衔接、配合，才能发挥出应有的作用。

（2）绩效奖励方向必须与组织宗旨相一致：绩效工资依据的是对员工绩效考评的结果，而绩效考评指标的设置必须和组织发展目标、组织经营战略以及组织的重点工作紧密相连，才能保障员工个人绩效对组织绩效的贡献。因此，绩效奖励的方向必须和组织宗旨、价值观相一致，才能不偏离初衷。

（3）完善的绩效管理体系是实施绩效工资的前提：组织如果不能建立起公平合理、准确完善的绩效考评系统，绩效奖励就会流于形式，甚至起到相反的作用。

（4）需要有完备而有效的沟通机制作保障：绩效工资是对员工绩效的一种奖励，因此，首先必须让员工知道组织从哪些方面进行奖励，也就是说，组织必须让员工在考评之前就清晰了解绩效考评的内容、形式等，考评工作完成后也要及时做好绩效反馈工作，只有这样才能让员工知道自己的工作行为哪些是组织鼓励的、哪些是需要提高的。这种公开、透明的绩效考核制度，更会使员工感受到组织的公平与公正。在良好的绩效沟通基础上实施绩效工资也会非常顺利。

（四）卫生人员的津贴和补贴

1. 津贴和补贴的概念　津贴和补贴都属于补偿薪酬的范畴。津贴是指补偿员工在特殊条件下的劳动消耗及生活费额外支出的工资补充形式。补贴则是为了保证员工的收入水平不受物价变动影响而支付的一种工资补充形式。

根据《事业单位工作人员收入分配制度改革方案》（国人部发〔2006〕56号），事业单位津贴补贴分为艰苦边远地区津贴和特殊岗位津贴补贴。艰苦边远地区津贴主要是根据自然地理环境、社会发展等方面的差异，对在艰苦边远地区工作生活的工作人员给予适当补偿。艰苦边远地区的卫生事业单位工作人员，执行国家统一规定的艰苦边远地区津贴制度。执行艰苦边远地区津贴所需经费，属于财政支付的，由中央财政负担。特殊岗位津贴补贴主要体现在对卫生事业单位苦、脏、累、险及其他特殊岗位工作人员的政策倾斜。津贴补贴的种类、发放范围和标准一般由国家统一规定，对国家没有统一规定的，组织也可以根据工作需要，在政策允许范围内自行设立津贴和补贴项目。

2. 津贴的特点　津贴是员工工资的一种补充形式，它具有以下几个特点：

（1）补偿性：多数津贴所体现的不是劳动数量和质量的差别，而是劳动所处的环境和条件的差别，从而调解地区、行业、工种之间在这方面的报酬关系。

（2）单一性：多数津贴是根据某一特定条件，为某一特定目的而制定的，往往"一事一贴"。

（3）灵活性：津贴随着工作环境、劳动条件的变化而变化。

3. 津贴的类型　我国卫生系统的津贴制度项目繁多，除了一般组织都享有的补偿职工在特殊劳动条件下的劳动消耗的津贴，如高温津贴、野外津贴，还要补偿与医疗卫生行业相关的职业风险带来的可能发生的健康伤害。下面以卫生防疫津贴为例来说明。

国家在2020年《人力资源社会保障部　财政部关于调整卫生防疫津贴标准的通知》（人社部发〔2020〕13号）中明确规定：疾病预防控制事业单位中接触有毒、有害物质，有传染危险和常年外勤的现场卫生工作编制内人员，在麻风病院及专职从事传染病、结核病、血吸虫等寄生虫病防治的卫生编制内人员，根据工作量大小、时间长度、条件好坏、防护难易以及危害身体健康的程度等情况，分别享受一类～四类卫生防疫津贴。

一类津贴：每人每月560元。专职从事烈性（甲类及参照甲类管理）传染病防治工作的；专职从事强致癌性物质检测和研究工作的；深入高山、野外、荒漠、森林从事自然疫源性疾病病源调查、病媒昆虫、动物采集、考察等工作的。

二类津贴：每人每月 450 元。在急性（乙类）传染病流行期间深入病区进行防病治病工作的；专业从事放射线和同位素检测工作的；专业从事强毒、强菌室工作的。

三类津贴：每人每月 350 元。深入病区进行寄生虫病、地方病防病治病工作的；从事病源探索工作的；专职在病区处理污水、污物的，除害灭虫工作的；专职从事尘、毒弥漫场所调查、检测的；实施现场抢救工作的；遇到地震、洪水、高温、高寒、食物中毒、生物战等紧急情况。深入第一线进行防病灭病的。

四类津贴：每人每月 260 元。专职从事消毒、杀虫、灭鼠工作和污水、粪便卫生管理工作的；专职从事实验动物饲养工作的；专职从事卫生监测、检验工作的。

另外，相关制度规定：凡兼做两种类别以上可享受医疗卫生津贴的工作时，只享受一种津贴，不能同时享受两种津贴；发放上述津贴的标准均按实际接触天数计发；专职人员调离本岗位后，应立即取消其津贴；享受医疗卫生津贴的职工，由所在单位填报名册，报上级卫生主管部门审核批准后执行；实习、进修和协作人员，其医疗卫生津贴由原单位支付。由于补贴的目的在于减弱由于物价变动对员工生活造成的影响，因此内容相对固定，例如副食品价格补贴、粮价补贴、煤价补贴、房贴、水电贴以及提高煤炭价格后，部分地区实行的民用燃料和照明电价格补贴等。

（五）卫生人员福利体系设计

1. 福利的概念和分类　福利（welfare）是组织为员工提供的除工资、津贴、绩效工资和奖金之外的一切物质和非物质报酬。员工福利与其他形式的报酬不同，它与员工的岗位、能力、绩效等无关，而是基于员工的组织成员身份确定的。福利一般不直接以货币形式发放，但可以转化为货币或可以用货币计量。特别需要指出的是，福利具有经济性报酬和非经济性报酬的双重属性。

员工福利的分类方式有多种，例如按给付形式可分为货币性福利、实物性福利、服务性福利、机会性福利、优惠性福利和荣誉性福利；按享受福利的对象可分为集体福利和个人福利；按福利是否为国家强制性划分为法定福利和组织自主福利，这也是目前最常用的分类方法。

2. 福利的特点

（1）均等性：组织的所有员工均有享受福利的平等权利，福利对员工而言一视同仁。然而，均等性有可能只是针对一般性的福利，许多组织对一些高层次人才都设有特殊的福利政策，即采取了差别对待，这也是当今组织对核心人才重视的一种表现。

（2）集体性：主要是通过集体消费，或通过使用公共物品等方式让员工享有，集体消费主要体现在通过集体购买集体分发的方式为员工提供一些生活用品或服务等。

（3）多样性：员工福利常采用实物、服务和延期支付的形式。

3. 福利的功能

（1）传递组织文化：福利能让员工感受到公平感与尊重感。职工的福利待遇更能体现出组织的人文关怀，增强员工的归属感，有利于凝聚人心，激发员工奋发有为的动力和活力。

（2）吸引和保留人才：在开放的市场竞争环境中，良好的福利制度对于知识型卫生人员来说有时比高工资更具有吸引力。优越的福利制度往往反映了高层管理者以人为本的管理理念，更是凝聚和留住组织内部员工的有效手段。

（3）提高组织绩效：福利对卫生人员的激励作用十分明显。随着工作节奏的加快以及对较高生活质量的需求，卫生人员对组织福利的要求也在提升。高福利能满足员工多方面、多层次的需要。在帮助员工解决后顾之忧后，他们更能够把精力放在工作上，往往在提高个人产出、提升组织绩效方面有更加优异的表现。

4. 卫生组织福利的基本内容　员工福利的形式和内容多样，本节按照法定福利和组织自主福利的分类方法对福利的内容进行介绍。其中法定福利是所有组织都必须依法落实的，自主福利则可以由组织根据自身情况选择实施。

（1）法定福利：法定福利是国家法律法规和政策规定的组织必须设置的福利项目。对于卫生事业单位来说，法定福利主要包括：①五险：养老保险、医疗保险、失业保险、工伤保险和生育保险；②二金：公积金、职业年金；③公休假日、法定假日；④带薪休假。

卫生组织和个人依据国家统一标准缴纳各种规定的保险，不受组织性质、经济效益等因素的影响。

（2）自主福利：即组织内部福利，它是组织自行设定的，为员工本人或家属提供的福利项目，主要包括生活补贴、补充保险和员工服务等。

1）生活补贴：住房补贴、午餐补贴、交通补贴、冬季取暖补贴、职工生活困难补助、水电补贴、卫生费、洗理费、书报费、搬家补贴、结婚慰问金、丧事慰问金等。

2）补充保险：补充医疗保险和补充养老保险，对于卫生组织特别是医疗机构，医疗责任事故险被重点关注。

3）员工服务：心理咨询、法律援助、教育援助、儿童看护、老人护理服务、饮食服务和健康服务等。

5. 员工福利设计的影响因素

（1）政策法规：国家各级政府对卫生组织的自主福利额度有相关规定，卫生组织应遵循国家相关制度，在合理范围内提取福利基金。如果卫生组织违背相关政策、规定，将受到不同程度的处罚。

（2）薪酬文化：卫生组织对待员工福利的态度与理念的不同，福利所能发挥出的作用存在着较大差异。有的组织只是执行国家相关规定应付了事，有的则是尽可能地为员工设计优化的福利项目，最大限度地发挥出福利应有的功能。

（3）劳动力市场：福利作为组织为员工提供的一项补偿性薪酬不但受到了组织内部员工的重视，同时也会受到组织外部人员的关注，特别是那些在卫生人力市场寻找就业机会人员的重视。因此，卫生组织应该利用有吸引力的福利制度，来宣传组织文化、对内提高组织凝聚力，对外吸引优质人才加盟，进而获取人才优势。

（4）员工需求：不同年龄、性别、岗位的员工对福利的内容和需求的程度也存在差异。例如工作在医院急诊科、重症监护病房（intensive care unit, ICU）、外科等高风险科室的医务人员对医疗风险保障方面的需求比较大，那么医院就可以通过为员工购买医疗事故责任险的形式为其提供安全保障。

（5）工会的压力：工会作为员工利益的代言人，往往会与组织就员工福利问题进行谈判，组织出于缓解内部矛盾的压力，不得不提供某些福利，这种情况在卫生组织中很少见。

6. 员工福利管理 员工福利管理是组织对福利体系的设计与实施进行计划、组织、领导和控制等一系列管理活动，具体包括：调查员工当前和潜在的需求，受理福利申请，确定员工福利项目和水平；制订员工福利实施计划；监控和使用"职工福利费"等。

（1）福利需求调查，受理福利申请：采用问卷、访谈等形式对员工的福利需求进行调查，同时也受理员工主动提出的福利申请。基于对需求信息的整理与分析，归纳出员工对福利项目和水平的需求，结合组织价值导向与经济状况，参考调查结果，判断员工需求的合理性与可行性，从而确定组织的福利项目和水平。

（2）福利调控：福利作为员工薪酬的组成部分，必然也会随着内外环境的变化而变化。首先，卫生组织应该密切关注国家有关卫生事业单位福利发放的法律法规的变化；其次，员工的总体需求与偏好也会随着员工构成的改变，以及员工自身的变化而发生改变，因此福利管理工作是动态的；再者，外部组织提供的福利成本发生变化会给组织的福利管理工作带来很大的问题，例如保险公司所提供的补充保险价格发生变动。卫生组织人力资源管理人员需要对种种因素导致的福利变化做出调整与控制，才能保证以适宜的成本提供令员工满意的福利。

（3）福利沟通：福利沟通贯穿于福利需求调查、项目确定、调控等所有福利管理环节。福利作为一种凝聚员工、激励员工的有效手段，卫生组织有必要设计一种完善的福利沟通模式，在设计福利时充分采纳员工的意见；在实施阶段，告知员工都享受哪些福利待遇，并让他们清楚所享受的福利待遇的市场价值；在调整福利时，要让员工明白原因和将要调整的内容。

五、非经济性薪酬设计

卫生人员的非经济性薪酬是由卫生组织提供的、不能直接用货币衡量的报酬的总称。相比于经济收入，这种"收入"更像是一种心理收入，是员工在工作中所获得的安全感、满足感、成就感等积极的情感。然而目前在实践中，非经济性薪酬却很容易被管理者忽视。常用的非经济性薪酬如表11-1所示。

表11-1　常用的非经济性薪酬

分类		内涵
安全感	就业保障	保障职工的基本人身、财产安全，工作有一定的稳定性和连续性，不需要担心随时会被辞退或调岗
	家庭平衡	为职工提供生活上的便利和支持，帮助职工实现工作和家庭的兼顾平衡
满足感	人际关系	上下级之间、同事之间关系和睦、融洽，能在一个良好的工作氛围中愉快地工作
	领导关怀	领导素质高、能力强、威信高、号召力强，能够给予职工生活上的关怀、工作上的指导
成就感	学习机会	具有良好的培训机制，职工能够享受到必要的学习机会，提升能力
	晋升机会	有明确的职业晋升通道和晋升规则，能够为职工提供较好的职业规划和指导
责任感	参与决策	领导敢于放权，善于放权，让职工参与决策，且拥有一定的自主权，承担一定的责任
荣誉感	组织认可	能够发现和表彰职工的正向行为和结果，给予荣誉

以公立医院为例，对于知识型员工为主的组织，医院应强调和突出"人本管理"，从关心人、理解人、尊重人的角度，多考虑医护人员从工作中获得的心理报酬。非经济性薪酬的应用可尝试以下几种方法：

（1）工作更富吸引力与趣味性：医院可通过工作丰富化、岗位轮换、工作扩大化等来增加工作本身的吸引力与趣味性。例如，可以安排医生开设健康讲座，深入基层、社区医院开设专家门诊，住院医师与门诊医师岗位轮班，任医学院校兼职教师等。

（2）提供在职培训和学习成长的机会：医院设立科研基金，鼓励职工积极申报科研课题，参与科学研究，选拔不同学术层次的专业人员组成课题攻关小组，承担攻关课题，对科研成果表现突出者给予奖励；有计划地选派表现突出、有潜力的医生到国内外著名医疗机构交流学习；提供设施先进、利用便捷的图书馆、智慧教室供职工使用；开展各种学术交流活动，举办医生沙龙等。

（3）赋予较大的责任及参与决策的机会：通过建立科室责任制，自由组合医疗团队等方法来扩大医生的工作自主权；通过成立绩效考核委员会、药械采购委员会、医院决策委员会等形式，给予职工参与决策的机会。

（4）进行职业生涯规划与指导：知识型员工对自我成长与事业成就的不懈追求，某种程度上超过了对组织目标实现的追求。因此，医院要充分了解员工的个人需求和职业发展意愿，尽可能为员工提供职业晋升通道，给员工创造职业发展空间。

第三节　卫生人员薪酬管理常用方法与工具

卫生人员薪酬管理常用方法包含薪酬调查、薪酬满意度调查和职位评价等方法，其本质是通过一系列科学、规范的方法，收集和特定卫生组织相关的外部人力市场上各类职位信息，并进行分类、汇总和统计分析，形成能够客观全面反映卫生人力市场薪酬现状的调查报告，并通过数据分析较为准确地确定出不同职位之间的相对价值，为组织制定薪酬政策提供客观的决策参考。薪酬调查是薪酬设计中重要的组成部分，重点解决的是组织薪酬外部竞争力和对内公平性的问题，本节将重点介绍薪酬调查、薪酬满意度调查及其表单设计的相关内容。

一、薪酬调查表设计

（一）薪酬调查的概念、步骤和意义

1. 薪酬调查的概念　薪酬调查（compensation survey）是指组织收集同地区或同行业其他组织的薪酬信息，从而确定同类组织市场薪酬水平，并根据调查结果确定本组织薪酬策略的过程。虽然薪酬调查一般被用于薪酬水平的设计，但是在设计和调整组织薪酬结构时也同样适用。

薪酬调查最主要的目的就是保持组织薪酬的外部竞争力，通过参考竞争对手的薪酬状况来确定自己的薪酬水平，以吸纳和保留优秀员工。另外，薪酬调查还能够让组织及时了解行业薪酬变化情况，并可据此动态调整本组织的薪酬政策，使组织能够从薪酬的角度增强对人才的吸引力，尤其是对关键人才的吸引力。

2. 薪酬调查的步骤　为了确保组织薪酬水平具有外部竞争力，卫生组织无论规模大小和所有制性质，在薪酬制度设计过程中都需要进行薪酬调查。薪酬调查的一般步骤见图 11-3。

（1）确定调查目的：一项高效的薪酬调查始于明确调查目的和调查结果的用途。一般而言，薪酬调查结果可以为以下薪酬管理活动提供参考和依据：设计和调整卫生组织的整体薪酬水平、设计和调整具体岗位的薪酬水平、薪酬晋升政策的调整等。科学的工作分析和岗位评价解决了薪酬设计内部一致性问题，此外还需要借助于薪酬调查使薪酬设计具有外部竞争性。组织在岗位评价的基础上，结合外部人力市场调查，就能确定组织的岗位薪酬等级和水平。

（2）确定调查范围：基于调查目的和用途，首先要确定拟调查的组织、岗位与内容。拟调查一般选择那些与本组织规模与功能相近、存在人力资源竞争关系的组织为调查对象；拟调查的岗位一般选择与本组织需要调查的岗位在权责、重要程度、复杂程度、技能要求等方面具有可比性的岗位；拟调查的内容则要依据调查结果的用途来确定。

（3）选择调查方式并实施调查：薪酬调查可以采用多种形式，例如由组织的人力资源管理部门自己设计方案并实施整个调查活动；另外也可以将调查工作外包给第三方组织，例如专业咨询服务机构；此外，还可以对现有的公开信息进行收集，以满足那些较为明确、简单、规范的岗位薪酬调查需要。

确定调查目的
- 调整组织整体薪酬水平
- 调整具体岗位薪酬水平
- 薪酬晋升政策的调整

确定调查范围
- 确定拟调查的组织
- 确定拟调查的岗位
- 确定拟调查的内容

选择调查方式并实施调查
- 自己调查
- 委托调查
- 搜集公开信息

整理分析数据
- 数据整理
- 数据统计分析
- 制表、制图

图 11-3　薪酬调查的过程

（4）整理分析数据：首先对调查获得的数据进行整理，剔除不完整、不真实的数据，然后运用统计学方法对可靠的数据进行分析，并用文字和图表等多种形式表达调查结果，以供薪酬管理活动参考。

3. 薪酬调查的意义 任何组织的薪酬管理决策都必须要有足够的有价值的信息来支撑，薪酬调查就是组织获取外部人力市场信息的重要手段，在组织薪酬管理中具有多方面的意义。①通过薪酬调查评估组织薪酬外部竞争力：组织通过了解行业内同类岗位的薪酬水平，从而判断自身的薪酬是否具有竞争力，这对于吸引和留住优秀人才非常关键；②通过薪酬调查评估组织薪酬内部公平性：通过和外部薪酬数据的比较分析，组织更能客观审视与评估本组织薪酬结构是否合理，以此帮助组织调整与制定出更加客观、科学的薪酬结构，为员工创造更加公平的执业环境，增加员工对组织的信赖感；③通过薪酬调查确定组织薪酬策略：通过了解外部人力市场薪酬水平，有助于卫生组织确定自己的市场定位，组织可以选择领先、匹配或跟随市场的薪酬策略，以支持组织战略目标的实现。

（二）薪酬调查表设计的内容

1. 调查表的基本结构 薪酬调查表是薪酬调查中用来收集信息的主要工具，一般包含以下几部分：封面语、指导语、问题、选项和其他相关说明。

2. 确定薪酬调查表的内容 主要内容包括同行业其他组织最近几年整体薪资变化情况、主要岗位的薪资水平、各类人员薪酬结构、自主福利情况等。

在确定调查范围与对象后，接下来要确定所要调查的薪酬信息。薪酬调查的信息不是越多越好，也不是越简化越好，而是要根据薪酬调查的目的、组织的需求和调查成本来做综合考虑。

不同组织中的相似岗位也许总体薪酬水平相近，但并不代表这些组织的外部竞争力相同，更不代表员工的薪酬满意度相同。由于组织所在地区的生活成本可能存在差异，不同组织在薪酬构成、薪酬形式等方面也不尽相同，因此同样的薪酬水平对员工的激励程度可能千差万别。薪酬调查不应仅局限于薪酬水平。为了增加调查结果的有效性，还需要综合统计与全面分析对标组织信息、岗位信息以及包括薪酬水平在内的所有薪酬信息。

（1）对标组织信息：对标组织信息包括对标组织的所属地、机构性质、规模、财务状况、员工情况、经营面积、组织结构、部门设置、管理模式、运营流程等。对员工情况调查时，除了员工人数，最好还能了解到员工的整体教育背景、平均工作年限、技术人员占比等信息。

（2）岗位信息：岗位信息需要了解岗位名称、工作职责、具体工作内容、任职要求、上下级关系、职称结构、管理幅度、开展工作的难易程度、工作环境等。获取对标组织的人事规章制度，有助于快速获得这些信息。

（3）薪酬信息：根据薪酬调查的目的，薪酬信息的收集应该包括以下内容：

1）薪酬水平：这是薪酬调查中需要收集的最基本的信息。薪酬水平主要包括各类人员（尤其是专业技术人员、管理人员）每个月、每季度或每年的应发或实发工资，组织可以据此计算出不同分位值作为薪酬分析的依据。单纯以岗位薪酬水平为依据进行薪酬调整具有一定的局限性，还应综合考虑其他因素。

2）薪酬结构：如果想通过薪酬调查来调整和优化薪酬结构，则需要更多的薪酬信息才能满足需要，包括各级各类岗位每个月的薪酬组成与各部分所占的比例。

3）员工福利：员工对组织的福利政策越来越重视，为强化员工的归属感与获得感，很多组织为员工提供的福利也越来越多样化、丰富化、人性化。如提供高端培训机会、福利分房、无息贷款、补充保险、弹性工作制、子女教育以及一些非货币性的福利相关计划。在薪酬策略方面，有的组织会将薪酬水平保持在市场平均甚至较低水平，但是把员工福利保持在市场领先水平。如有的组织对部分岗位实行福利分房，员工满足一定的工作年限就可以获得该房屋的所有权，这对于跨区域人才的引进有一定的吸引力。

（4）特殊信息：对于组织中关键岗位的核心人才，如高层次领军人才、特殊专业稀缺人才、中高层管理人员等，除了调查常规的薪酬水平和薪酬结构外，还应调查是否存在特殊薪酬激励手段，如年薪制、利益分享计划等。

（5）薪酬政策：获取对标组织的薪酬管理制度，有助于快速获得这类信息，这也是全面系统地了解对标组织整体薪酬设计的重要信息。

3. 设计薪酬调查表注意事项 ①依据薪酬调查的目的来设计表单的具体内容，要求语言准确，问题简洁明确；②确保每个调查项目都是必要的，经过必要的审核来剔除不必要的项目，实现有效性和实用性；③尽量采用选择判断式提问，即封闭式问题，尽可能减少表单中的文字书写题；④一般一份调查表至少需要 2 个开放式问题，并注意留有足够的填写空间；⑤尽量把相关的问题放在一起；⑥设计好的表单需要请同事试填写，倾听反馈意见，判断设计是否合理，适当修改完善；⑦用简单的打印样式以确保易于阅读，也可采用电子表单，以便于统计分析软件处理；⑧若数据可用计算机直接处理，在表单设计时更要考虑到数据的类型以及读取的方便性。

二、薪酬满意度调查问卷设计

（一）薪酬满意度的概念

所谓薪酬满意度，是指员工对在组织中获得的劳动报酬与他们的期望值相比较后形成的积极或消极的心理状态。薪酬满意度对卫生人员工作积极性影响较大，也是吸引、保留员工的重要因素，因此引起卫生组织的广泛重视。在早期研究中，学者们普遍将薪酬满意度视为工作满意度的一个组成部分。自赫尼曼（Heneman）等提出薪酬满意度的五维度结构以来，国外学者们趋于将薪酬满意度视作一个独立的多维度结构，但对于组成维度的数量及具体内容尚未达成共识。目前，国内学者对薪酬满意度结构的研究主要集中于企业的人力资源管理实践，对于卫生行业的研究非常少，而且对薪酬满意度结构及组成维度也甚少有一致的结论。

薪酬满意度的理论基础是社会公平理论和差异理论，薪酬满意度的理论模型主要有 Adas 的公平模型、Lawer 的差异模型、Schwab 的修正差距模式和 Heneman 的"调整差距模型"。随着对薪酬满意度研究的日益深入，其测量也从最早的一个维度发展到多个维度。Lawer 认为薪酬满意度应该包括薪酬满意度和福利满意度两个维度，Heneman 则认为薪酬满意度是由薪酬水平满意度、加薪满意度、福利满意度、薪酬结构满意度与薪酬管理满意度等五个维度构成，并据此开发了薪酬满意度问卷（pay satisfaction questionnaire，PSQ），现已广泛应用于薪酬满意度的测量。

（二）薪酬满意度调查的作用

薪酬满意度调查为员工提供了一个渠道，使其能够直接表达他们对薪酬结构、福利政策、支付公平性等方面的看法和意见。通过薪酬满意度调查，组织可以识别员工在薪酬方面的潜在期望或不满，调查结果可为组织改进薪酬制度提供客观依据。通过定期开展薪酬满意度调查，组织不仅能够动态了解员工的心理状态，而且也能够让员工感受到组织的关怀与尊重，这有助于员工对组织信任的建立。对于卫生组织来说，通过了解员工的薪酬满意度，能够间接了解外部人才市场人力价值在薪酬上的表现以及对组织员工的影响，有利于及时调整薪酬政策，确保组织在卫生人才市场上的竞争能力。

（三）薪酬满意度调查方法

薪酬满意度调查通常采取问卷调查法的形式。对于一般的内部薪酬调查，调查的范围越广泛越好，最好上到组织的最高领导层，下到基层的一线员工，覆盖组织全体人员。薪酬满意度调查的实施步骤一般包括：确定调查方式、确定调查对象、确定调查内容、实施调查。

1. 设计调查问卷　调查问卷通常采用统一的结构化问卷。设计问卷时可以参照以下内容：

（1）前期准备：先确定调查的目的和内容，想好调查问卷结果的分析逻辑和输出内容后，再开始设计调查问卷。保证调查问卷包括所有的待调查信息，调查的结果应体现调查目的。

（2）问题设置：为便于员工打分和调查后的统计分析，选项最好采用勾选的方式；问卷的问题不宜设置过多，填写问卷的时间最好控制在 30 分钟以内；员工在回答问卷时应以主观第一感受为准；相关性的问题应放到一起。

（3）选项设置及赋分：问卷每一题的选项不宜过多，以 3~5 个为宜。如采取 5 个选项，分别代表非常满意、满意、一般、不满意和非常不满意。将这些选项赋分后，可以计算出问卷每项的量化结果。例如，勾选非常满意计 5 分、满意计 4 分、一般计 3 分，不满意计 2 分、非常不满意计 1 分。

（4）语言规范：问卷中使用的语言应规范简洁，避免长篇大论。问卷中应设置主观问题并留出充足的空白以收集个人的主观意见。为了提高员工填写问卷的效率，可在表头处增加填表须知，并通过召开专题会议的方式讲解问卷填写注意事项，组织员工集中填写。

（5）数据收集方式：为了节省管理成本和材料成本，建议问卷的发放、回收和数据处理采取网络调查的方式。如果内网系统能够支持，最好采取内网调查；如果内网系统不支持，可以选用免费的外网调查工具。在选择外网调查网站时，应注意调查网站的正规性、保密性和便利性。

（6）预调查及问卷修改：问卷设计好后，在使用前应先找一定数量的员工试填，在试填过程中要注意观察员工对所设置的问题有没有引起歧义，填写时间是否合适等。待试填完成后，要及时收集反馈意见，并根据发现的问题对问卷进行优化。除此之外，还要根据试填的结果模拟整个分析过程，做到心中有数。

2. 调查内容　薪酬满意度调查可以考虑从以下七个维度来设计调查内容：

（1）薪酬水平的满意度：员工对薪酬水平的满意度有三层含义。第一，员工认为目前的薪酬水平与自身所处的位置和阶段是否匹配；第二，员工认为目前的薪酬水平能否满足自身或家庭日常生活的基本需要；第三，员工认为组织薪酬水平与外部市场水平相比是否具备竞争力。

（2）薪酬公平性的满意度：员工对薪酬公平性的满意度有三层含义。第一，员工认为薪酬的内部分配是否公平。是否存在同岗位、同级别下多劳少得或少劳多得的情况，即是否存在同岗位、同级别的付出和回报不成比例，同岗不同酬的情况。第二，员工认为岗位薪酬的设置是否公平。是否存在这种情况：某岗位为组织创造的价值大、对任职者能力要求也高，但在薪酬上却低于另一个贡献低、对任职者能力要求也不高的岗位。第三，员工认为组织分配机制的运行是否公平公正。目前的薪酬是否能够匹配个人为组织创造的价值。

（3）薪酬导向的满意度：员工对薪酬导向性的满意度有三层含义。第一，员工认为组织的薪酬制度是否完善，制度中的分配依据是否充分、合理、科学；第二，员工认为组织的薪酬制度对外部人才的吸引力如何；第三，员工认为组织员工的离职是否主要是因为薪酬。

（4）薪酬清晰度的满意度：员工对薪酬清晰度的满意度有两层含义。第一，员工认为组织对薪酬收入的计算是否清晰明了；第二，员工认为组织是否应该对薪酬保密，或者应该保密到什么程度。

（5）薪酬激励性的满意度：员工对薪酬激励性的满意度有四层含义。第一，员工认为组织目前的薪酬是否能够起到激励作用；第二，员工认为组织的整体效益和员工工资的关系是否密切；第三，员工拿到薪酬或奖金时是否有心情激动的感觉；第四，员工认为自己在工作中的努力和成绩在薪酬上是否得到认可和回报。

（6）薪酬可信度的满意度：员工对薪酬可信度的满意度有两层含义。第一，员工认为组织是否总是能够在规定的时间内及时、准确地发放自己应得的工资；第二，员工认为当对薪酬相关事宜提出异议时，是否能及时得到满意的答复。

（7）组织福利的满意度：员工对组织福利的满意度包含四层含义。第一，员工认为组织的福利设置是否能够基本满足自己的需求；第二，员工对组织提供的福利项目是否满意，认为组织应该增加或减少哪些项目；第三，员工对组织提供的培训或学习机会是否满意；第四，员工对组织提供的假期以及实际能休的假期是否满意。

根据内部调查侧重点的不同以及组织内部环境的不同，可以从以上维度中选择调查内容。薪酬满意度调查也可以和员工满意度调查同步进行，这样可以同时了解员工对工作环境、工作氛围、上下级关系、工作和生活平衡等其他事项的满意度，更能够帮助组织以更加宽阔的视角全面了解员工对组织管理的看法。

本章小结

1. 薪酬包括经济性薪酬和非经济性薪酬两大类。经济性薪酬包括岗位工资、薪级工资、绩效工资、津贴、补贴、福利等；非经济性薪酬包括工作特征和工作环境给员工带来的愉悦的心理效应；薪酬主要具有保障、激励、调节、导向、效益、成本控制等功能。

2. 卫生人员薪酬管理是在卫生组织发展战略的指导下，对卫生人员的薪酬支付原则、薪酬策略、薪酬水平、薪酬结构、薪酬构成等进行确定、分配和调整的动态管理过程。卫生人员薪酬管理主要包括薪酬目标管理、薪酬水平管理、薪酬结构管理、薪酬形式管理、薪酬文化管理；薪酬管理必须与人力资源管理的其他职能协同起来，才能发挥出更大的作用。

3. 薪酬制度是组织为员工提供劳动报酬和奖励的一整套规则、政策和程序，它是一个涉及薪资、福利、津贴和其他形式报酬的综合性系统，其目的是激励员工、保持组织核心竞争力，实现组织战略目标。薪酬制度设计要遵循战略导向原则、公平性原则、竞争性原则、激励性原则、经济性原则、合法性原则。

4. 卫生人员薪酬制度设计包括薪酬水平设计、薪酬结构设计、薪酬形式设计。

思考题

1. 薪酬制度设计应该遵循哪些原则？
2. 医院如何平衡薪酬的外部公平性和内部公平性？
3. 福利在员工激励中发挥着哪些作用？

（陈　任）

第十二章　员工关系管理

　　员工关系管理是提高员工工作满意度、构建和谐工作关系的重要职能工作。本章首先介绍员工关系管理理论发展以及员工关系管理内涵和主要管理内容，然后围绕聘用合同和劳动合同的订立、内容、变更与续订、解除与终止以及人事争议和劳动争议的概念与适用范围、发生争议后的处理方式及处理程序进行详细阐述，接下来介绍用人单位特别是医疗卫生机构的职业安全卫生管理，最后提出员工压力管理办法和员工援助计划的制订与组织实施流程。

第一节　员工关系管理概述

　　稳定的员工关系是构建和谐社会的基石。营造和谐的员工关系既是用人单位实现构建和谐社会的基本责任，也是用人单位实现组织自身目标的根本保障。

一、卫生组织员工关系管理的内涵

（一）员工关系管理相关理论

　　学术界认为，员工关系与劳资关系、劳动关系意思相近，因此，探讨员工关系管理理论的发展，通常是建立在劳动关系管理理论的基础上，在本章统称为员工关系管理理论。

　　1. 新保守派　新保守派也称新自由派和新古典学派，基本由保守主义经济学家组成。他们通过关注经济效率的最大化来研究市场规律在员工关系管理过程中发挥的重要作用。该学派认为，员工关系是具有经济理性的用人单位和员工双方之间的自由、平等的交换关系，双方具有不同的目标和利益，这是市场机制运作的前提条件；主张将市场规律引入工资和福利的决定过程，采用额外支付计划，使员工的收入和绩效更加紧密地联系起来。

　　新保守派认为用人单位与员工的关系，从长期看，供求双方是趋于平衡的，供给和需求的力量保证了任何一方都不会相对处于劣势。员工可以根据其技术、能力、努力程度等自身素质和条件，获得与其最终劳动成果相适应的工作条件和待遇；用人单位可以通过提高工资水平促使员工更加努力工作，提高效率。因此，假如市场运行和管理方的策略不受任何其他因素的干扰，那么用人单位和员工双方都能够各自履行自己的权利和义务，从而实现管理效率和生产效率的最大化。

　　2. 管理主义学派　管理主义学派多由组织行为学者和人力资源管理专家组成。他们通过研究用人单位对员工的管理政策、策略和实践，更加关注员工关系中员工的动机及员工对用人单位的高度认同和忠诚度问题。

　　该学派提出了"员工同用人单位的利益根本一致"这一创新性的观点，认为用人单位与员工之间存在冲突的主要原因在于员工认为自己始终处于被管理的从属地位，而这种管理与服从的关系是员工产生不满的根源。该学派认为，如果用人单位能够采用高绩效模式下的先进的或高认同感的管理策略，冲突就可以避免，并且会使双方保持和谐的关系。这种高绩效管理模式的内容包括：高工资高福利、保证员工得到公平合理的待遇、各种岗位轮换制度和工作设计等。管理主义学派更加强调员工与用人单位直接的相互信任和合作,尤其赞赏高绩效模式中的"高度认同"内涵,包括工作设计改革、雇员参与改革以及积极的雇佣政策。

3. 正统多元论学派　正统多元论学派主要由传统上采用制度主义方法的经济学家和劳动关系学者组成。该学派主要关注经济体系中对效率的追求与雇佣关系中对公平的需求之间的平衡,主要研究劳动法律、工会、集体谈判制度等。

该学派认为员工对公平和公正待遇的关心,同用人单位对经济效率和组织效率的关心是相互对立、相互冲突的,同时也认为这种冲突仅仅局限于诸如收入和工作保障等这些具体问题,而且这些问题可以通过双方共同的根本利益来解决。

该学派的核心假设是通过劳动法和集体谈判来确保公平和效率的和谐发展是建立最有效劳动关系的途径,强调弱势群体的工会化,强调提出用工人代表制度等形式来保证劳动标准的推行,建立由员工和用人单位共同组成的委员会,以保障员工可以享受对用人单位内部信息的知情权、参与管理权和联合决策权等。

4. 自由改革主义学派　自由改革主义学派比较具有批评精神,积极主张变革,非常关注如何减少或消灭工人受到的不平等和不公正待遇,认为员工关系是一种不平衡的关系,管理方凭借其特殊的权力处于主导地位,现存的劳动法不能为员工提供足够的权利保护,要确保员工获得公正平等的待遇,必须加大政府对经济的干预。

该学派最大的特点是提出了"结构不公平"理论,即将经济部门划分为"核心"和"周边"两个部门,核心部门由于经济实力强大,更能消化和转移附加成本,在核心部门工作的雇员有更多的关系力量,所以核心部门能够为雇员提供更优厚的劳动条件,采用更先进的管理方式。这种结构的不公平说明工会的存在和开展集体谈判是非常必要的。该学派支持强有力的劳动法和各种形式的工人代表制度,还主张"强势工会",认为工会应该更加关心广泛的社会问题和事务。

5. 激进派　该学派关注员工关系中双方的冲突以及对冲突过程的控制,认为在经济中代表员工的利益与代表用人单位的利益是完全对立的,这种对立关系在劳动关系中比在其他地方表现得更明显。

该学派认为其他学派提出的"和谐的劳动关系"只是一种假象,只要资本主义经济体系不发生变化,工会的作用就非常有限,尽管工会有可能使员工的待遇得到某些改善,但这些改善都是微不足道的。要使工会真正发挥作用,必须提高员工对自身劳动权和报酬索取权的认识,了解劳动关系对立的本质,进而开展广泛的运动。该学派的主要倾向是建立雇员集体所有制。

(二)卫生组织员工关系管理的相关概念

"员工关系",又被称为雇员关系,是用人单位和员工双方在特定的社会政策、法律制度、经济、技术、社会文化背景下,由利益引起的表现为合作关系、冲突关系、力量关系和权力关系的总和。

员工关系的本质在于用人单位和员工的合作、冲突、力量和权力的相互交织,重在强调以员工为主体和出发点,注重个体层次上的关系和交流,注重发挥员工与员工之间、员工与用人单位之间的和谐与合作精神。

员工关系管理(employee relationship management)是指在用人单位整个人力资源管理体系中,各级管理人员和人力资源职能管理人员,通过拟定和实施各项人力资源政策和管理行为,调节员工与员工之间、员工与用人单位之间的相互关系,从而实现组织和个人的目标。

在我国,一般按照用人单位的性质和用人单位与员工签订合同的形式,将员工关系分为事业单位与受聘人员通过签订聘用合同形成的聘用关系和其他非事业单位与劳动者通过签订劳动合同形成的劳动关系。在我国,公立医疗卫生组织属于事业单位,伴随着事业单位人事制度改革,体现在员工关系管理上也呈现出多样化局面,但最核心的主体部分仍然是聘用合同管理。

为了突出我国特有的事业单位人事管理的相关内容,本章所指的员工关系,是指以研究聘用关系为基础,包括聘用关系和劳动关系在内的广泛意义上的员工关系。卫生组织员工关系管理是卫生组织通过人力资源政策和管理行为,调节卫生组织与受聘人员或劳动者之间聘用关系或劳动关系,以实现卫生组织和员工的共同目标。

二、卫生组织员工关系管理的内容

（一）沟通管理

1. 沟通的概念　沟通（communication）是指为了达到预定的目标,凭借一定的符号载体,在个人与个人、个人与群体间互通信息、传达思想与交流情感的过程。沟通存在于管理的全过程,如同事间、领导者与下属间的工作交流和感情联络,它不仅是信息的交流,还包括情感、态度的交流,心理因素在沟通的过程中发挥着重要作用。

2. 沟通的类型

（1）按照组织系统,可以分为正式沟通与非正式沟通:正式沟通,就是在固有的组织结构中,按照规定的信息传递渠道进行的信息交流和传达。如公文的传递、通知的传达、例行会议和谈话交流等。这种沟通方式对信息传达的途径、方式和对象都有严格的规定,具有沟通效果好、易于保密、约束力较强等优点;缺点是方式刻板、沟通速度较慢、缺乏相应的反馈和互动交流。

非正式沟通指的是通过非正式沟通渠道进行的信息交流和传达。由于非正式组织的存在,组织成员往往会通过非正式渠道获取和反馈大量信息,如果管理者能够对组织内部非正式沟通渠道加以合理利用和引导,就可以获得许多无法从正式渠道取得的信息,在达成理解的同时解决潜在的问题,最大限度地提升组织内部的凝聚力,发挥整体效应。与正式沟通相比较,非正式沟通具有以下特点:第一,非正式沟通信息交流速度快,效率高。由于非正式沟通往往存在于非正式组织系统内,不需要正式沟通中的很多程序和准备,因此加快了沟通的速度;多数非正式沟通是针对个人感兴趣的话题进行的,针对性更强,所以效率更高。第二,非正式沟通的信息比较准确。非正式组织往往是因为共同的兴趣、爱好等而组成的群体,所以更容易将自己的想法更真实地表达出来,不像正式沟通时有所忌讳。第三,非正式沟通也具有一定的局限性。非正式沟通既然往往存在于非正式组织中,那么人们可能更多从本组织的角度去思考问题,而忽视正式组织的整体角度,所以需要管理者审慎选择非正式沟通的使用范围。

（2）按照沟通的方向,可以分为下行沟通、上行沟通和平行沟通:下行沟通是上级将信息传达给下属的沟通方式,是自上而下的沟通;上行沟通是指下属将信息传达给上级的沟通方式,是自下而上的沟通;上行沟通和下行沟通统称为纵向沟通。平行沟通是指同级的部门或个人之间的横向信息传递,这种沟通方式也被称为横向沟通。

（3）按照沟通的内容,可以分为绩效沟通、培训沟通、试用期间沟通、转正沟通和离职面谈:绩效沟通主要是指工作绩效评估结束后,主管人员针对绩效结果与员工进行沟通,根本目的是分析绩效问题及其导致原因,并在此基础上制订绩效改进计划;培训沟通包括培训前沟通、培训中沟通和培训后沟通,通过培训沟通重点了解员工的培训需求和意愿以及对于培训项目的满意情况等。

（4）按照沟通的方式,可以分为口头沟通、书面沟通、姿态语言沟通:口头沟通是最直接的沟通形式,双方可以针对沟通事项及时进行信息交流与反馈,沟通效率相对比较高。书面沟通属于间接沟通形式,为达到沟通目的,可采用有效沟通的"7C"准则,即完整（complete）、准确（correctness）、清晰（clearness）、简洁（conciseness）、具体（concreteness）、礼貌（courtesy）、体谅（consideration）。姿态语言沟通是通过手势、表情、身姿等方式传递信息,通常和语言相结合,更有助于增强沟通的效果。

3. 沟通管理的障碍及克服

（1）沟通管理的障碍：在沟通管理过程中，由于受到种种因素的影响，信息往往失真或被曲解，致使信息的传递不能发挥其正常作用。主要表现为：第一，沟通机制不畅通。员工的意见往往无从表达，有时提出意见却无法上传到管理层，有时即便意见到达了管理层，但是由于缺乏必要的反馈机制，管理层也不会认真对待，也许还可能招致更坏的后果。第二，沟通的方式会影响沟通的效果。比如有的员工擅长口头表达，却碰到愿意阅读书面报告的管理者；而有的员工擅长书面表达方式，却遇到喜欢口头报告的管理者。第三，个人因素。由于沟通者之间知识结构或所处层级不同，所以每个人对信息的需求、关注的角度也不同，这也可能导致沟通目标不能达成。

（2）沟通管理障碍的克服

1）管理者必须意识到沟通的重要性：沟通是管理的必要环节，很多管理问题都是由于沟通不畅引起的。良好的沟通可以使组织的愿景、目标得到详尽的宣传，进而被认可，还可以促进人际关系和谐。沟通不良则会导致生产力、品质与服务降低，使得成本增加。沟通是管理者实现管理职能的基本途径，管理者必须将沟通作为工作职责之一。无论多么优秀的管理者，拥有多么先进的管理方法，都必须将自己的意图清晰地告诉下属，以获得下属的认可和支持，最终落实到实际行动。

2）建立良性的沟通机制：良好的沟通机制是多角度、双向、多级的。将其纳入制度化、轨道化，使信息的传递更快、更顺畅。组织内部应该建立全方位的沟通机制，形成管理层与部门领导、部门领导与普通员工、管理层与普通员工、普通员工之间的多层次交流对话机制，保持沟通渠道的畅通，要让员工意识到管理层乐于倾听他们的意见，他们所做的一切都在被关注，使每个员工都有参与和发展的机会，从而增强管理者和员工之间的理解、尊重，促进感情交流。

3）管理者应该以良好的心态与员工进行沟通：管理者在与员工沟通的过程中，必须把自己放在与员工平等的位置上，"开诚布公""推心置腹""设身处地"，否则员工可能会产生心理障碍，致使沟通不成功。沟通应抱有"五心"，即尊重的心、合作的心、服务的心、赏识的心和分享的心。只有具备这"五心"，才能使沟通效果更佳。

4）引入第三方作为沟通的桥梁：管理者可以为员工提供心理咨询，员工通过与咨询专家的交流沟通，表达其真实想法，再由咨询师将沟通的意见转达给组织管理者，使管理者获得员工的真实想法。

（二）冲突管理

1. 冲突的概念 冲突是指由于某种差异而引起的争论、抵触、争执或争斗的对立状态。员工冲突的内容包括：员工之间、员工与组织之间、管理者与员工之间的冲突等。

2. 冲突的类型

（1）按照冲突的性质划分：可以分为积极冲突（或称为有效冲突）和消极冲突（或称为有害冲突）。积极冲突是指集思广益，提出各方意见，最终达到解决问题、提高效率的结果；消极冲突是指具有损害性或阻碍目标实现的冲突，最终可能会导致人力和物力分散，组织凝聚力下降等不良后果。

（2）按照冲突产生的主体划分：可以分为个体内冲突、个体间冲突、个体与群体间的冲突、群体与群体间的冲突。个体内冲突是指同一个体扮演不同的角色，而人们对于不同角色的期望与要求不一致，导致角色承担者内心产生的一种矛盾与冲突。个体间冲突是指不同个体对事物的认识、态度或所处的立场不同而导致的冲突。个体与群体间的冲突，是指个人与组织或个体与某个亚文化组织间的不一致。群体与群体间的冲突是指部门之间或团队之间的冲突。

3. 冲突管理的方法

（1）正确认识冲突：识别冲突并调解争执是管理者需要具备的能力之一。在生活中，冲突是一种常见的现象，解决冲突的前提是正确认识冲突。

1）不排斥冲突：传统观点往往只看到冲突的消极影响，把冲突当成矛盾、不团结的同义词，因而管理者往往极力回避或掩饰冲突。事实上，冲突是客观存在的，我们不仅应当承认冲突，还要看到冲突的积极作用。

2）对事不对人：组织冲突往往是人们对事物或问题的认识不一致而产生的，所以当面对冲突时，冲突双方都必须让对方明白自己的想法。从事物或问题出发，而不是将对方视为冲突的"责任者"。

3）表达真实想法：双方若不能坦白地说出主观的感受，例如失望、受冤屈和被伤害的感觉，则不可能解决冲突。

4）换位思考：产生冲突时，站在对方的立场上理解并分析问题，或许能探究冲突深层次的原因，更有利于冲突的解决。

（2）解决冲突的办法

1）审慎地选择要处理的冲突问题：管理者可能会面临许多冲突，其中有些冲突并不值得花时间去处理，有些冲突虽然很重要却不是自己所能解决的。管理者应当选择那些职责范围内、影响面大的，对推进工作、增强凝聚力有意义的冲突进行研究和解决。其他的冲突可以采用回避的方式或授权给下一级的管理者去解决。

2）评估冲突当事人：仔细研究冲突双方的当事人或代表人物，当事人或代表人物所处的层级、经历和文化背景如何，冲突的观点或焦点是什么，通过对这些背景材料进行详尽的了解后，再确认解决冲突的办法。

3）妥善采取切实有效的方法解决冲突：通常处理冲突的办法有五种，即回避、强制、迁就或忍让、妥协与合作。

A. 回避：也称为冷处理，即当冲突不需要急切解决时；当冲突双方情绪极为激动需要时间恢复平静时；当以一己之力无法解决冲突时；当解决冲突的投入大于收益时，可以采用回避的方法。

B. 强制：当必须对重大或紧急事件进行果断的处理时；当需要采取特殊手段处理重要问题时；当处理严重违纪行为和事故时，可以采取强制方法。用强制手段以牺牲一方利益为代价而满足另一方的需要，事后可以再对牺牲利益的一方进行相应的平复工作。

C. 迁就或忍让：当维持和谐关系十分重要时，可采取迁就的方法。而且适度地采取忍让的态度，既可以避免正面冲突，又可以保全双方的尊严。

当组织与员工或上司与下属发生冲突时，运用这一方法就应当注意掌握分寸，要有原则性。如果管理者一味地回避矛盾，妥协忍让，会使自身的人格和形象受到不同程度的损害。但是，如果员工或下属偏偏不近情理、蛮横霸道，就不应该一让再让，而应当机立断，毫不犹豫地给予相应的回击和处分。

D. 妥协：在工作中总会产生不同意见、不同需求和不同利益相互碰撞。当冲突双方各持己见且势均力敌时；当形势紧急，需要马上就问题达成一致时；当问题很严重，又不能采取独裁或合作方式解决时；当双方有共同的利益，但又不能用其他的方法达成一致时，冲突双方一般都会作出可以承受的妥协。

E. 合作、双赢：当事情重大，冲突双方应共同制定一个长远的解决办法，协商处理，照顾冲突双方各自的利益，实现双赢局面。

4）邀请第三方解决冲突：当冲突双方无法自行解决冲突时，需要邀请双方都尊重或信任的第三方来充当调解者、仲裁者或干预者。任何一种冲突都有来龙去脉，第三方的主要作用就是引导冲突双方阐述自己的立场、观点，坦诚沟通，重新建立信任。这也是调解、仲裁或干预冲突的基本前提。

（三）离职员工管理

1. 员工离职的概念与分类　离职是指员工结束与组织的劳动关系,流出组织的过程。员工离职一般可分为被动离职(也称非自愿离职)与主动离职(也称自愿离职)两种。

（1）被动离职:是指由于出现特定的情况而导致组织做出要员工离职的决定,而不是出于员工本人意愿的离职。

（2）主动离职:是指工的离职行为是完全自愿的,没有受到他人的威胁或压力,是个人对组织、本人进行评估后所进行的选择性离职。

2. 离职对组织和员工的影响　离职对组织和员工都存在着积极和消极两种影响。对组织来说,过高或过低的离职率都会妨碍组织的成长;对个人来说,离职后可能有机会获得更好的工作平台,但过快的离职也可能会影响再择业。(表 12-1)。

表12-1　离职对员工和组织的影响

影响形态	对个人的影响	对组织的影响
消极方面	1. 增加寻找新工作的成本; 2. 在进入新单位时,会带来工作转换时期的压力; 3. 过快的离职会给再次就业造成压力	1. 增加招聘、培训的成本; 2. 暂时性的生产率低下; 3. 某些核心员工离职,对组织的发展可能是致命的
积极方面	1. 获得更好的成长平台; 2. 获得发挥自身能力的工作平台; 3. 获得更好的工作报酬; 4. 丰富职业生涯	1. 淘汰或替换绩效表现不佳的员工; 2. 吸引新的人才,带来新知识、新技术和新理念; 3. 使组织处在持续保持新陈代谢的状态

3. 对离职员工的管理　用人单位必须高度重视核心员工的离职问题。核心员工也称为核心人才,不同于普通员工,他们对组织的贡献巨大,往往是不可替代的,如临床学科带头人。在同等的投入下,他们能为组织创造出更大的产出,作出更大的贡献。组织在短时期内甚至在相当长的一段时间内都很难找到可替换的人选,即便是找到了这样的人才,组织也会耗费大量的招聘、培训成本。

（1）确定合理的"总报酬":现行的报酬往往是指薪酬、福利等有形的物质形态报酬。但根据马斯洛的需要层次理论,人的需求具有层次性、多样性、结构性等特征,所以用人单位在设计报酬制度时,应当结合员工的需求特征,设置"总报酬"制度,而不是单纯的薪酬福利制度或是薪酬总额制度。总报酬应当包括经济报酬和非经济报酬,包括薪酬、福利、成长和认可等。

（2）建立科学的激励机制:可以从以下几方面对激励机制进行完善。

1）在建立激励制度时,应当将正激励与负激励两种激励都纳入激励制度的范畴,如韩非子所言,"人君明乎赏罚之道,则治不难矣"。负激励是为了守住组织行为的底线,如果员工触及这一底线,将受到批评、警告、降职降级等处分;而正激励则能够引领人前进。

2）建立科学、规范的人力资源管理制度,特别是建立绩效考核制度。管理制度是组织正常运行的保障,没有管理制度的组织可能会陷入混乱。绩效考核制度是员工工作取向、行为取向的引路灯,具有激励作用,它能够指导员工如何正确做事,以达成或超越既定的预期绩效。

3）采用正式与非正式多种激励手段。

（3）离职面谈:对用人单位内部管理秩序、价值文化做出客观、公正、大胆评价的人往往是那些选择离职的人。对于组织而言,有效的离职面谈能发现人力资源管理系统,甚至是组织管理系统中存在的问题。只有发现了问题,才能制订措施解决问题,即便不能挽留某个离职者,也不会再因为类似的问题引发新的离职。

卫生组织员工关系管理内容同样是建立在沟通管理、冲突管理、离职员工管理等员工关系管理基础上,在卫生组织内建立全方位的沟通机制,形成管理层与部门领导、部门领导与普通员工、管理层与普通员工、普通员工之间的多层次交流对话机制与畅通的沟通渠道;管理员工之间、员工与组织、管理者与员工之间的冲突;同时高度重视核心员工的离职问题,发现人力资源管理系统甚至是组织管理系统中存在的问题,进而制订相应措施解决问题。

第二节　人事关系管理

一、人事关系概述

广义上讲,人事关系(personnel relationship)是指在社会劳动过程中,人与人、人与事、人与组织之间相互的广泛的社会关系,表现为通过用组织、协调、控制、监督等手段,达到充分发挥人的潜能,把事情做得更好,使劳动过程中的人、事、组织之间的关系相互适应,实现人与人、人与事、人与组织之间关系的和谐发展。

狭义上讲,人事关系是对行政关系、工资关系和党团组织关系的总称。具体包含人员身份、职称、政审、工资记载、行政关系、职务任免、奖惩、党团组织关系等。

在计划经济时代,人事管理是指对国家机关公务员、国营用人单位中的管理人员与专业技术人员、事业单位中的管理人员与专业技术人员等国家公职人员(即国家干部)实施的录用、考核、调配、培训、工资、福利等一系列行政管理活动。人事关系是国家公职人员与国家机关、国营用人单位和事业单位发生的一种具有行政化特点的社会关系。

进入市场经济时代,干部分类管理应运而生,原有的人事关系范围缩小。国营用人单位与其管理人员和专业技术人员发生的关系由原来的人事关系调整为劳动关系;国家行政机关与其公务员仍然是一种行政化管理,仍属于人事关系管理范围;而事业单位在不断的改革中,用工形式逐渐多样化,出现了包括人事关系、劳动关系和劳务关系并存的多种人事管理形式。

本节所指的人事关系,是专门针对事业单位编制内的公职人员与单位发生的一种权利义务关系,双方通过签订聘用合同实现人事管理。

二、聘用合同管理

2014 年 7 月,国务院办公厅发布了《事业单位人事管理条例》,以规范事业单位的人事管理,保障事业单位工作人员的合法权益,建设高素质的事业单位工作人员队伍,促进公共服务发展。国办发〔2002〕35 号《关于在事业单位试行人员聘用制度的意见》(以下简称《意见》),明确事业单位实行人员聘用制度,实现事业单位人事管理由身份管理向岗位管理转变,由行政任用关系向平等协商的聘用关系转变,建立一套符合社会主义市场经济体制要求的事业单位人事管理制度。除按照国家公务员制度进行人事管理以及转制为企业以外的其他事业单位,都要逐步试行人员聘用制度。事业单位与职工通过签订聘用合同,明确聘用单位和受聘人员与工作有关的权利和义务。

(一)聘用合同的订立

1. 聘用合同　聘用合同(employment contract)是用人单位与受聘人员经过平等协商达成一致,用书面形式明确双方的权利、责任和义务,以确定双方聘用关系的一种合同形式。

在聘用合同订立之前,一方当事人有权向另一方当事人了解与其建立聘用关系相关的情况,双方均须向对方如实说明情况。

聘用合同作为一种合同形式,有其特定的内涵。首先,聘用合同的主体是用人单位和受聘人员。根据《意见》以及《事业单位试行人员聘用制度有关问题的解释》的相关规定,这里的用人单位专指除按照国家公务员制度进行人事管理的单位以外的事业单位,这些单位与其他独立的市场主体有很大区别,受到国家宏观管理的程度较大,主要体现在编制、经费和工资制度均受国家的宏观调控;受聘人员是指原固定用人制度职工、合同制职工、新进事业单位的职工。其次,聘用合同是在平等自愿的基础上进行的,合同的内容主要是主体双方约定各自的权利、责任和义务。最后,签订聘用合同双方当事人具有身份上的隶属关系。作为事业单位的一名职工,受聘人员既要按照合同规定履行自身义务,又有享受事业单位为其提供的工资待遇、保险福利和相应劳动条件的权利。

聘用合同是近年来事业单位实行人事制度改革的产物。《意见》指出事业单位实行人员聘用制度主要包括公开招聘、签订聘用合同、定期考核、解聘辞聘等制度。其中,聘用合同管理贯穿始终。聘用合同是事业单位实现人事关系管理的载体,是事业单位实行聘用制管理的基础和主要方式。

《意见》明确指出:聘用单位与受聘人员订立聘用合同时,不得向受聘人员收取任何形式的抵押金、抵押物或者其他财物。

2. 聘用合同的类型 　按照合同期限可以将聘用合同分为短期、中期、长期和以完成一定工作为期限4种类型(表12-2)。

(1)短期合同:一般是指受聘人员与事业单位签订三年及以下的聘用合同。事业单位岗位设置和资金来源的特殊性,决定了事业单位人员的流动性相对较弱。所以在事业单位里,流动性相对较强、技术含量低的岗位一般需签订三年及以下的短期合同。短期合同的优势在于可将竞争引入事业单位内部,有助于增强职工忧患意识,改变职工传统的"旱涝保收"思想,改变单位缺乏竞争、效率低下的局面。缺点在于人员变换过于频繁,会降低单位的运作效率;人员更替需要进行工作交接,会造成时间成本和人力资源成本的增加。

(2)中期合同:是指受聘人员与事业单位签订三年以上的聘用合同。事业单位的流动性相对较弱,因此,签订中期合同的职工所占比例相对较大。中期合同成为聘用合同中最主要的一种形式。中期合同对于那些需要稳定工作环境、对于工作连续性要求很高的岗位,特别是那些有教学、科研任务的单位最为常见。

(3)长期合同:是指受聘人员与事业单位签订了至受聘人员退休为合同终止日期的聘用合同。《意见》指出:对在本单位工作已满25年或者在本单位连续工作已满10年且年龄距国家规定的退休年龄已不足10年的人员,提出订立聘用至退休合同的,聘用单位应当与其订立聘用至该人员退休的合同,也即长期合同。这类合同主要适用于针对在本单位工作时间较长、为单位贡献了人生最宝贵时间的职工,或者是那些从固定工转制的职工。

(4)以完成一定工作为期限的合同:是指没有明确规定合同终止日期的一类合同,这类合同把工作任务的结束日期作为合同终止的日期。

受聘人员与聘用单位经协商一致,根据工作任务确定合同期限,可以订立上述任何一种期限的合同。合同期限最长不得超过应聘人员达到国家规定的退休年龄的年限。

表12-2　聘用合同类型

合同类型	合同期限	合同适用性
短期	三年及以下	流动性相对强、技术含量低的岗位
中期	三年以上	对于工作连续性要求很高的岗位
长期	到退休时终止	在本单位工作时间较长的职工
以完成一定工作为期限	到工作任务结束时终止	事业单位适应性较弱

3. 聘用合同的试用期　根据《意见》以及《事业单位试行人员聘用制度有关问题的解释》的相关规定,聘用单位与受聘人员签订聘用合同,可以约定试用期。试用期一般不超过 3 个月;情况特殊者,试用期可以适当延长,但最长不得超过 6 个月。此外,如果被聘人员为大中专应届毕业生者,试用期还可以延长至 12 个月,这样,一方面用人单位可以有充足的时间对受聘人员进行考核;另一方面,受聘人员也有充分的时间来认清主客观形势,以便更加科学、理性地选择职业方向。

需要注意的是:第一,试用期包括在聘用合同期限内;第二,试用期的规定只适用于单位新进的人员,试用期只能约定一次;第三,原固定用人制度职工签订聘用合同时无须再规定试用期;第四,军队转业干部、复员退伍军人等政策性安置人员可以签订中、长期合同,首次签订聘用合同不得约定试用期,且聘用合同的期限不得低于 3 年。

4. 聘用合同的效力　聘用合同自聘用单位与受聘人员双方当事人签字盖章之日起生效,当事人对生效的期限或者条件有约定的应从其约定,聘用合同一经生效,对当事人双方均产生法律约束力。

《事业单位试行人员聘用制度有关问题的解释》明确规定,下列聘用合同为无效合同:①违反国家法律、法规的聘用合同;②采用欺诈、威胁等不正当手段订立的聘用合同;③权利义务显失公正,严重损害一方当事人合法权益的聘用合同;④未经本人书面委托,由他人代签的聘用合同,本人提出异议的。无效的聘用合同自始至终不会产生法律效力,合同约定的条款对双方当事人没有任何的法律约束力。

聘用合同如被确认部分无效的,如果不影响其余部分的法律效力,其余部分仍然有效。

无效合同由有管辖权的人事争议仲裁委员会认定,由于聘用合同一方当事人的原因导致聘用合同无效或者部分无效,给对方造成损害的,应当承担损害赔偿责任。

5. 首次签订聘用合同应注意的问题　《事业单位试行人员聘用制度有关问题的解释》还指出了推行聘用制度以后首次签订聘用合同遇到的一系列有关问题:

第一,事业单位首次实行人员聘用制度,可以按照竞争上岗,择优聘用的原则,优先从本单位现有人员中选聘符合岗位要求的人员签订聘用合同,也可以根据本单位的实际情况,在严格考核的前提下,采用单位与现有在职职工签订聘用合同的办法予以过渡。

第二,有下列情况之一的,聘用单位不应以此为由拒绝与职工签订聘用合同:①现役军人的配偶;②女职工在孕期、产期、哺乳期内的;③残疾人员;④患职业病或因工负伤,经劳动能力鉴定委员会鉴定为 1~6 级伤残的;⑤国家政策有明确规定的。

第三,职工经指定的医疗单位确诊患有难以治愈的严重疾病、精神病的,用人单位暂缓与其签订聘用合同,缓签期延续至前述情况消失;或者只保留该职工人事关系和工资关系,直至该职工办理退休(退职)手续。职工经劳动能力鉴定委员会鉴定完全丧失劳动能力,聘用单位须按照国家有关规定为其办理退休(退职)手续。

第四,在首次签订聘用合同中,职工拒绝与单位签订聘用合同的,聘用单位给予其不少于 3 个月的择业期;择业期满后仍未调出者,聘用单位应当劝其办理辞职手续,未调出又不辞职者,用人单位可予以辞退。

（二）聘用合同的内容

聘用合同由聘用单位的法定代表人或者由法定代表人的委托人与受聘人员以书面形式订立。聘用合同可以分为必备条款和约定条款。

必备条款是指聘用合同必不可少的条款。约定条款是指法律没有明确规定必须写入聘用合同,经过受聘人员与聘用单位协商一致,根据实际情况需要写入聘用合同里的条款。例如,聘用合同双方当事人可以对由聘用单位出资招聘、培训或者提供其他特殊待遇的受聘人员的服务期作出约定;受聘人员在涉及国家机密或聘用单位机密岗位工作的,聘用合同双方当事人可以在聘用合同或者保密协议中约定受聘人员应当承担保密义务；聘用合同双方当事人协商一致后，聘用单位可以对受聘人员违反服务期约定或保守机密约定行为约定违约金。

（三）聘用合同的变更与续订

1. 聘用合同的变更　聘用合同的变更是指聘用合同依法订立生效以后，合同尚未履行或者尚未履行完毕之前，聘用单位与受聘人员就聘用合同内容作部分修改、补充或者删减的行为。受聘人员和聘用单位都有提出变更聘用合同的要求，提出变更要求的一方应将变更聘用合同的原因、变更内容和条件等及时告知对方；另一方应及时答复是否同意变更。变更聘用合同应遵循平等自愿、协商一致的原则。

2. 聘用合同的续订　聘用合同期满、法定或约定合同终止的条件出现时，如果合同双方中任何一方有意愿继续保持聘用关系，需于合同终止前三十日向对方提出延续签订聘用合同，与对方协商后达成一致，符合续聘条件的，双方可以按照规定的程序依法续订聘用合同。

续订聘用合同时须注意：第一，续订聘用合同应当在聘用合同期满前三十日内办理；第二，续订的聘用合同期限和工作内容等由双方协商确定；第三，双方应签订书面形式的聘用合同续订书；第四，聘用合同期满，没有办理终止聘用合同手续而存在事实聘用工作关系的，视为延续聘用合同，延续聘用合同的期限与原合同期限相同，但最长不超过受聘人员达到退休年龄的年限。

（四）聘用合同的解除与终止

1. 聘用合同的解除　聘用合同的解除，是指聘用合同从订立后到合同期限届满前或按照其他规定或约定合同终止日期前，由于某种原因导致聘用合同一方或双方要求提前解除聘用关系的法律行为。

根据《意见》《事业单位试行人员聘用制度有关问题的解释》和《人事部办公厅关于印发〈事业单位聘用合同（范本）〉的通知》的相关规定，聘用合同的解除可以分为受聘人员单方面解除、聘用单位单方面解除和受聘人员与聘用单位双方经协商一致解除3种情形。

受聘人员可以随时单方面解除聘用合同的情形有：①受聘人员在试用期内的；②受聘人员考入普通高等院校的；③受聘人员被录用或者选调到国家机关工作的；④受聘人员依法服兵役的；⑤聘用单位未按照聘用合同约定向受聘人员支付工资报酬、提供工作条件和福利待遇的；⑥聘用单位以暴力、威胁或者非法限制受聘人员人身自由的手段强迫其工作的；⑦合同订立时所依据的客观情况发生重大变化，致使合同无法履行，经合同双方当事人协商不能就变更合同达成协议的。除上述情形外，受聘人员提出解除聘用合同未能与聘用单位协商一致的，受聘人员应当坚持正常工作，继续履行聘用合同；6个月后再次提出解除聘用合同仍未能与聘用单位协商一致的，即可单方面解除聘用合同。但对在涉及国家秘密岗位上工作，承担国家与地方重点项目的主要技术负责人和技术骨干不适用此项规定。

根据《意见》和《事业单位试行人员聘用制度有关问题的解释》的规定，受聘人员经聘用单位出资培训后解除聘用合同，对培训费用的补偿在聘用合同中没有约定的，聘用单位不得收取其培训费用；有约定的，按照合同的约定收取培训费，但不得超过培训的实际支出，并按培训结束后每服务一年递减20%执行。受聘人员解除聘用合同后违反规定使用或者允许他人使用原所在聘用单位的知识产权、技术秘密的，依法承担法律责任。涉密岗位受聘人员的解聘或者工作调动，应当遵守国家有关涉密人员管理的规定。

聘用单位单方面解除聘用合同的，聘用单位应当根据被解聘人员在本单位的实际工作年限向其支付经济补偿。经济补偿以被解聘人员在该聘用单位每工作1年，支付其本人1个月的上年月平均工资；月平均工资高于当地月平均工资3倍以上的，按当地月平均工资的3倍计算。注意，聘用单位对被解聘人员的经济补偿是按职工在本单位工作的工龄核定补偿标准，不是对其在本单位工作的工龄补偿。聘用单位分立、合并、撤销的，上级主管部门应当制订人员安置方案，重点做好未聘人员的安置等有关工作，妥善安置人员；不能安置受聘人员到相应单位就业而解除聘用合同的,应当按照上述规定给予经济补偿。

聘用单位、受聘人员双方经协商一致,可以解除聘用合同。这种情况下,聘用单位无须向受聘人员支付经济补偿。聘用合同不得解除的类型见表12-3。

表12-3　聘用合同(不得)解除的类型

单方面解除	提前30日以书面形式通知	不得解除
1. 连续旷工10个工作日以上或者1年内累计旷工超过20个工作日的; 2. 未经单位同意擅自出国或者出国逾期不归的; 3. 违反工作规定或者操作规程,发生责任事故,或者失职、渎职、造成严重后果的; 4. 严重扰乱工作秩序,致使单位工作不能正常进行的; 5. 被判处有期徒刑以上刑罚收监执行的; 6. 试用期内被证明不符合本岗位要求又不同意单位调整其工作岗位的; 7. 法律、法规和规章规定的其他情形	1. 患病或者非因工负伤,医疗期满后,不能从事原工作也不能从事由聘用单位安排的其他工作的; 2. 年度考核或者聘期考核不合格,又不同意聘用单位调整其工作岗位的,或者虽同意调整工作岗位,但到新岗位后考核仍不合格的; 3. 合同订立时所依据的客观情况发生重大变化,致使合同无法履行,经合同双方当事人协商不能就变更合同达成协议的	1. 患病或者负伤,在规定的医疗期内的; 2. 女职工在孕期、产期和哺乳期内的; 3. 因工负伤,治疗终结后经劳动能力鉴定机构鉴定为1至4级丧失劳动能力的; 4. 患职业病以及现有医疗条件下难以治愈的严重疾病或者精神病的; 5. 正在接受纪律审查尚未作出结论的; 6. 属于国家规定的不得解除聘用合同的其他情形的

受聘人员与所在聘用单位的聘用关系解除后,聘用单位要按照国家有关规定及时为职工办理社会保险关系调转手续,做好各项社会保险的衔接工作。单位和个人应当在3个月内办理人事档案转移手续。单位不得以任何理由扣留无聘用关系职工的人事档案;个人不得无故不办理档案转移手续。

聘用单位在与受聘人员解除聘用合同时,要提高警惕,严格按照法律法规的规定来操作,争取做到:第一,无论使用哪种类型解除聘用合同,聘用单位都要与拟解聘人员签订书面形式的解除聘用合同协议书,或者由拟解聘人员书面提出辞聘说明后,聘用单位出具解除聘用合同的书面证明;第二,聘用单位要增强记录、搜集、保留"证据"的意识,保留书面证明的意识;第三,聘用单位在与受聘人员签订聘用合同或者在制定单位规章制度时,内容要明确且可量化,岗位要求、工作规定或操作规程要清晰,清晰界定何谓"严重扰乱工作秩序""严重后果""失职、渎职"等,清楚说明何谓"不能从事"等;第四,聘用单位在对受聘人员进行考核时坚持客观、公正的原则,实行领导考核与群众评议相结合、考核工作实绩与考核工作态度相统一的方法,将考核结果分为优秀、合格、基本合格、不合格4个等次,并明确每个等次的标准。考核结果是续聘、解聘或者调整岗位的重要依据。

2. 聘用合同的终止　聘用合同的终止,是指聘用合同期限届满或到达规定或约定的合同终止日期,聘用合同一方或双方消灭聘用关系的法律行为。

《人事部办公厅关于印发〈事业单位聘用合同(范本)〉的通知》里关于《事业单位聘用合同(范本)》规定了聘用合同终止的情形有:合同期限届满;聘用单位和受聘人员双方约定的合同终止条件出现;受聘人员按照国家有关规定退休或退职的;受聘人员死亡或者被人民法院宣告死亡的;聘用单位被依法注销、撤销或者解散的。

聘用合同终止后,聘用单位应当为被解聘人员开具终止聘用合同证明书,并办理相关工资和保险关系转移手续。

聘用合同一方当事人违反合同约定的,应当承担相应的责任;给对方造成损失的,应当按照实际损失承担赔偿责任;聘用合同一方当事人违反本合同约定,造成另一方中断履行合同的,应继续履行合同,同时负责赔偿在合同中断期间另一方的经济损失;聘用合同双方都违反聘用合同约定的,应当各自承担相应的责任。

三、人事争议与处理

(一)人事争议的概念与适用范围

2007 年 8 月 9 日人事部发布的《人事争议处理规定》指出:人事争议包括实施公务员法的机关与聘任制公务员之间、参照《中华人民共和国公务员法》管理的机关(单位)与聘任工作人员之间因履行聘任合同发生的争议;事业单位与工作人员之间因解除人事关系、履行聘任合同发生的争议;社团组织与工作人员之间因解除人事关系、履行聘用合同发生的争议;军队聘用单位与文职人员之间因履行聘用合同发生的争议;依照法律、法规规定可以仲裁的其他人事争议。

广义的人事争议是指国家行政机关、事业单位、用人单位内部实行聘用制管理的职工与单位因录用聘用、聘用合同、解聘辞聘、辞职辞退、工资福利等人事管理事项发生的争议。它适用于国家行政机关、事业单位、用人单位以及法律法规规定的其他主体与其履行聘用合同的工作人员发生的争议。

狭义的人事争议特指事业单位内具有事业编制身份的人员与单位之间发生的争议,不包括国家行政机关和用人单位与其公职人员、管理人员和专业技术人员之间的争议。本书提到的人事争议是指狭义的人事争议。

(二)人事争议的处理方式及程序

2014 年 7 月 1 日起施行的《事业单位人事管理条例》第三十七条规定:事业单位工作人员与所在单位发生人事争议的,依照《中华人民共和国劳动争议调解仲裁法》等有关规定处理。《人事争议处理规定》第三条规定:人事争议发生后,当事人可以协商解决;不愿协商或者协商不成的,可以向主管部门申请调解,其中军队聘用单位与文职人员的人事争议,可以向聘用单位的上一级单位申请调解;不愿调解或调解不成的,可以向人事争议仲裁委员会申请仲裁。当事人也可以直接向人事争议仲裁委员会申请仲裁。当事人对仲裁裁决不服的,可以向人民法院提起诉讼。

1. 协商　人事争议协商是指事业单位内具有事业编制身份的公职人员与单位之间发生争议后,双方当事人在平等自愿的基础上,就化解矛盾、解决争议、协调彼此的权利和义务共同进行合法商谈,达成和解协议的行为。

协商没有固定的程序可循,适用范围广泛,能将矛盾和纠纷化解在萌芽状态,是事业单位和职工常用的一种处理人事争议的方式。需要说明一点,协商虽然是一种常用的解决纠纷、处理争议的方式,但它并不是人事争议处理的必经程序,即并不是在发生争议后,当事人双方必须通过协商来解决争议。人事争议发生后,当事人双方可以进行自愿协商,也可以不通过协商直接向人事争议调解机构申请调解,也可以直接向人事争议仲裁机构申请仲裁。

2. 调解　人事争议调解是指人事争议调解组织根据当事人的申请,依据法律法规和政策,对申请调解的人事争议纠纷,经过查明事实、分清责任,从而促使当事人双方自愿达成不违反法律、法规和规章的协议,达到解决人事争议目的的一种解决纠纷的方式。人事争议调解主体一般是由主管单位、事业单位人事部门和有关方面的代表组成的人事争议调解委员会,组成人员应是单数。调解委员会应设立一个办事机构,负责日常事务。

3. 仲裁　人事争议仲裁是指由人事争议仲裁委员会对申请仲裁的人事争议案件依法进行调解和裁决的活动。经仲裁形成的调解和裁决结果对双方当事人具有同等的强制性和约束力。仲裁是一种比较有效的、最常用的解决纠纷的方式。

（1）仲裁的主体：《人事争议处理规定》和《关于修改人事争议处理规定的通知》中明确规定了中央至地方各级开展人事争议仲裁的主体单位：中央机关、直属机构、直属事业单位及其在京所属单位的人事争议由北京市或北京市根据情况授权所在地的区（县）的仲裁机构负责处理人事争议；中央机关在京外垂直管理机构以及中央机关、直属机构、直属事业单位在京外所属单位的人事争议，由所在地的省（自治区、直辖市）设立的人事争议仲裁委员会处理，也可由省（自治区、直辖市）根据情况授权所在地的人事争议仲裁委员会处理；省（自治区、直辖市）、副省级市、地（市）、县（市、区）设立人事争议仲裁委员会，分别负责处理管辖范围内的人事争议。

《人事争议处理规定》第七条指出：人事争议仲裁委员由公务员主管部门代表、聘任（用）单位代表、工会组织代表、受聘人员代表以及人事、法律专家组成。人事争议仲裁委员组成人员应当是单数，设主任1名、副主任2至4名、委员若干名。仲裁委员会的主任可以由同级人民政府分管人事工作的负责人或者政府人事行政部门的主要负责人担任，副主任、委员可以聘请有关方面的人员担任。此外，仲裁委员会还可以聘任政府有关部门的人员、专家学者和律师为专职或兼职仲裁员，而且兼职仲裁员与专职仲裁员在执行仲裁公务时享有同等权利。第十条指出：仲裁委员会下设办事机构，负责案件受理、仲裁文书送达、档案管理以及仲裁员的考核、培训等日常工作，办理仲裁委员会授权的其他事宜。仲裁委员会办事机构设在同级人民政府人事行政部门。

（2）仲裁的特征

1）仲裁是解决人事争议的必经程序：即当发生人事争议时，争议双方可以不通过协商、调解的方式直接进行人事争议仲裁。

2）仲裁的依据是包括事业单位推行聘用制、事业单位辞职辞退在内的人事工作的政策规定、相关的法律法规和事业单位内部的规章制度等。

3）仲裁的前置程序是调解：仲裁委员会在处理人事争议时要实行先行调解和及时仲裁，不经调解不能进入裁决程序。与上文提到的调解不同，此处的调解是作为仲裁的一个必要程序进行的。

4. 诉讼　仲裁虽然是一种最常用的解决纠纷的方式，但仲裁只是解决人事争议纠纷的前置程序，不是最终解决方式。所谓的前置程序，是指如果发生人事争议时，必须先交由人事争议仲裁委员会进行处理，只有经人事争议仲裁委员会处理后未能解决的争议和纠纷，当事人才能向人民法院提起诉讼。未经人事争议仲裁委员会仲裁，直接向人民法院提起诉讼的，人民法院不予受理（表12-4）。

诉讼是将人事争议纠纷问题的解决纳入国家司法程序，为人事争议纠纷案件提供了最终的解决途径，是解决人事争议纠纷的最终机制。

人民法院对事业单位人事争议案件的实体处理适用有关的法律、行政法规、地方性法规；法律、行政法规、地方性法规没有明确规定的，可以参照与法律、法规不相抵触的部门规章、地方政府规章；法律、法规、规章尚无规定的，可以参照县级以上人民政府及其人事行政部门发布的与法律、法规、规章不相抵触的人事管理规范性文件；法律、法规、规章及规范性文件均未明确，且纠纷性质与劳动争议相似的，可以适用或参照处理劳动争议的相关法律、法规、规章或规范性文件。事业单位经过民主程序制定并予以公告或公示的内部规章制度，且与法律、法规、规章及规范性文件不相违背的，可以作为人民法院审理人事争议案件的依据。

事业单位人事争议案件由用人单位所在地或者聘用合同履行地的基层人民法院管辖。人民法院受理的人事争议案件，应由主管劳动争议案件的民事审判庭审理。人民法院审理事业单位人事争议案件的程序，适用《中华人民共和国民事诉讼法》及《中华人民共和国劳动法》的相关规定。

人事争议具体处理程序见劳动争议。

表12-4 人民法院(不)受理人事争议仲裁的情形

人民法院受理范围	人民法院不予受理的情形
1. 当事人对人事争议仲裁委员会作出的人事争议仲裁裁决不服，自收到仲裁裁决之日起15日内起诉的； 2. 当事人对人事争议仲裁委员会以超过仲裁申请期限为由作出的不予受理的书面通知不服起诉的； 3. 一方当事人在法定期间内不起诉又不履行仲裁裁决，另一方当事人向人民法院申请强制执行的； 4. 人事争议仲裁委员会对当事人的申请作出不予受理的书面裁决、决定或通知，当事人不服，向人民法院起诉，经人民法院审核属于人事争议案件，或虽不属于人事争议案件但属于人民法院主管的其他案件的	1. 未经人事争议仲裁委员会仲裁，直接向人民法院起诉的； 2. 当事人对人事争议仲裁委员会以不属于人事争议为由作出的不予受理的书面通知不服，向人民法院起诉的； 3. 对确已超过仲裁申请期限，又无不可抗力或者其他正当理由的； 4. 对人事争议仲裁委员会仲裁的事项不属于事业单位与其工作人员之间因辞职、辞退及履行聘用合同所发生的案件范围，当事人不服，向人民法院起诉的； 5. 人事争议仲裁委员会对当事人的申请作出不予受理的书面裁决、决定或者通知，当事人不服，向人民法院起诉，经人民法院审核既不属于人事争议案件，也不属于人民法院主管的其他案件的

第三节 劳动关系管理

一、劳动关系概述

劳动关系(labor relationship)是对劳动者和用人单位之间发生的权利、责任和利益关系的总称。劳动关系的主体是确定的，一方是劳动者，另一方是用人单位；主要包括劳动者以自己的劳动为用人单位完成一定的生产和工作任务，用人单位为劳动者提供一定的劳动条件和劳动安全保障，并为劳动者支付一定的劳动报酬。

从广义上讲，任何劳动者与任何性质的用人单位之间因从事劳动而结成的社会关系都属于劳动关系的范畴。

从狭义上讲，现实经济生活中的劳动关系是指依照国家劳动法律法规、规范的劳动法律关系，即双方当事人是被一定的劳动法律规范所规定和确认的权利与义务联系在一起的，其权利和义务的实现，是由国家强制力来保障的。包括劳动用工、劳动报酬、劳动保护、社会保险、劳动纪律、劳动争议处理、劳动监察以及各方的权利和义务等。

按劳动关系规范程度将劳动关系分为三类：规范的劳动关系，即依法通过订立劳动合同建立的劳动关系；事实劳动关系，即指未订立劳动合同，但劳动者事实上已成为用人单位、个体经济组织的成员，并为其提供有偿劳动的情况；非法劳动关系，如招用童工和无合法证件人员，无合法证照的用人单位招用劳动者等。

二、劳动合同管理

劳动关系通过劳动者与用人单位签订劳动合同来实现。按照国家劳动法的规定，建立劳动关系须签订书面劳动合同。劳动合同(labour contract)是指劳动者和用人单位确立劳动关系，明确双方权利和义务的协议。可以从以下几方面来理解劳动合同：

第一，劳动合同的主体是劳动者和用人单位，劳动者是自然人，用人单位根据《中华人民共和国劳动合同法》中的规定，包括：企业、个体经济组织、民办非企业单位、国家机关、事业组织、社会团体（可以是自然人、法人、合伙人）。

第二，劳动合同的主要内容是规定劳动者和用人单位双方的责任、权利和义务。劳动者作为用人单位的一员，既有享受用人单位为其提供工资待遇、保险福利和相应劳动条件的权利，又有承担相应工作岗位的工作、遵守用人单位的规章制度的责任和义务；用人单位作为合同主体的另一方，既有制定规章制度来约束劳动者行为，保障工作任务的顺利完成、实现用人单位利益最大化的权利，又有义务为劳动者支付相应报酬、提供劳动条件、保障劳动者享有法定的经济和政治权利。

第三，订立劳动合同旨在用书面形式确定劳动者和用人单位之间的劳动关系，是确立劳动关系的一种法律形式，合同主体双方均须按照合同内容行使各自的权利、履行义务、承担责任。

（一）劳动合同的订立

《中华人民共和国劳动合同法》明确了要建立劳动关系就应当订立书面劳动合同，还强调已建立劳动关系，未同时订立书面劳动合同的，应当自用工之日起一个月内订立书面劳动合同。用人单位如果在用工前就与劳动者订立劳动合同的，劳动关系自用工之日起建立。

书面劳动合同的订立，既可以避免劳动者因产生劳动纠纷而无书面依据所承受的损失，又可以帮助用人单位摆脱因不签订劳动合同被卷入劳动纠纷的尴尬局面。

1. 劳动合同的类型　合同的期限可以将劳动合同分为固定期限劳动合同、无固定期限劳动合同和以完成一定工作任务为期限的劳动合同。

固定期限劳动合同是指劳动者和用人单位明确规定了合同效力的起始和终止时间，合同期限届满自动终止的一种劳动合同。合同主体双方根据工作岗位和实际需求通过协商约定合同期限，充分体现出合同双方主体的平等性。固定期限劳动合同可以签订短期的，比如半年、一年或三年，也可以签订长期的，比如五年、八年、十年等。固定期限劳动合同的特点是灵活多变、适用范围广、实用性强。一方面，用人单位可以根据工作岗位的需求先确定用工的时限，根据用工时限来寻求最适合该岗位的劳动者；另一方面，劳动者也可以综合自己的实际情况，从时间限度权衡利弊考虑是否适合该岗位，实现了用人单位和劳动者双方利益的最大化。

无固定期限劳动合同是指劳动者和用人单位只明确规定了合同效力的起始时间而没有明确规定合同终止时间的一种劳动合同。《中华人民共和国劳动合同法》明确规定有下列情形之一者，用人单位需与劳动者签订无固定期限劳动合同。第一，劳动者在该用人单位连续工作满十年的；第二，用人单位初次实行劳动合同制度或者国有用人单位改制重新订立劳动合同时，劳动者在该用人单位连续工作满十年且距法定退休年龄不足十年的；第三，劳动者与同一用人单位连续两次签订固定期限劳动合同，待第二次签订的固定期限劳动合同期限届满时，只要劳动者提出续订劳动合同，除劳动者提出续订固定期限劳动合同或者不再续订劳动合同的情形外，用人单位就必须与劳动者签订无固定期限劳动合同。

关于无固定期限劳动合同，有些用人单位对其存在很大的误区，将其理解为无法终止的劳动合同。事实上，无固定期限劳动合同只是没有明确将合同的终止日期写在书面合同上，造成劳动合同的期限长短不能确定，但这并不意味着合同永远不能终止，更不意味着合同无法终止，是劳动者重新获得"铁饭碗"的法律依据。只要出现了不符合法律规定的情形或者双方协商一致解除的，无固定期限劳动合同同样可以终止。

以完成一定工作任务为期限的劳动合同是指劳动者与用人单位约定以某项工作任务的完成为合同期限的劳动合同，该项工作任务完成的日期即是本合同的终止日期。

需要强调的是，用人单位即使与劳动者签订的是以完成一定工作任务为期限的劳动合同，也仍然需要为劳动者缴纳各项社会保险。实践中，很多用人单位误以为签订此项合同一般均为很短期的行为，用人单位只要把这段时间的工资支付给劳动者即可，无须为劳动者缴纳社会保险，以节约用工成本。这个问题的本质错误在于用人单位没有认识到以完成一定工作任务为期限的劳动合同是劳动合同的一种,同样受《中华人民共和国劳动合同法》的保护和约束。

2. 劳动合同的试用期 试用期包含在劳动合同期限内,试用期的长短与劳动合同期限的长短有着密切的关系。《中华人民共和国劳动合同法》第十九条明确规定,劳动合同期限三个月以上不满一年的,试用期不得超过一个月;劳动合同期限一年以上不满三年的,试用期不得超过二个月;三年以上固定期限和无固定期限的劳动合同,试用期不得超过六个月。而且,同一用人单位与同一劳动者只能约定一次试用期。

3. 劳动合同的法律效力 合同经劳动者和用人单位协商一致并经双方在合同文本上签字或者盖章后生效,并由劳动者和用人单位各执一份。根据实际情况,如果有合同代理机构参与,劳动合同还可签订三份,由劳动者、用人单位和合同代理机构各执一份。依法订立的劳动合同对用人单位和劳动者具有同等的约束力,用人单位和劳动者应当自觉履行劳动合同约定的义务。

如果是在以欺诈、胁迫的手段或乘人之危、使对方在违背真实意思的情况下订立或者变更劳动合同的、用人单位免除自己的法定责任、排除劳动者权利或违反法律、行政法规强制性规定等情况下签订的劳动合同,那么该劳动合同无效或者部分无效。其中,劳动合同部分无效,不会影响其他部分的法律效力,其他部分仍然有效。

(二)劳动合同的内容

劳动合同和聘用合同一样,合同条款可以分为必备条款和约定条款(表12-5)。

表12-5 聘用、劳动合同条款

	聘用合同	劳动合同
必备条款	1. 聘用合同期限; 2. 工作岗位及岗位职责要求; 3. 岗位纪律; 4. 岗位工作条件; 5. 工资待遇;聘用合同变更、解除和终止的条件; 6. 违反聘用合同须承担的责任	1. 用人单位的名称、住所和法定代表人或者主要负责人; 2. 与之相对应的另一主体劳动者的姓名、住址和居民身份证或者其他有效身份证件号码; 3. 劳动合同的期限、工作内容、工作地点、工作时间和休息休假、权利和义务、劳动保护、劳动条件和职业危害防护、劳动报酬和保险福利以及法律法规规定的应当纳入劳动合同的其他事项
约定条款	试用期、聘用单位对受聘人员进行培训和继续教育、聘用单位知识产权保护、解聘提前通知时限等条款	试用期;用人单位用于劳动者职业技能培训费用的支付;劳动者违约时培训费用的赔偿;保守用人单位秘密等

(三)劳动合同的变更与续订

1. 劳动合同的变更 劳动合同的变更是指用人单位与劳动者在合同依法订立生效以后,尚未履行或者尚未履行完毕之前,就劳动合同内容作部分修改、补充的行为。双方当事人都有提出变更劳动合同的要求,提出变更要求的一方应将变更原因、变更内容和条件等及时告知对方;另一方应及时作出答复。

根据《中华人民共和国劳动法》和《中华人民共和国劳动合同法》相关条款,出现下列情形之一的,合同双方可以变更合同内容:①在不损害国家、集体和他人利益的情况下,双方协商一致的。②劳动合同订立时所依据的客观情况发生了重大变化,经合同双方协商一致的。③由于不可抗力的因素致使劳动合同无法完全履行的。不可抗力是指当事人所不能预见、不能避免并不能克服的客观情况,如自然灾害、意外事故、战争等。④劳动合同订立时所依据的法律、法规已修改的。⑤劳动者的身体健康状况发生变化、劳动能力丧失或部分丧失、所在岗位与其职业技能不相适应、职业技能提高了一定等级等,造成原劳动合同不能履行或者如果继续履行原合同规定的义务对劳动者明显不公平。⑥法律、法规规定的其他情形。

变更劳动合同应该和订立劳动合同一样,遵循平等自愿、协商一致的原则。变更劳动合同应当采取书面形式,双方当事人要签订变更合同协议书。协议中要写明变更的具体内容,并经劳动者和用人单位双方签字盖章后生效,交由劳动者和用人单位各一份。有合同代理机构参与的,还需交给合同代理机构一份备案。

2. 劳动合同的续订　劳动合同期满或者有法定或约定合同终止的条件出现时,如果合同双方中任何一方有意愿继续保持劳动关系,需于合同终止前三十日向对方提出延续签订劳动合同,并及时与对方协商,经协商一致,依法续订劳动合同。

在续订劳动合同时,如果原劳动合同条款发生较大变化,劳动者和用人单位双方可以协商一致签订新的劳动合同文本;如果原劳动合同条款变动不大,双方只需签订延续劳动合同的协议书,并在协议书中明确延续的劳动合同期限和双方认为需要明确的其他事项,经双方签字盖章后生效,交由劳动者和用人单位各一份。有合同代理机构参与的,还须交给合同代理机构一份备案。

(四)劳动合同的解除与终止

1. 劳动合同的解除　劳动合同解除,是指劳动合同从订立后到合同期限届满前或按照其他规定或约定合同终止日期前,由于出现某种原因导致劳动合同一方或双方要求提前消灭劳动关系的法律行为。

《中华人民共和国劳动合同法》规定劳动者单方面解除劳动合同的可分为:

第一类,劳动者只要提前三十日以书面形式通知用人单位,就可以解除劳动合同。

第二类,劳动者在试用期内,只要提前三日通知用人单位,也可以解除劳动合同。

第三类,用人单位有下列情形之一的,劳动者可以解除劳动合同:①未按照劳动合同约定提供劳动保护或者劳动条件的;②未及时足额支付劳动报酬的;③未依法为劳动者缴纳社会保险费的;④用人单位的规章制度违反法律、法规的规定,损害劳动者权益的;⑤因本法第二十六条第一款规定的情形致使劳动合同无效的;⑥法律、行政法规规定劳动者可以解除劳动合同的其他情形。用人单位以暴力、威胁或者非法限制人身自由的手段强迫劳动者劳动的,或者用人单位违章指挥、强令冒险作业危及劳动者人身安全的,劳动者可以立即解除劳动合同,不需事先告知用人单位。

用人单位单方面解除劳动合同的情形见表12-6。

出现下述情形者,用人单位不得与之解除劳动合同:如果在单位从事接触职业病危害作业的劳动者未进行离岗前职业健康检查,或者疑似职业病患者在诊断或者医学观察期间;在本单位患职业病或因工负伤并被确认丧失或者部分丧失劳动能力的;患病或者非因工负伤,在规定的医疗期内的;在本单位连续工作满十五年,且距离法定退休年龄不足五年的;女职工在孕期、产期、哺乳期的等。

表12-6　用人单位单方面解除劳动合同的情形

由于劳动者的过失	单位提前三十日以书面形式通知或者额外支付一个月工资	单位经济性裁员
1. 劳动者在用人单位合法规定的试用期间被证明不符合录用条件的; 2. 劳动者严重违反用人单位规章制度的; 3. 劳动者严重失职,营私舞弊,给用人单位造成重大损害的; 4. 劳动者同时与其他用人单位建立劳动关系,对完成本单位的工作任务造成严重影响,或者经用人单位提出,拒不改正的; 5. 劳动者以欺诈、胁迫的手段或者乘人之危,使对方在违背真实意思的情况下订立或者变更劳动合同致使劳动合同无效的; 6. 劳动者被依法追究刑事责任的	1. 劳动者患病或者非因工负伤,在规定的医疗期满后不能从事原工作,也不能从事由用人单位另行安排的工作的; 2. 劳动者不能胜任工作,经过培训或者调整工作岗位,仍不能胜任工作的; 3. 劳动合同订立时所依据的客观情况发生重大变化,致使劳动合同无法履行,经用人单位与劳动者协商,未能就变更劳动合同内容达成协议的	1. 依照用人单位破产法规定进行重整的; 2. 生产经营发生严重困难的; 3. 用人单位转产、重大技术革新或者经营方式调整,经变更劳动合同后,仍须裁减人员的; 4. 其他因劳动合同订立时所依据的客观经济情况发生重大变化,致使劳动合同无法履行的

由于劳动者的过失的情形，用人单位无须支付经济赔偿金；单位提前三十日以书面形式通知或者额外支付一个月工资的三种情形下，用人单位需要支付经济赔偿金；单位经济性裁员，用人单位依照用人单位破产法规定进行重整的需要支付经济赔偿金。

用人单位违反《中华人民共和国劳动合同法》解除劳动合同的，应当按照法律规定经济补偿标准的二倍向劳动者支付赔偿金。

2. 劳动合同的终止 劳动合同终止，是指劳动合同期限届满或到达规定或约定的合同终止日期时，劳动合同一方或双方消除劳动关系的法律行为。

《中华人民共和国劳动合同法》规定的劳动合同终止的情形有：①劳动合同期满的；②劳动者开始依法享受基本养老保险待遇的；③劳动者死亡，或者被人民法院宣告死亡或者宣告失踪的；④用人单位被依法宣告破产的；⑤用人单位被吊销营业执照、责令关闭、撤销或者用人单位决定提前解散的；⑥法律、行政法规规定的其他情形。

劳动合同期满时，如遇到《中华人民共和国劳动合同法》规定的用人单位不得与劳动者解除劳动合同的情形出现时，劳动合同需延续至相应的情形消失时再终止。其中若出现在本单位患职业病或因工负伤并被确认丧失或者部分丧失劳动能力的，必须按照国家有关工伤保险的规定执行。

用人单位在终止劳动合同时需注意两点：第一，用人单位需要与劳动者签订书面形式的终止劳动合同协议书，用人单位若违反规定未向劳动者出具终止劳动合同的书面证明，由劳动行政部门责令改正，给劳动者造成损害的，应当承担赔偿责任；第二，用人单位违反《中华人民共和国劳动合同法》终止劳动合同的，应当按照法律规定经济补偿标准的二倍向劳动者支付赔偿金。

三、劳动争议与处理

劳动者是社会财富的直接创造者，是推动社会进步的中坚力量。因此，只有保护好劳动者的利益，通过法律手段处理好劳动者与用人单位之间的矛盾，才能够最大化地缓解社会矛盾，构建一个和谐稳定的社会。

（一）劳动争议的概念与适用范围

劳动争议是指处于劳动关系主体地位的劳动者和用人单位之间因享受劳动权利与履行劳动义务所发生的争议。

劳动争议的两个基本特点是：第一，劳动争议是发生在劳动者和用人单位这两个劳动关系主体之间的。第二，劳动争议的内容必须围绕劳动权利和劳动义务等劳动关系展开。如果争议发生的主体是劳动者与劳动者之间或者是用人单位与用人单位之间的，则不能算是劳动争议；同样，如果发生在劳动者和用人单位之间的争议不是因为劳动关系而是因为其他关系的纠纷，也不能算是劳动争议。

2021年1月1日起施行的《最高人民法院关于审理劳动争议案件适用法律若干问题的解释（一）》第一条明确指出了劳动争议的适用范围：①劳动者与用人单位在履行劳动合同过程中发生的纠纷。②劳动者与用人单位之间没有订立书面劳动合同，但已形成劳动关系后发生的纠纷。③劳动者与用人单位因劳动关系是否已经解除或者终止，以及应否支付解除或者终止劳动关系经济补偿金发生的纠纷。④劳动者与用人单位解除或者终止劳动关系后，请求用人单位返还其收取的劳动合同定金、保证金、抵押金、抵押物发生的纠纷，或者办理劳动者的人事档案、社会保险关系等转移手续发生的纠纷。⑤劳动者以用人单位未为其办理社会保险手续，且社会保险经办机构不能补办导致其无法享受社会保险待遇为由，要求用人单位赔偿损失发生的纠纷。⑥劳动者退休后，与尚未参加社会保险统筹的原用人单位因追索养老金、医疗费、工伤保险待遇和其他社会保险待遇而发生的纠纷。⑦劳动者因为工伤、职业病，请求用人单位依法给予工伤保险待遇发生的纠纷。⑧用人单位未按照劳动合同的约定或者国家规定及时足额支付劳动者劳动报酬的;低于当地最低工资标准支付劳动者工资的;安排加班不支付加班费的;解除或者终止劳动合同,未依照《中华人民共和国劳动合同法》规定向劳动者支付经济补偿的,劳动者要求用人单位支付加付赔偿金发生的纠纷。⑨因企业自主进行改制发生的纠纷。

《最高人民法院关于审理劳动争议案件适用法律若干问题的解释(一)》第二条指出了不属于劳动争议范围内的情形:劳动者请求社会保险经办机构发放社会保险金的纠纷;劳动者与用人单位因住房制度改革产生的公有住房转让纠纷;劳动者对劳动能力鉴定委员会的伤残等级鉴定结论或者对职业病诊断鉴定委员会的职业病诊断鉴定结论的异议纠纷;家庭或者个人与家政服务人员之间的纠纷;个体工匠与帮工、学徒之间的纠纷;农村承包经营户与受雇人之间的纠纷。

(二)劳动争议的处理方式及程序

《中华人民共和国劳动争议调解仲裁法》第五条指出:发生劳动争议,当事人不愿协商、协商不成或者达成和解协议后不履行的,可以向调解组织申请调解;不愿调解、调解不成或者达成调解协议后不履行的,可以向劳动争议仲裁委员会申请仲裁;对仲裁裁决不服的,除本法另有规定的外,可以向人民法院提起诉讼。这简要说明了劳动争议发生后,劳动者与用人单位双方当事人可以通过协商、调解、仲裁和诉讼的方式来解决争议。

1. 协商 劳动争议协商是指劳动者和用人单位在发生劳动争议后,双方当事人在平等自愿的基础上通过自行协商,或者劳动者请工会或其他第三方共同与用人单位进行协商,协调双方当事人的权利和义务,从而实现化解矛盾、解决争议、达成和解协议的行为。这里所指的第三方可以是本单位的人员,也可以是本单位以外的、双方都信任的人员。

协商是一种最节约成本的解决纠纷的方式,能将矛盾和纠纷化解在萌芽状态。由于其没有固定的程序可循,形式灵活多样,因此是劳动者与用人单位普遍使用的一种处理劳动争议的方式。但由于协商完全是建立在双方自愿的基础上,当事人任何一方或者第三方都不能强迫另一方当事人进行协商;而且协商达成的和解协议不具备强制执行力,因此,协商也是一种比较脆弱的解决纠纷的方式。

2. 调解 劳动争议调解是指劳动争议调解组织在双方当事人自愿的基础上,根据当事人的申请,依据法律法规和政策规定,对申请调解的劳动争议纠纷,经过查明事实、分清责任、耐心疏导,从而促使双方当事人达成调解协议,达到解决劳动争议目的的一种解决纠纷的方式。

(1)调解的主体:《中华人民共和国劳动争议调解仲裁法》规定了劳动争议的调解组织包括企业劳动争议调解委员会、依法设立的基层人民调解组织和在乡镇、街道设立的具有劳动争议调解职能的组织。其中,企业劳动争议调解委员会是由职工代表和企业代表组成的。职工代表由工会成员担任或者由全体职工推举产生,企业代表由企业负责人指定,企业劳动争议调解委员会主任由工会成员或者双方推举的人员担任。

(2)调解的程序:根据《中华人民共和国劳动争议调解仲裁法》的规定,劳动争议调解的程序如下:

第一步,申请。发生劳动争议的用人单位和劳动者一方或双方当事人向劳动争议调解委员会提出书面或口头申请。采取口头申请的,调解组织应当场记录申请人基本情况、申请调解的争议事项、理由和时间。采取书面申请的,申请书内容一般包括申请人和被申请人的姓名、性别、年龄、职业、工作单位和住所;如果被申请人是单位,则应写明单位的名称、住所、法定代表人或者主要负责人的姓名、职务;发生争议的事实、申请人的主张和理由等。

第二步,受理。对提请调解的劳动争议案件,调解委员会应予受理并成立调解小组。调解小组一般不少于三名调解工作人员,调解委员会指定一名调解工作人员担任组长;简单的劳动争议案件,调解委员会也可指定一名调解工作人员独任处理。

第三步,调查。调解小组要对劳动争议的具体情况进行调查,通过听取双方当事人的陈述,了解当事人的想法和要求,并请双方当事人提供证据;对一些复杂的案情,还需要请专业机构和专业技术人员参与进行鉴定,确保能够查明事实、分清双方责任。

第四步,拟定调解意见。调解委员会在查明事实的基础上,要以事实为依据,根据法律、法规和政策规定,对双方当事人陈述利害,动之以情,晓之以理,帮助双方当事人达成协议,拟定调解意见。

第五步,达成调解协议书。经调解当事人双方达成一致协议的,调解小组应当根据协议内容制作调解协议书。调解协议书由双方当事人签名或者盖章,经调解员签名并加盖调解组织印章后生效,对双方当事人具有约束力,调解即告结束,双方当事人开始履行调解协议书。

劳动争议调解是建立在双方当事人自愿协商基础上进行的一种解决纠纷的方式,它和劳动争议协商一样,并不是劳动争议处理的必经程序,即并不是在发生争议后,当事人双方必须通过调解来解决争议。劳动争议调解也不是劳动争议仲裁受理的必要条件,劳动争议发生后,当事人双方可以在自愿的基础上请第三方来进行调解,也可以不通过调解,直接向劳动争议仲裁机构申请仲裁;或者经过调解但双方当事人未达成协议,调解不成的,当事人任何一方都可以向劳动争议仲裁机构申请仲裁。

3. 仲裁 劳动争议仲裁是指依照法律法规被授予劳动争议仲裁权的劳动争议仲裁委员会根据当事人的申请,依法对劳动争议在事实上作出判断、在权利义务上作出裁决的一种法律制度,经仲裁形成的调解和裁决结果对双方当事人具有同等的强制性和约束力。

(1)仲裁的主体:《中华人民共和国劳动争议调解仲裁法》规定,劳动争议仲裁委员会按照统筹规划、合理布局和适应实际需要的原则设立。省、自治区人民政府可以决定在市、县设立;直辖市人民政府可以决定在区、县设立。直辖市、设区的市也可以设立一个或者若干个劳动争议仲裁委员会。劳动争议仲裁委员会不按行政区划层层设立。劳动争议仲裁委员会由劳动行政部门代表、工会代表和用人单位方面代表组成。劳动争议仲裁委员会组成人员应当是单数。劳动争议仲裁委员会下设办事机构,负责办理劳动争议仲裁委员会的日常工作。

(2)仲裁的程序:《中华人民共和国劳动争议调解仲裁法》详细规定了劳动争议仲裁的程序,概括起来如下:

第一步,申请。劳动争议当事人在争议发生之日起一年内,以书面形式向仲裁委员会申请仲裁,并按被申请人数递交副本。

申请仲裁时需要注意三点:

第一,劳动争议申请仲裁的时效期间为一年。仲裁时效期间是从当事人知道或者应当知道其权利被侵害之日起计算。因不可抗力或者有其他正当理由,当事人不能在一年内申请仲裁的,仲裁时效中止,从中止时效的原因消除之日起,仲裁时效期间继续计算。劳动关系存续期间因拖欠劳动报酬发生争议的,劳动者申请仲裁不受一年仲裁时效期间的限制;但是,劳动关系终止的,应当自劳动关系终止之日起一年内提出。

第二,仲裁申请书应当载明下列事项:①劳动者的姓名、性别、年龄、职业、工作单位和住所,用人单位的名称、住所和法定代表人或者主要负责人的姓名、职务;②仲裁请求和所根据的事实、理由;③证据和证据来源、证人姓名和住所。

第三,劳动争议申请人书写仲裁申请确有困难的,可以口头申请,由劳动争议仲裁委员会记入笔录,并告知对方当事人。

第二步,受理。劳动争议仲裁委员会收到仲裁申请之日起五日内,认为符合受理条件的,应当受理,在受理仲裁申请后,应当在五日内将仲裁申请书副本送达被申请人;认为不符合受理条件的,应当书面通知申请人不予受理,并说明理由。

被申请人收到仲裁申请书副本后,应当在十日内向劳动争议仲裁委员会提交答辩书。劳动争议仲裁委员会收到答辩书后,应当在五日内将答辩书副本送达申请人。被申请人未提交答辩书的,不影响仲裁程序的进行。

第三步，调解。仲裁庭处理劳动争议时应先行调解，在查明事实、分清责任的基础上促使当事人双方自愿达成协议。协议内容不得违反法律、法规。调解达成协议的，仲裁庭应当根据协议内容制作调解书。调解书应当写明仲裁请求、案件的事实和当事人协议的结果。调解书由仲裁庭成员签名，加盖劳动争议仲裁委员会印章，送达双方当事人。调解书必须直接送达当事人，送达至委托人或其他代收人等均不能发生法律效力。调解书必须经双方当事人本人签收后，才能发生效力。调解未达成协议或调解书送达前当事人一方反悔的，仲裁庭应当及时进行仲裁。

第四步，仲裁。劳动争议仲裁委员会裁决劳动争议案件实行仲裁庭制，仲裁应当开庭进行审理。当事人协议不开庭，或者仲裁庭认为不宜开庭的，可以书面仲裁。决定开庭处理的，仲裁庭应当于开庭前5日内将开庭时间、地点等书面通知双方当事人。双方当事人经书面通知，无正当理由拒不到庭或未经仲裁庭同意中途退庭的，对申请人按撤回申请仲裁处理，对被申请人按缺席处理。当事人应当对自己的主张提供证据，证据经查证属实的，仲裁庭应当将其作为认定事实的根据。当事人在仲裁过程中有权进行质证和辩论。质证和辩论终结时，首席仲裁员或者独任仲裁员应当征询当事人的最后意见并作出裁决。仲裁庭应当将开庭情况记入笔录。当事人和其他仲裁参加人认为对自己陈述的记录有遗漏或者差错的，有权申请补正。如果不予补正，应当记录该申请，并注明不予补正的原因。笔录由仲裁员、记录人员、当事人和其他仲裁参加人签名或者盖章。

《中华人民共和国劳动争议调解仲裁法》第三十三条指出了仲裁员回避的情形包括：仲裁员是本案的当事人或者当事人、代理人的近亲属的；仲裁员与本案有利害关系的；仲裁员与本案当事人、代理人有其他关系，可能影响公正裁决的；私自会见当事人、代理人，或者接受当事人、代理人的请客送礼的。仲裁委员会对回避申请应当及时作出决定，并通知当事人。

第五步，制作并送达仲裁裁决书。仲裁庭作出裁决后，应当制作仲裁裁决书。裁决书应当写明申请人和被申请人的姓名、性别、年龄、民族、职业、职务、工作单位和住址及代理人的姓名、职务；案由、仲裁请求、争议事实、裁决认定的事实、理由和适用的法律、法规和规章、裁决结果、仲裁费用的负担和裁决日期。裁决书由仲裁员签名，加盖劳动争议仲裁委员会印章。对裁决持不同意见的仲裁员，可以签名，也可以不签名。裁决书一经送达，即发生效力。人民法院不受理劳动仲裁的情形见表12-7。

4. 诉讼　劳动争议诉讼是指发生劳动争议的当事人通过申请仲裁，对仲裁裁决不服或其他情形而向人民法院提起诉讼的请求，由人民法院按照司法审判的程序对案件进行审理。当事人在劳动争议调解委员会主持下达成的具有劳动权利义务内容的调解协议，具有劳动合同的约束力，可以作为人民法院裁判的根据。

表 12-7　人民法院(不)受理劳动仲裁的情形

人民法院受理范围	人民法院不予受理的情形
1. 劳动者对仲裁裁决追索的劳动报酬、工伤医疗费、经济补偿或者赔偿金，不超过当地月最低工资标准十二个月金额的争议和因执行国家劳动标准在工作时间、休息休假、社会保险等方面发生的争议不服，自收到仲裁裁决书之日起十五日内向人民法院起诉的； 2. 当事人对上述争议以外的其他劳动争议案件的仲裁裁决不服，可以自收到仲裁裁决书之日起十五日内向人民法院提起诉讼； 3. 用人单位和劳动者因劳动关系是否已经解除或者终止，以及应否支付解除或终止劳动关系经济补偿金产生的争议，经劳动争议仲裁委员会仲裁后，当事人依法起诉的； 4. 劳动者与用人单位解除或者终止劳动关系后，请求用人单位返还其收取的劳动合同定金、保证金、抵押金、抵押物产生的争议，或者办理劳动者的人事档案、社会保险关系等移转手续产生的争议，经劳动争议仲裁委员会仲裁后，当事人依法起诉的；	1. 拖欠工资争议，劳动者申请仲裁时劳动关系仍然存续，用人单位以劳动者申请仲裁超过六十日为由主张不再支付的； 2. 当事人不服劳动争议仲裁委员会作出的预先支付劳动者部分工资或者医疗费用的裁决，向人民法院起诉的； 3. 当事人在劳动争议调解委员会主持下仅就劳动报酬争议达成调解协议，用人单位不履行调解协议确定的给付义务，劳动者直接向人民法院起诉的；

人民法院受理范围	人民法院不予受理的情形
5. 劳动者因为工伤、职业病，请求用人单位依法承担给予工伤保险待遇的争议，经劳动争议仲裁委员会仲裁后，当事人依法起诉的； 6. 当事人对发生法律效力的调解书、裁决书，应当依照规定的期限履行，一方当事人逾期不履行的，另一方当事人可以依照民事诉讼法的有关规定向人民法院申请执行的	4. 劳动者以用人单位的工资欠条为证据直接向人民法院起诉，诉讼请求不涉及劳动关系其他争议的，视为拖欠劳动报酬争议

第四节　职业安全卫生管理

员工的安全和健康是用人单位生存和发展的重要基础，是保障用人单位生产效率的基本条件，把员工的安全和健康放在极端重要的位置是用人单位"人本思想"的具体体现。为了保障员工的安全和健康，加强职业安全卫生管理，严格执行国家各项职业安全卫生方面的标准，严格遵守国家相关职业安全卫生方面的法律法规和制度是非常必要的。

一、职业安全卫生标准

职业安全卫生（occupational safety and health），也称为劳动安全卫生，主要是指针对劳动环境中影响从业人员安全与健康的条件和因素方面采取一定措施达到防护的目的。职业安全卫生标准是指为消除、限制或预防生产劳动中的危险和有害因素，保障从业人员的安全卫生而制定的标准。职业安全卫生标准的制定和执行，可以有效地提高生产效率、减少工伤事故的发生和预防职业病。符合职业安全卫生标准的工作场所和工作环境，能够增强员工安全感，提高员工士气，产生良好的社会效益和经济效益。

（一）劳动安全技术规程

劳动安全技术规程是指国家为了保护劳动者在工作过程中的安全，避免和防止发生伤亡事故所制定的各种安全技术保护措施的法律规范和制度。由于劳动过程和劳动条件的复杂性，各行各业生产工艺不同，国家根据不同的劳动环境和不同行业的工作特点，制定了适合各行各业的劳动安全技术规程，内容主要涵盖机器设备安全装置、电气设备安全装置、动力锅炉安全装置、建筑工程和道路安全措施等方面。医疗卫生机构应严格执行国家劳动安全技术规程，结合本单位工作环境和工作条件实际情况，制定相应的劳动安全技术标准并严格落实到位。针对员工开展劳动安全技术规程和标准的教育培训，促使员工树立劳动安全意识，同时单位定期开展劳动安全技术检测，发现问题及时予以纠正和调整。

（二）劳动卫生规程

劳动卫生规程是指国家为了改善劳动环境和条件，保护劳动者在工作过程中的健康，防止各种职业危害和预防职业病的发生而制定的相关法律规范。具体内容主要包括以下几方面：

1. 防止有毒有害物质危害　严格按照国家标准《工作场所有害因素职业接触限值　第1部分：化学有害因素》（GBZ 2.1—2019）、《个体防护装备配备规范　第1部分：总则》（GB 39800.1—2020）的要求，采取有效的防护措施，预防有毒有害物质对劳动者的危害。

2. 防止粉尘危害　严格按照国家标准《工作场所有害因素职业接触限值　第1部分：化学有害因素》（GBZ 2.1—2019）、《个体防护装备配备规范　第1部分：总则》（GB 39800.1—2020）的要求，采取有效的防尘措施。

3. 防止噪声和强光刺激 严格按照安全卫生规程的规定要求,在有噪声和强光刺激工作环境中为劳动者提供护耳器、防护眼镜等防护用品,避免噪声和强光对劳动者的伤害。

4. 防止电磁辐射危害 严格按照安全卫生规程的规定要求,在有电磁辐射工作环境中为劳动者提供防辐射服和防护用品,避免电磁辐射对劳动者的伤害。

5. 防暑降温和防冻取暖 严格执行《工业企业设计卫生标准》(GBZ 1—2010)、《低温作业分级》(GB/T 14440—1993)、《冷水作业分级》(GB/T 14439—1993)标准,为劳动者提供防护措施。

6. 个人防护用品和生产辅助设施 严格按照个人防护用品和生产辅助设施配置标准和要求,为劳动者全面提供防护措施,避免各种职业危险因素对劳动者的危害。

医疗卫生机构应按照劳动卫生规程的相关规定和要求,对于存在职业暴露的劳动者提供全方位的防护措施,保障个人防护用品和生产辅助设施的供应,避免有毒有害物质、噪声和强光、电磁辐射、高温和低温等危险因素对劳动者健康的损害,预防职业病的发生。加强劳动者关于职业危害的教育培训,促使劳动者树立较强的自我防护意识。同时定期开展职业危害因素的识别、分析与评估,加强防范措施,最大限度地减少或者消除工作环境中的职业危害因素。

二、劳动安全卫生制度

劳动安全卫生制度即劳动安全卫生管理制度,是国家为了保护劳动者在劳动过程中的安全和健康,根据劳动的客观规律和工作实践经验,在组织劳动和科学管理方面制定的相关规章制度的总和。

(一)安全生产责任制度

《中华人民共和国安全生产法》第四条规定:"生产经营单位必须遵守本法和其他有关安全生产的法律、法规,加强安全生产管理,建立健全全员安全生产责任制和安全生产规章制度,加大对安全生产资金、物资、技术、人员的投入保障力度,改善安全生产条件,加强安全生产标准化、信息化建设,构建安全风险分级管控和隐患排查治理双重预防机制,健全风险防范化解机制,提高安全生产水平,确保安全生产。"

安全生产责任制度也叫安全生产责任制,是指单位各级领导、职能部门和员工个人在工作过程中,对各自工作职责范围内的劳动安全层层负责的制度。安全生产责任制度是单位保障安全劳动的基本制度,医疗卫生机构应按照《中华人民共和国劳动法》《中华人民共和国安全生产法》等法律法规制定实施安全生产责任制度。

实施安全生产责任制度,必须明确单位负责人、各职能部门及员工个人所承担的安全卫生责任并落实到位,其中单位负责人全面负责本单位的生产安全性工作,是单位安全生产第一责任人,各职能部门和员工个人对职责范围内的安全生产工作负责。建立健全各部门间的协作机制,将单位的安全生产工作统一组织协调并有序推进。工会发挥安全生产工作的监督作用,维护职工安全生产工作中合法合理的权益。

(二)安全生产教育培训制度

贯彻"安全第一、预防为主"的方针。用人单位应制定实施安全生产教育培训制度,定期对员工进行安全技术知识和技能方面的教育培训,提高劳动者的安全意识及自我防护能力,避免伤亡事故和职业危害的发生。由于各行业工作类型和内容以及所处环境不同,教育培训的内容也存在一定差异,总体上主要包括以下几方面:①国家安全生产的方针、政策和有关安全生产的法律、法规及标准。②单位职业健康安全管理规章制度和劳动安全纪律。③劳动环境中危险源的识别及其性质判断。④职业危害及防范策略和措施。⑤单位内、外工伤事故的教训总结。⑥相关单位职业健康安全管理先进经验。

医疗卫生机构应制订本单位安全生产教育培训计划,结合不同岗位的工作特点确定相适宜的教育培训内容,将全员培训与重点培训相结合,重视教育培训过程的控制,参加教育培训的人员进行登记留档,教育培训结束后开展效果评估和总结,确保安全生产教育培训工作的有效实施。

（三）安全技术措施计划管理制度

安全技术措施计划管理制度是指单位编制以改善劳动环境和条件、防止和消除伤亡事故与职业病为目的的技术措施计划的管理制度,它是单位生产、技术、财务等综合计划管理制度的一部分。安全技术措施计划的范围主要包括安全技术、劳动卫生、辅助性设施建设及安全卫生宣传教育等方面的措施。

（四）安全卫生认证制度

安全卫生认证制度是政府部门依法对单位各方面的安全卫生因素是否符合劳动安全卫生标准和要求进行审查认证的制度。如果单位没有通过安全卫生认证,则需要根据要求进行整改直到符合安全卫生标准,否则不允许进入生产过程。这对于需要具备安全卫生认证才允许进入生产过程的岗位而言是非常必要的环节,也是保障员工安全和健康的重要前提。

（五）安全卫生检查制度

安全卫生检查制度是为了全面了解和掌握安全卫生情况,及时发现事故隐患,消除职业危害因素,防患于未然。对于单位的安全卫生检查必须分工负责,落实到具体责任人,将定期检查和日常抽查的方式相结合。

（六）重大事故隐患管理制度

重大事故隐患是指危害和整改难度较大,应当全部或部分停产停业,并经过一定时间整改治理方能排除的隐患,或因外部因素影响难以排除的隐患。为规范重大事故隐患治理和报告工作,有效防范重大事故发生,根据国家出台的安全生产相关法律法规,遵照"安全第一,预防为主"的方针而制定的规章制度。坚持"全方位覆盖、全过程闭环"的原则,排查和治理重大事故隐患,并对治理情况进行跟踪监督,全面落实整改措施。

（七）伤亡事故报告和处理制度

发生生产安全事故,应当按照国家有关伤亡事故报告和调查处理的规定,及时如实地向负责安全生产监督管理部门、行政主管部门或者其他相关部门报告,不得隐瞒不报、谎报或延误报告。对事故的处理必须坚持"四不放过"的原则,即:事故原因没有查清楚不放过,事故责任者及相关人员未受到教育不放过,对事故责任者未处理不放过,整改措施没有按照要求落实到位不放过。

（八）个人劳动安全卫生防护用品管理制度

个人劳动安全卫生防护用品管理制度包括两方面:一是国家关于个人劳动安全卫生防护用品的国家标准和行业标准的制定、生产特种个人劳动防护用品的单位生产许可证颁发、防护用品质量检验检测的规定;二是用人单位内部关于个人防护用品的购置、发放、检查、修理、保存和使用的相关规定,以及个人劳动防护用品的使用和维护等方面的教育培训制度。严格执行个人劳动安全卫生防护用品的各项管理制度,确保其质量及规范使用,对于岗位员工切实起到防护的目的。

（九）劳动者健康检查制度

健康是确保工作能按质按量完成的首要前提,为保证员工体质达到健康标准,用人单位必须制定健康检查制度并严格执行,健康检查对象包括新入职员工、在岗员工和离职前员工。各岗位工作环境和工作职责不同,健康检查项目的范围也应有所差异,对于医技等一些特殊岗位员工的健康检查项目范围应适当拓宽,以起到员工健康监护的作用。

第五节　工作压力管理与员工援助计划

一、工作压力管理的概念与意义

（一）工作压力管理的概念

工作压力是指在工作中个体与内外环境因素交互作用，当面临的机会和要求与期望目标的达成出现偏差时，容易对心理产生负面影响，进而出现焦虑、压抑等感觉，并由此引起生理和行为上一系列应激反应，使个体原有的心理或生理功能发生异常变化。

工作压力管理（work stress management）是针对工作中引起个体一系列非正常心理和生理功能变化的压力因素进行积极干预的策略和措施。工作压力管理的内容主要体现在三方面：一是干预工作压力源，消除或减少与工作不相适宜的内外部因素；二是缓解由压力所导致的应激反应，疏导和矫正员工不良的情绪和行为，减轻生理方面的不适；三是引导树立正向积极的工作价值观，倡导健康的行为与工作方式。

（二）工作压力管理的意义

1. 工作压力管理有利于员工的身心健康　随着互联网科技的发展，信息极度膨胀且碎片化，现代社会节奏不断加快，给人们心理上带来极大冲击，面临传统观念变革、新的工作方式的适应、价值体系的重塑等若干问题。用人单位在管理制度上充分体现"以人为本"的思想，对员工给予人文关怀，及时处理员工由于工作压力带来的应激反应，可有效减少员工心理疾病的发生率，改善员工身心的健康状况。

2. 工作压力管理有利于提升员工的工作绩效　在工作中需要设置一定的工作压力，但工作压力的程度应适当。适度的工作压力可促使员工不断挑战自我，持续挖掘自身的潜力，激发自己的创造性，通过"外部刺激 - 心理感应 - 生理改变 - 行为反应"，更有利于提升工作的效率和创新性。但如果员工长期处于过高的工作压力中，容易产生焦虑、抑郁等症状，反而会降低员工的工作积极性及产出。通过工作压力管理，促使压力水平保持在适度的范围内，同时建立系统的激励机制，有效提升员工以及团队的整体工作效能。

3. 工作压力管理可消除或降低工作潜在风险，有利于组织的长远发展　对于员工而言，长期高强度的工作负荷容易产生疲惫感，不仅降低工作效率，甚至会发生离职的行为，这不仅会给组织造成经济上的损失，更可能会给组织声誉带来负面影响。用人单位采用专业工具定期评估员工的工作压力和心理健康情况，及时发现工作中潜在的压力因素，通过对压力因素采取干预措施消除或降低潜在风险，促使员工与工作之间形成良性的循环体系，同时保持人员的相对稳定，有利于促进组织的长远发展。

4. 工作压力管理体现"以人为本"的理念，是组织文化建设的重要组成部分　有效的工作压力管理围绕"以人文本"的核心理念，为员工营造一个积极向上、和谐的工作环境，构建良好的组织文化，增强组织内部的向心力和凝聚力，促使员工在组织中获得较强的归属感以及工作满足感，有助于提升员工对组织的忠诚度，同时也能达到吸引外部优秀人才的目的。

二、工作压力源与管理方法

（一）卫生人员工作压力源

由于卫生人员的特殊性，其压力源也更为广泛和复杂。总体上工作压力源主要包括三方面：

一是工作环境，二是个体的认知与期望，三是工作角色。

1. 工作环境 造成工作压力的环境因素包括两个层面：

（1）外部环境：外部环境因素主要包括社会、政治、经济和技术等方面。近年来新型传染病的流行给卫生领域带来前所未有的压力，使卫生人员长时间处于高度紧张状态。

（2）内部环境：内部环境因素主要包括物理环境、组织文化、人际关系等方面。其中人际关系主要涵盖上下级关系和同事之间的关系，如果上下级或者同事间存在矛盾和冲突，人际关系比较紧张，工作氛围不和谐，容易导致一些工作无法顺利开展，也会给员工带来很大的压力，甚至产生焦虑不安、缺乏安全感的情绪，工作积极性与工作绩效也会随之下降；反之，倘若上下级以及同事之间关系和谐融洽，有利于缓解员工工作中的压力，从而提高整体工作绩效。

2. 个体的认知与期望 员工个体对自身价值实现的渴望、对自身专业知识水平和工作能力提高的期盼、对工作报酬和薪资水平的态度等，都会成为个体工作压力的重要来源。医疗卫生领域具有极强的专业性、知识的密集性、知识更新的快速性等特点，如果员工在工作中感觉职业发展遇到瓶颈、知识和能力无法获得有效提升以及自身的工作投入与获得报酬不匹配时，可能导致员工产生挫折感并伴随着焦虑的情绪，长此以往将大大影响其工作效率。

3. 工作角色 所谓工作角色是围绕岗位上的工作目标以及具体工作任务在组织结构的特定位置中而存在的。工作角色压力源主要包括三方面：

一是工作角色模糊。工作角色模糊是指员工的工作角色定位和要求不清晰，比如工作目标不明确、岗位职责比较模糊等。工作角色模糊使员工不清楚自己所承担的具体工作任务以及需要达成的目标，导致各项工作也难以有效推进，逐渐会产生工作上的焦灼感。

二是工作角色冲突。工作角色冲突是指员工在工作中承担多重角色，但执行不同角色要求时产生矛盾和冲突。因实际工作需要，有些员工需承担 2 个以上不同岗位的工作职责，比如：既从事卫生技术工作也承担管理工作，称为"双肩挑"。当不同岗位的工作在时间上发生冲突时，员工很难同时满足不同角色的执行要求，面临无法平衡与调和的角色冲突，就可能会出现焦躁、不安的情绪，从而影响工作的质量和效果。

三是工作角色负荷。工作角色负荷是指工作角色要求超过员工在时间和能力上的可承受范围所带来的负面作用。"救死扶伤"是医疗卫生人员的神圣职责，卫生领域人员的工作角色具有特殊性，社会对他们的职业期望也更高，由于卫生资源的有限性以及医疗卫生工作的复杂性，工作载荷量相对比较高，如果长期在高负荷状态下，员工在心理和生理上承受着很大的双重压力，也严重影响到个体的身心健康。

（二）卫生人员工作压力管理方法

卫生人员大多具有医学背景，具备专业的医疗卫生知识，医疗卫生机构应针对卫生人员的不同压力源系统地制定工作压力管理办法。

1. 建立应对外部环境因素的机制，改善组织内部工作环境 对于工作环境因素导致的工作压力，管理策略主要包括：①卫生组织要对外部环境建立系统的预警和应对机制，比如当发生重大突发公共卫生事件时，组织应为个人提供足够的物质保障和技术支持，最大限度地缓解卫生人员的紧张心理与高压的工作状态。②在组织内部为员工提供良好、舒适的工作环境，避免物理因素对工作的负面影响，同时根据工作需要配置适宜的硬件设备和设施。③组织不同部门定期沟通与交流，随时化解员工间的矛盾和冲突，促进形成和谐的工作氛围，建设团结协作的工作团队。④重视组织文化建设，践行"以人为本"的管理理念，形成全体人员一致认同的具有高尚情怀、积极向上的组织文化，增强卫生人员的责任感、自豪感以及对组织的忠诚度。

2. 引导员工树立正确的价值观及合理的职业预期 正确的价值导向、合理的职业预期和豁达的生活态度能有效减轻个体职业压力。①定期开展从业人员的教育培训，追踪最新卫生技术成果,组织卫生行业领军人物开设讲座和论坛,有效降低由于知识和技术更新迭代带来的焦虑感和压迫感。②做好员工的职业生涯管理,为员工的自我评估和职业定位提供帮助,结合不同员工的专业特点、教育背景、专业技术水平等帮助员工确立适宜的职业目标和职业发展规划。③定期举办员工交流以及文化娱乐活动,倡导积极快乐的工作方式以及健康的生活方式,让员工工作张弛有度,缓解不良情绪,有效降低工作压力,减少不良应激反应的发生,保障员工身心健康。

3. 明晰角色职责,共承角色担当 对于工作角色导致的工作压力,管理策略主要包括:①制定职责分明的岗位责任制度,形成岗位说明书,使员工充分获知所在岗位的工作目标和具体工作任务;②对于承担多个工作角色的员工,做好合理的任务分配,如果工作任务重且时间紧迫,需要合理安排其他人员共同承担一定工作量,缓解承担"多重角色"人员的工作压力;③人员与岗位的安排应体现"人岗相宜"的原则,工作负荷要适度,对于新入职员工可采取"导师制",通过"以老带新"促使他们尽快胜任所承担的岗位工作。

三、员工援助计划

(一)员工援助计划的含义

员工援助计划(employee assistance program,EAP)是指组织向员工及其家属提供的一项专业、系统、长期的援助与咨询服务支持计划。在这项计划中,专业人员将帮助员工及家庭成员诊断存在的问题,并通过培训、指导及咨询服务,及时处理和解决他们所面临的各种与工作相关的心理与行为问题,改善员工工作和生活质量,以达到提高员工工作绩效、改善组织管理、建立良好的组织文化、提升组织绩效的目的。

(二)员工援助计划的作用

员工援助计划对于员工和组织都具有正向的影响和作用,具体包括:①对于员工方面:有助于改善员工工作情绪,缓解心理压力,提高工作积极性;提高员工适应环境和应对压力的能力,有利于增进其身心健康,增强员工自信心;提高员工处理人际关系的能力,形成良好的同事关系;帮助员工平衡好工作与家庭的关系,增进家庭和睦,形成家庭与工作间的良性促进。②对于组织方面:建立健全员工心理干预机制,预防心理问题的发生,提高员工出勤率,增加组织收益;有效提高员工士气,增强员工归属感及对组织的忠诚度,降低人员的离职成本;促进单位内部沟通顺畅,形成和谐的工作氛围,提升组织整体工作效率;构建优秀的组织文化,树立良好的组织形象,促进组织的可持续健康发展。

(三)员工援助计划的制订和组织实施

1. 员工援助需求分析 员工援助计划是以解决实际问题为导向,在制订前需要全面了解员工的实际需求。一方面,定期开展员工工作满意度的调查,涵盖工作环境、工作职责、工作报酬、管理制度等维度,深入了解工作环境、个人认知与期望、工作角色等方面存在或者潜在的工作压力因素;另一方面,对员工开展援助需求的调查,将定量调查与定性访谈相结合,采用心理测评工具对员工的心理健康状况进行测评,诊断评估员工存在的心理问题,并系统分析导致问题的原因。

2. 制订员工援助计划 在组织问题诊断和员工援助需求分析的基础上,结合组织实际情况制订具有针对性的员工援助计划。员工援助计划主要包括:援助对象的确定、援助内容的确定、援助目标的确立、实施模式的选择、场所及部门的设立、实施人员的选择、具体措施的制订、经费的预算等。其中援助内容涵盖物质援助、医疗保健项目、教育培训、法律咨询、心理咨询和辅导等。员工援助计划是应对员工职业心理健康问题的系统性解决方案,明确援助项目后,组织专业人员对项目内容和要求展开全面具体的分析,经过专家座谈研讨和反复论证,最终形成详细的员工援助方案并明确执行的具体时间。

3. 员工援助项目的宣传 对于员工援助项目在组织内部进行宣传推介，让员工知晓具体的援助项目内容，尤其对于一些心理援助计划，要使员工全面理解和认可援助活动的意义和价值，能够自愿参加援助项目，同时与援助服务提供者建立相互信任的关系，切实发挥援助计划实施的作用，帮助员工解决由于各种压力导致的问题，改善员工的身心健康状况，提高其工作生活质量。

4. 员工援助计划项目的实施 员工援助计划项目的实施，可采取以下几种模式。①外设模式：组织将员工援助计划项目外包给专业机构提供员工援助服务；②内置模式：组织内部设置实施援助计划的专业职能部门，并配置相关专业人员提供员工援助服务；③整合模式：将内置和外设相结合，由组织内部援助计划职能部门和外部专业机构合作提供员工援助服务；④共同委托模式：若干组织共同委托外部专业机构提供员工援助服务；⑤联合模式：由多家组织联合设立一个专门机构，由组织内部配置专业人员并为员工提供援助服务。

医疗卫生人员具有专业上的优势，在实际中可采取以内置模式为主，其他模式作为补充。无论组织采取何种运行模式，资金的投入、硬件及技术的支持都是援助计划实施的重要保障。

5. 员工援助项目评估与反馈 当员工援助项目完成后，需要对整个项目的实施情况进行总结和分析。具体包括：援助项目是否按照计划执行、预期结果和目标是否达成、哪些方面还需要进一步改进等。员工援助项目评估方法综合采取问卷调查法、座谈法、个体访谈法等，评估指标可涵盖员工健康水平、工作满意度、服务质量、服务效率、出勤率、离职率等。最后综合各方面的信息，形成完整的员工援助项目评估报告，提交反馈给组织管理者以及相关部门负责人。

员工援助计划的制订和组织实施流程，具体见图 12-1。

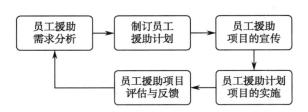

图12-1 员工援助计划制订和组织实施

本章小结

1. 员工关系管理主要是调节组织与受聘人员或劳动者之间聘用关系或劳动关系，涵盖沟通管理、冲突管理和离职员工管理。

2. 受聘人员与单位双方通过签订聘用合同实现人事管理，聘用合同管理涵盖聘用合同的订立、内容、变更与续订、解除与终止；人事争议的处理方式包括协商、调解、仲裁和诉讼。

3. 劳动关系通过劳动者与用人单位签订劳动合同来实现，劳动合同管理涵盖劳动合同的订立、内容、变更与续订、解除与终止；劳动争议的处理方式包括协商、调解、仲裁和诉讼。

4. 职业安全卫生管理是用人单位"人本思想"的重要体现，职业安全卫生标准包括劳动安全技术规程和劳动卫生规程，劳动安全卫生制度涵盖安全生产责任制度、安全生产教育培训制度、安全技术措施计划管理制度等。

5. 工作压力管理体现"以人为本"的理念，工作压力源主要来自环境、个体的认知与期望、工作角色三方面；员工援助计划的制订和组织实施包括需求分析、制订计划、项目宣传、项目实施、评估与反馈。

思考题

1. 员工关系管理的内容和方法主要有哪些？
2. 聘用合同的类型和内容主要有哪些？
3. 劳动争议的处理方式及程序是什么？
4. 劳动安全卫生制度主要包括哪些？
5. 卫生人力的工作压力源和管理办法主要有哪些？

（王长青）

第十三章　卫生人力资源管理诊断

卫生人力资源管理诊断是对卫生人力资源管理相关活动进行"体检"的过程。由于社会环境的变化，卫生人力资源管理会遇到各种各样的问题，及时发现卫生人力资源管理存在的问题，适时调整，可以提高卫生人力资源管理效能。因此卫生人力资源管理诊断是提高卫生人力资源管理效能的重要手段之一。本章将围绕卫生人力资源管理诊断的概念与内涵、原则与作用，卫生人力资源管理诊断内容与流程，卫生人力资源管理诊断模型与方法等进行介绍。

第一节　卫生人力资源管理诊断概述

一、卫生人力资源管理诊断的内涵

（一）管理诊断的概念与内涵

"诊断（diagnosis）"一词是常用的医学术语，在辞海中的解释为"诊视患者而判断其病症""对病症经诊视后作出的结论"，即根据患者主观感觉（症状，symptom）以及医生的客观检查的表现（体征，sign），再按医学原理进行诊治的过程。咨询（consult）在辞海中解释为"征求意见"，在英语中含有"协商、会诊、评议"的意思。在管理实践中，两词大体上无原则性的区别，都是指向管理专家、顾问或机构征求意见，都包含了"深入调查、分析问题、寻找原因、提出建议、意见征询"等意思，都强调为解决问题、提高管理水平、提升效益而服务。在美国，比较倾向于称之为管理咨询，而日本则称之为"管理诊断"。故本书不做刻意区分。

所谓管理诊断（management diagnosis），是指由具有丰富管理知识和经验的个人或组织（即诊断主体），依照科学的逻辑，运用科学的管理原理、方法、程序（即诊断依据、环节），对受诊对象的管理状况（即诊断客体）进行局部或全局的检查分析，发现问题并分析原因、提出建议或解决方案（即直接产出），并协助提高管理水平（即诊断目的）的综合性管理活动。管理诊断不是消极地寻找问题、查寻病源，而是立足于受诊对象的长远发展，帮助解决实际问题的一门应用性管理科学。

（二）人力资源管理诊断的概念与内涵

人力资源管理诊断（diagnosis of human resource management）是管理诊断的一种，它是指诊断主体针对人力资源管理诸环节的运行进行观察、研究与评估，寻找人力资源管理过程中存在的问题，提出符合实际的改革建议或方案，使组织人力资源管理工作具有人与事的动态适应性。

人力资源管理诊断与组织理论中的"组织诊断"和人事管理中的"人事诊断"，在内容上有很大的相似之处，但是内涵更为丰富，它更强调将员工作为一种具有潜能的资源，进而对其开发与维持的过程进行诊断，更注重人力资源管理体系的整体诊断与分析，以及对其他职能的影响与整合作用。

一次具体的人力资源管理诊断活动，可能是保持组织健康发展的"保健"型诊断，也可能是针对已出现问题的"治疗"活动。

（三）卫生人力资源管理诊断的概念与内涵

卫生人力资源管理诊断的终极价值归属在于卫生人力资源价值的提升。可以从两方面对卫生人力资源管理诊断的本质进行分析：一是对卫生人力资源现状进行诊断，包括人力资源数量、年龄比例、性别比例、专业结构、学历、能力结构等进行分析和判断，了解现有人力资源配置状况，判断是否满足卫生组织未来发展的需要；二是对卫生人力资源管理体系进行诊断，即主要对卫生组织内部的人力资源管理机制和体系进行诊断，包括职位体系、绩效管理体系、薪酬管理和员工关系管理体系等。

卫生人力资源管理诊断（diagnosis of health human resource management）可以被界定为：诊断主体通过对卫生人力资源现状及管理体系进行调查研究，掌握其实际运行状况，对人力资源管理效果进行科学评估和分析，找出存在的问题并分析其产生原因，提出切实可行的改进措施或改革方案策略的活动过程。为便于理解，可以作如下解释：

1. 人力资源管理诊断本质上是一项管理咨询行为 人力资源管理诊断是对人力资源管理工作进行现状评估、发展规划、优化方案设计的一种管理咨询行为。

2. 人力资源管理诊断包括内部诊断和外部诊断 人力资源管理诊断主要包括两类：一是内部诊断，即内部人员，如领导、同事、自己等进行的诊断活动；二是外部诊断，即外部人员，主要是具有一定管理经验、知识优势的外部专家进行的诊断活动。在实践中，大多时候是采取外部诊断方式。这两种诊断方式各有优缺点：内部诊断的主体对组织文化及运作方式熟知，诊断费用低，诊断时间较灵活，但因为习惯性的思维和工作方式，对工作上的细节有固定的思维惯性，导致难以发现问题；外部诊断的主要优点在于诊断主体具有知识、经验优势，对人力资源管理有独到见解，而且没有利益冲突，基本能够保证客观公正，但是也存在费用高、协调时间长、对组织文化和特有环境不熟悉等问题。

3. 人力资源管理诊断的客体即人力资源管理的症状 人力资源管理诊断的客体既可以显现在人力资源管理活动中，也可能隐藏在人力资源管理活动背后。在理解卫生人力资源管理诊断时，要特别注意客体的特殊性。因为医疗卫生组织如医院是提供医疗服务的专门机构，其突出特点就是专业人才密集度高、协作关系复杂，突出表现为：专业人才知识层次高、种类多，工作任务的完成需要依靠团队成员合理的分工协作，人员业务能力水平和需完成的任务数量之间须保持适当匹配比例。同时，组织内部不同类别、层次人员在权责、薪酬、培训等方面需求差异大，必须注意其对组织目标实现的影响。

4. 人力资源管理诊断是一个过程，包括预诊断、正式诊断、诊断后服务等环节 人力资源管理诊断过程中，既要考虑如何发现人力资源管理中存在的问题，还要分析问题的影响因素，最好是能够找到其根源和形成机制，同时要找到解决问题的方案即优化人力资源管理的方案。在这个过程中要使用公认的科学方法、遵循合理的逻辑，包括各种管理、人力资源管理的基本原理、方法等。

5. 人力资源管理诊断的任务主要包括四方面 ①通过诊断帮助找出人力资源管理方面存在的薄弱点和关键问题；②找出人力资源管理中存在问题的主要原因，提出符合实际运作的诊断方案；③对员工和管理者进行培训，并指导他们实施诊断方案；④对诊断结果进行评估，以保证诊断目标的实现。

6. 人力资源管理诊断的目的是加强人力资源管理、提升人力资源管理效率、开发和引导人力资源更具有效性 人力资源管理诊断系统能够监控人力资源管理绩效，便于及时发现问题，利于纠正偏差，使人力资源管理为实现发展目标服务。具体而言，人力资源管理诊断的目的体现在五方面：①辨明人力资源管理存在的价值；②为人力资源管理预算说明理由；③判断各时期何种人力资源管理行为需要加强、何种需要减弱，以改进人力资源管理；④获取普通人员、管理人员对人力资源管理工作效果的反馈意见；⑤帮助人力资源管理部门履行好职能、扮演好角色，使得人力资源管理能配合发展战略。

二、卫生人力资源管理诊断的原则

卫生人力资源管理诊断的原则，是根据卫生人力资源管理诊断的性质特点和实施诊断的需要所确定的诊断中必须遵循的规则，这些规则既能给诊断主体以正确的指导，又能使诊断结果达到预期目的。具体而言，这些原则主要包括：

（一）客观性原则

卫生人力资源管理诊断要本着实事求是的态度，客观公正地调查实际情况，要有明确的判别标准，只有掌握了这些标准才能准确地判别人力资源管理是否存在问题，什么地方存在问题，严重程度如何，否则可能导致诊断工作走入误区，不仅流于形式，还可能造成误诊，给卫生组织带来负面影响。同时在进行卫生人力资源管理诊断时，应该定性指标和定量指标相结合使用，使诊断工作清晰准确。

（二）科学性原则

卫生人力资源管理诊断是一门专业性很强的科学，在专业上有专门要求的原理、方法与技巧，还要求有科学的态度、科学的原理和方法、科学的操作程序，同时要有相当的管理、咨询诊断的个案积累。这种科学性表现在：诊断分析的过程、环节（从诊断小组人员的确定到调查测定的程序和方案、指标设计，再到分析、策划方法的应用等各个子环节）都要充分运用公认的科学原理、方法，遵循合理的逻辑；诊断过程中，要向员工传播、推广现代科学管理的方法，将诊断、分析的见解和方案转化为自发、自觉行动；虽然科学地获取第一手资料的过程充满艰辛，诊断仍然要坚持实事求是，从经营管理的客观现状出发进行分析判断。

只有保证科学性，才能提高诊断的有效性，即真正找到管理中存在的问题，指出其产生的原因，最好是找到问题的根源；能够提出有效、可行的改进方案和建议；提出的意见、方案针对性强，诊断动机、效果一致，实施后能够出现一些应有的指标改善。

（三）系统性原则

卫生人力资源管理诊断可以视为一项系统工程，应运用系统方法从内外环境、元素、结构、联系、功能等多方面去综合考察，人力资源各项职能之间也存在着密切的联系。因此进行卫生人力资源管理诊断时，要树立全方位、全过程的系统管理思想，诊断工作要与卫生组织的整体发展目标有机衔接。需要注意的是系统分析并不否认在具体诊断活动中要把握重点。在制订改善方案时，能与各职能部门的管理工作，以及卫生组织的整体发展理念和目标有机衔接。这就要求在对人力资源管理问题进行诊断分析时，必须紧密围绕人力资源管理诊断的核心目的，系统地分析人与人、人与物、人与环境的相互关系，系统性分析人力资源管理各环节的问题。

（四）指导性原则

卫生人力资源管理的诊断结果是卫生组织及时提出解决方案以及制定人力资源战略的科学依据，对卫生组织的未来发展具有指导性意义。卫生人力资源管理诊断是对卫生组织的人力资源管理现状进行评估，明确人力资源管理改进目标与方向，制订合理有效的解决方案与规划策略，以优化人力资源结构、提升人力资源管理水平。

（五）员工参与原则

卫生人力资源管理诊断的目的之一是提高卫生组织的管理效率，改进人力资源管理工作，更好地开发和引进优质人力资源，留住已有的优秀人才。人作为工作生产的重要因素，员工的参与对卫生人力资源管理诊断的开展、有效制定相关标准、确定改进方向等有着重要的作用。员工在工作中积累了丰富的经验，有自我的需求，由于所处工作环境、日常工作内容的不同，对事务的判断与领导者、改革者也会有不同的视角，可以提供不同的看法。环境是不断在变化的，人力资源管理诊断也需要与时俱进，而员工对随环境改变的情况感受更加深切，发现问题的速度较快，能够帮助相关人员迅速掌握问题核心，因此卫生人力资源管理诊断需要坚持员工参与原则。

卫生人力资源管理诊断与改革工作的推进需要有员工的理解与配合，在制订改进方案时应关注员工的切身利益和合理需求，制定合理的激励机制，引导员工积极主动参与，减小改革推进的阻碍。同时人力资源管理诊断要注重员工能力、员工思维和员工治理这三个维度，能有效提高组织能力和实现改革目标。

（六）及时性原则

及时性就是说诊断要有一定的时限要求。虽然在一定意义上诊断时间长往往意味着掌握的信息更充分，问题看得更清楚、深刻，优化解决方案也更合理。但是，随着诊断时间的延长，卫生组织自身发展、人力资源及管理状况会发生改变，存在的问题会随着时间推移而造成更严重的影响，后续解决问题的难度会随之增加，解决问题的成本上升，同时诊断的成本费用也会有或多或少的增加。所以诊断要考虑时效、质量、成本之间的平衡问题。

（七）动态跟踪原则

动态跟踪要求检验解决方案与策略是否合理，问题是否得到有效改善，也就是对调整后的人力资源管理效果进行评估，在推出相关解决方案后，保持持续关注和动态跟踪。通过动态跟踪能够确定调整后的人力资源管理各项工作是否合理和可行，也能够及时发现问题，有需要时有针对性地继续作出调整。同时，环境是不断变化的，诊断的时间有限，而组织的发展有不同的阶段，发展过程中存在较多不稳定性因素，不同阶段都有不同的问题，动态跟踪也可以及时反映是否需要进行新一轮的诊断，采取不同的改进措施。

（八）战略发展性原则

人力资源管理的实际工作十分精细、复杂，但是在诊断分析时不能局限于琐碎事务，应该站在战略高度对卫生组织外部的政治、经济、社会文化、技术等环境因素进行分析，以及对卫生组织未来发展的需求、人力资源需求与供给等一系列宏观问题进行整体性规划与分析，以确立卫生组织人力资源管理与开发的各项方针政策，这将影响着未来人力资源管理发展的方向。同时诊断主体应采用较为先进的管理理念、诊断方法进行诊断分析，不仅围绕解决当前的问题，更应该有战略眼光和长远意识。

卫生人力资源管理诊断的最终目的是卫生组织长期向好发展，因此应注重长远发展目标，挖掘发展潜力，灵活运用有限的资源，使人力资源发挥最大效能。诊断的时间是固定有限的，但制订相关的方案要具有前瞻性、有利于组织的长期发展，不仅要解决当前问题，还要结合环境趋势和卫生组织的发展目标进行科学合理的规划，使组织的管理水平不断提升，从而保持组织的可持续发展。

三、卫生人力资源管理诊断的作用

卫生人力资源管理诊断的目的是及时发现人力资源管理中存在的问题，有针对性地及时纠正偏差，从而发挥人力资源最大的效能。如果长期对人力资源及其管理状况缺乏清晰的认识和理解，员工士气、生活质量以及工作满意度等可能会受到影响，从而影响到卫生组织的运行效率。因此在需要进行决策或人力资源管理活动遇到问题时，适时的人力资源管理诊断是非常有必要的，及时掌握人力资源管理状况、发现人力资源管理存在的问题以纠正偏差，使人力资源管理更好地为实现组织目标服务。具体而言，主要包括以下几方面。

（一）人力资源管理诊断是为卫生组织"把脉"

人力资源是生产力诸要素中最重要的因素，是卫生组织最宝贵的资源和核心竞争力的重要组成。员工素质高低、人力资源管理水平高低直接影响卫生组织的发展。人力资源管理诊断是对卫生组织人力资源管理活动的本身、人力资源管理活动与其他管理活动的关系中所存在的问题进行辨识，对人力资源管理过程中存在的问题进行挖掘直至找到问题的根源，有针对性地提出改进策略，为组织整体发展策略提供必要的依据。

（二）人力资源管理诊断有助于推动卫生组织重组设计，完善管理体制

人力资源管理工作要顺利开展，必须基于合理的工作岗位设计；人力资源的工作状况及工作绩效要进行客观、合理的评价，必须设计定性定量相结合的考核指标体系，定期进行考核；在此基础上，确定透明度较高的员工奖惩标准，从而更好地激励员工努力工作、勇于奉献，实现自我价值。传统的工作设计可能存在管理层次、管理幅度设计不合理，岗位设置不科学等问题，人力资源管理诊断在调查分析的基础上，找到关键影响因素，推动实施卫生组织重组设计，实现能岗协调，提高管理效率，优化人力资源配置，提高组织管理效率。

（三）人力资源管理诊断有助于促进员工交流，提高分工协作效率

人力资源管理诊断不仅是解决卫生组织现存问题的过程，更是一个诊断主体与管理者、员工交流的过程。人力资源管理诊断能加强卫生组织内的沟通交流，营造和谐的工作氛围，良好的人际关系有利于提高员工的工作认同感。在诊断过程中，通过受诊者与诊断人员的交流，改善管理者与员工的关系，提升团队凝聚力，加强员工的归属感，同时促进不同部门员工合理分工，提高团队协作效率。

（四）人力资源管理诊断有助于提高综合管理水平，提升整体效益

人力资源管理诊断凭借诊断主体的管理知识、经验优势，以科学的问题搜寻与分析为基础，根据卫生组织的实际情况量体裁衣，制订符合实际的优化方案并付诸实施，从而提高人力资源管理水平。在人力资源管理诊断的全过程中，要结合实际情况，对管理者制订培训和指导计划，给管理者提供所需的专门知识、技术、方法以及组织整体观念的相关培训，提高他们协调各种关系的能力、提升综合管理素质，同时向全体员工进行基本原理、知识、技术和方法教育，提升员工集体荣誉感，能更好地配合各项管理工作，提升卫生组织整体效益。

（五）卫生人力资源管理诊断有助于创造更高的社会价值

通过人力资源管理诊断提高员工的工作满意度，调动员工的积极性，引导员工自觉主动完成任务，有利于卫生组织结构的稳定和长效发展。优质的人力资源供应和较高的员工工作水平能为服务对象提供更好的服务，带给服务对象更好的服务体验，为社会创造更高的价值。同时应针对突发事件及时进行人力资源管理诊断，有助于合理配置人力资源，提高社会价值。如针对突发公共卫生事件，在初期及后期联防联控工作中应及时进行卫生人力资源诊断，调整人力资源管理方案，合理配置卫生人力资源，以提高管理效率，更好地应对突发公共卫生事件，为民众健康创造更高的社会价值。

通过卫生人力资源管理诊断活动，还可以有很多其他的作用，比如提高组织专业形象、有利于人力资源管理目标和卫生组织发展目标保持一致、为人力资源管理提供客观和真实的数据、进一步明确人力资源管理职责和工作任务、规范工作流程等。

第二节　卫生人力资源管理诊断的内容与流程

卫生人力资源管理诊断主要指卫生组织人力资源管理诊断。由于卫生组织与内外环境之间关系错综复杂、交互影响，卫生人力资源管理诊断的内容是多种多样的，但卫生人力资源管理诊断活动的具体内容往往取决于诊断活动的目的。

一、卫生人力资源管理诊断内容

卫生人力资源管理诊断可以是针对整个组织人力资源管理状况进行诊断，也可以是针对一个或几个人力资源管理环节进行诊断。按照现代人力资源管理的观点，组织应该有明确的战略、方针、组织结构与责权划分等，人力资源管理各环节也应该有明确的工作设计与评估，各级部门、人员都应该有明确的目标与规划。

（一）卫生人力资源战略层面诊断

1. 人力资源管理环境诊断　人力资源管理活动与外部环境、内部环境都有密切关系。所以人力资源管理诊断不能脱离组织内外环境，孤立地看待组织的人力资源管理活动。组织外环境包括法律法规与政策环境、经济环境、社会环境、技术环境等，尤其是卫生行政、事业单位受相关政策的影响比较明显。也可以结合内、外环境进行组织发展的 SWOT 分析，即优势（strengths）、劣势（weaknesses）、机会（opportunities）和威胁（threats）。其诊断的要点主要包括：①人员使用中是否存在性别、年龄、身体缺陷歧视；②薪酬、福利是否存在与法律法规、规章制度相违背的地方；③员工健康、安全是否得到了应有的保护；④组织合同、协议及过程是否存在违法、违规现象；⑤组织在同行业中是否具有竞争力；⑥国家、地区对行业、组织发展的指导思想是什么；⑦技术变革对组织人力资源有什么影响等。

2. 人力资源管理战略诊断　人力资源管理战略对各项人力资源管理工作有指导性作用，是事关全局的关键性计划。其诊断要点主要包括：①有无明确的、与组织目标相一致的人力资源战略目标；②是否有人力资源管理具体的实施计划；③人力资源管理制度是否健全；④各项人力资源管理规划、制度是否基于战略制定；⑤战略是否充分考虑了组织内、外环境因素影响；⑥组织员工对战略与方针、制度是否了解认同等。

3. 组织结构与责权划分诊断　组织结构与责权划分是人力资源管理工作的重要前提。其诊断要点主要包括：①组织结构设计是否适应组织规模与功能发挥；②组织结构是否能保证运行效率与效果；③组织是否具有凝聚力、战斗力；④组织目标是否得到员工支持；⑤员工是否参与管理，以何种方式参与管理；⑥各部门、职务、岗位间的责权划分是否明确清晰；⑦人力资源管理部门与组织的其他职能部门之间的运行是否协调、沟通是否有效等。

（二）卫生人力资源管理各环节诊断

1. 人力资源规划诊断　人力资源规划是确保组织未来人力资源供需平衡的重要保证，也是其他人力资源管理活动的基础。其关键工作是人力资源供需的科学预测。其诊断要点主要包括：①人力资源供需预测是否科学、合理；②人力资源数量是否适应组织规模与未来发展；③人力资源素质，包括知识、技能、态度等能否满足组织发展需求；④人力资源结构，包括年龄、性别、学历、专业等是否合适；⑤组织对未来环境变动情况下的人力资源需求是否有清晰合理的认识；⑥组织是否清楚劳动力市场的状况；⑦人力资源规划工作是否与组织战略有机结合；⑧人力资源规划是否对各项人力资源管理工作起到指导和协调作用等。

2. 工作分析诊断　工作分析又称为岗位分析，其分析质量对其他人力资源管理工作有至关重要的作用。工作分析诊断要点为：①各级管理者、员工对工作分析的价值是否有清晰的认识；②是否有科学、合理的工作分析流程；③工作分析小组设置是否有助于工作分析的开展；④工作分析方法的选择是否科学；⑤工作分析是否适时开展；⑥岗位说明书是否规范和准确；⑦岗位说明书对各岗位描述与要求是否明确，权责划分是否合理等。

3. 人力资源招聘与配置诊断　人力资源招聘与配置是人力资源管理的重要工作内容之一。其诊断要点为：①是否有完善的招聘制度，制度是否体现了效率优先、双向选择的原则，贯彻了"适用就是人才"的观念；②人员招募、选拔与任用是否按相应制度进行；③能否做到因事择人、人适其职，尽量避免因人设岗；④对招聘人员的甄选、录用有没有科学的标准和严格的操作流程；⑤人员甄选是否遵循岗位要求，不盲目追求高学历、放宽标准；⑥对内招聘是否结合应聘者自身素质、绩效考核和员工职业生涯管理进行；⑦对外招聘是否实行了公开、公平、公正的原则、程序和方法；⑧有没有公开竞聘的人事政策和鼓励员工良性竞争的环境、氛围；⑨对特殊岗位和职务有没有制定有利于发挥个人潜能、体现个人价值的制度和政策；⑩不同岗位卫生人员配置是否符合国家政策标准；⑪招聘到的员工素质是否满足相应岗位要求；⑫人员配置是否有助于组织高效运行等。

4. 人力资源培训与开发诊断　培训与开发是现代组织的战略任务，受到高层管理者越来越多的重视，并与"职业生涯管理"相结合，形成岗位分析、绩效考评、能力评估等综合性的人力资源开发模式。其诊断要点为：①高层管理者是否重视员工的培训与开发，是否有正确的认知；②培训前是否进行了科学的需求分析；③是否有明确、清晰、可衡量的培训目标；④是否有规范、合理的培训计划；⑤培训方法的选择和相应设施是否合适；⑥培训是否按照计划正常开展；⑦培训效果是否有较完整的评价与反馈体系；⑧是否科学核算培训成本；⑨是否在职务分析的基础上进行能力开发；⑩员工职业生涯管理是否与其培训、开发做到有机结合；⑪培训与绩效考评、人员调配及晋升是否做到有机结合；⑫培训是否满足组织与员工发展需求等。

5. 人力资源绩效管理诊断　人力资源绩效管理是员工工作能力的重要体现，是人力资源管理最有效的手段之一，对员工晋升、培训、奖惩等都具有指导价值。其诊断要点为：①绩效考核方案设计是否合理，是否可以体现员工工作价值；②是否针对不同职业类别与考核群体设计不同的绩效考核指标和考核办法；③是否有科学、完整、严谨的绩效考评体系、制度与程序；④绩效考核方案是否具有可行性，是否得到员工的认可；⑤人力资源绩效考核结果是否具有权威性、指导性和适用性；⑥是否遵循绩效管理理念，包括绩效计划、沟通、实施、反馈及应用各环节工作等。

6. 人力资源薪酬管理诊断　薪酬管理是员工工作绩效的重要体现形式，也是人力资源管理中比较敏感的部分。其诊断内容主要有：①薪酬方案设计与薪酬水平是否既有利于组织保持在市场上的竞争力，又考虑组织的员工费用支付能力；②是否定期开展薪酬市场调查和内部薪酬调查，薪酬水平在同行业、同地区中是否处于合适地位；③薪酬方案设计与薪酬水平是否得到员工认可；④薪酬方案设计是否考虑了岗位难易、责任大小等因素，工资等级的划分是否实行岗位和技能双结构形式，兼顾公平，能否对职工产生有效激励；⑤薪酬调节是否依据员工完成任务的质和量并结合绩效考评进行，是否兼顾工龄、生活因素等；⑥福利制度设计是否合理，员工对福利制度是否满意等。

7. 劳动关系管理诊断　劳动关系管理是组织人力资源管理良好运行的重要条件。其诊断要点为：①合同的制定与签订过程是否符合国家相关法律法规的要求；②在工作中除了上下级关系之外，是否有团队合作精神；③不同部门之间沟通和交流是否及时有效；④纵向管理与横向协作之间是否保持着适时的信息交流，信息反馈是否及时；⑤是否定期开展员工意见调查；⑥遇到劳动争议，是否具有有效沟通与正确的解决路径等。

8. 人力资源激励诊断　人力资源激励是通过各种方式，激发需求、动机和欲望，使员工在工作过程中保持高昂的情绪和持续的积极状态，最大限度地发挥潜力。其诊断要点为：①是否开展了员工需求调查；②员工需求是否得到满足，实践中通常用员工综合满意度评价体现，综合满意度评价是一种操作性强、数据说服力强、灵活机动、高效的诊断方法；③是否选择合适指标体现激励效果等。

二、卫生人力资源管理诊断流程

卫生人力资源管理诊断需要遵循一定的流程。不同流程划分方式不同，但主要包括提出需求、了解背景资料、制订诊断计划、收集与分析资料、提出问题、分析原因、制订改进对策、编制诊断报告、落实改进方案、评估改进效果等。本教材将其分为预备诊断、正式诊断、效果评估与总结三个阶段(图 13-1)。

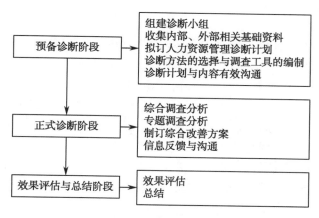

图 13-1　人力资源管理诊断流程

(一)预备诊断阶段

预备阶段就是正式诊断启动前的必要准备阶段,为正式诊断做好前期铺垫是其基本目的。预备诊断工作越细致,正式诊断也就越迅速、越准确。因此,预备诊断应该在成本最小化、收益最大化原则上,尽量做得细致、周密。具体而言,预备诊断主要包括如下操作:

1. 组建诊断小组　为提高诊断效率与保障诊断质量,通常需要依据诊断目的和内容组建专门的人力资源管理诊断小组。诊断小组的成员应该经过逐一甄选,选择具备较广阔的知识面、丰富的管理经验、敏捷的思维、正确的判断力,并且明确诊断的目的、任务、重心和相关注意事项的人员。尤其是诊断小组的领导者,更要有宏观战略思想、掌握全局的能力、对人力资源管理系统有整体清晰认识。一般来说,诊断小组由专业诊断人员、人力资源管理部门主管及人员、组织管理者等共同组成。诊断小组规模和具体成员一般根据受诊组织的规模和状况、诊断的目的和内容、诊断人员能力以及人力资源管理部门实际情况而定。

2. 收集内部、外部相关基础资料　在正式开始诊断之前,要对卫生组织的人力资源现状及内、外部环境有大致了解。因为这既可以提高人力资源管理诊断计划的科学性,还可以使诊断主体形成系统性思维。其中内部资料主要包括员工数量、构成情况(性别、年龄、职称、级别、学历学位等)、出勤情况,卫生组织结构及职权范围,各类人员变动、教育培训情况及效果等;近 3 年组织运行效率与社会效益,受诊组织员工职业环境的特殊性,组织战略及各项工作计划等。外部资料主要包括受诊组织上级主管部门在人力资源管理方面的原则和政策要求,同行业人员结构分布、劳动力市场状况、人力资源管理法律规章等。

3. 拟订人力资源管理诊断计划　诊断主体形成系统性诊断思维后,就需要对整个诊断过程制订初步计划,以便指导日后诊断过程的实施。诊断计划要围绕诊断目的——量才录用、因事寻人、提高员工积极性、提高卫生组织运行效率与效果等,通过反复讨论、列出提纲,并根据提纲形成完整的人力资源管理诊断计划书。

4. 诊断方法的选择与调查工具的编制　人力资源诊断实际上是一个在现状调查的基础上分析问题、寻找成因与提出对策的过程。所以要想得到有价值的资料,就必须结合诊断目的、内容和卫生组织具体情况,选择合适的调查工具与方法,编制必要的调查问卷、表格、访谈提纲等。具体的调查工具、方法的选择及调查问卷的设计,在后面诊断方法部分会进行讲述。

5. 诊断计划与内容有效沟通　诊断最终的改进措施可能会带来一些利益的变动,所以既得利益者可能会有一定的抵触。为减少抵触、确保诊断工作顺利进行,必须首先获得领导层的批准与支持,还要与员工进行友好沟通,让内部各部门、全体员工理解诊断目的与初衷,最大限度地获得支持与配合,以及获得大多数人或对决策具有较强干预能力的群体的支持,以使人力资源管理诊断工作顺利有效开展。

(二)正式诊断阶段

正式诊断是整个人力资源诊断活动的主体,通常要花费较长时间。在这一阶段,主要任务是按计划进行深入调查、收集数据、统计分析,以便弄清问题的细节、各种因素之间的关系,从而分析问题产生的原因,最好是能够分清直接影响因素、间接影响因素、根源因素,并在此基础上探讨解决问题的思路、途径及具体解决方案与措施等。通常这一阶段包括如下步骤:

1. 综合调查分析 在预备诊断阶段,诊断人员已经对卫生组织内外环境及运行状况有了一定了解,依据前期资料收集整理与分析,将调查方案进一步细化。通过与领导、人力资源主管及其他相关人员访谈、问卷等调查形式进一步获取信息,综合分析卫生组织整体运行状况、人力资源管理状况及存在的问题等。人力资源管理诊断不仅依靠统计数据分析,还要结合管理活动的相关经验及实际环境综合分析。

2. 专题调查分析 根据前期找到的重点问题开展有针对性、选择性的详细调查。运用设计好的问卷等调研工具进行有针对性的调查与资料收集,对有些特殊问题或未预料到的问题可以开展专题调查,以获取所需资料与信息。运用管理分析、心理分析、统计分析等方法对调查结果进行深入探讨,找准深层原因。在分析影响因素时,最好能够区分出直接影响因素、间接影响因素以及根源因素,有针对性地提出改进策略,达到预期诊断效果。

3. 制订综合改善方案 综合调查分析和专题调查分析可使诊断人员掌握卫生组织总体状况,明确改进方向。制订综合改善方案可以分为两个内容:一是根据前期调查及分析结果,诊断人员共同协商、讨论,提出较全面的改进方案。方案的形成要以分析的问题、原因为基础,并明确改进的目标、方法、措施与路径。二是改进方案要与相关管理者面谈,讨论改进方案的内容及设想,交换意见、共同协商,针对人力资源管理中的主要症结制订改进措施,补充、修改和完善措施内容。同时要汇总诊断结果与改善方案,编写内容全面、准确客观的诊断报告书,作为人力资源管理整改的基本依据。

4. 信息反馈与沟通 诊断结果与综合改善方案要及时反馈,通过举办诊断报告会,使所有员工对诊断结果与改进方案理解、认同,形成共识,促进人力资源管理工作的改革实施与发展。通常,汇总结果会通过诊断报告书方式展示出来。在保证诊断报告科学性前提下,将诊断报告的内容向员工传递,并在内部形成一致,为改进方案的落实奠定良好的文化和技术基础。同时与受诊对象沟通协商,确认问题和原因,探讨改进方案和具体实施方案,共同补充和完善,同时可以更好地落实各项改善措施。因此,也可以说人力资源管理诊断过程是一个受诊者、诊断主体之间有机分工、优势互补、有效沟通的过程。

(三)效果评估与总结阶段

1. 效果评估 在按照诊断报告书中的改善方案实施人力资源管理改革后,要客观、全面评估诊断工作与人力资源管理改善效果。一方面对改善方案落实过程中出现的问题及时修正,提高人力资源管理诊断工作效益;另一方面积累经验,为下一次更好地开展人力资源管理诊断工作提供依据。

2. 总结 诊断主体完成人力资源管理诊断工作后就可以撰写总结报告了,既总结人力资源管理诊断工作的执行过程和工作效果,也总结人力资源管理改善的实践经验,为卫生组织以后的人力资源管理工作提供有益借鉴。

实际上,具体的人力资源管理诊断工作往往会因时间或其他因素的限制,不一定完全按照上述诊断工作的各步骤进行。如有时可能只要求诊断出人力资源管理问题所在,而不要求改善指导工作；有时可能只要求进行人力资源管理某项职能的专题调查工作等。为了提高人力资源管理诊断效率，我们更应该关注诊断目标，而不是仅关注程序本身。

第三节　卫生人力资源管理诊断模型与方法

人力资源管理诊断是人力资源管理中理论性和实践性比较强的分支领域，诊断模型的构建与实施是人力资源管理诊断的重要环节。思维模式是贯穿于整个人力资源管理诊断过程的科学思维方法。为了提高人力资源管理诊断过程的全面性、有序性和有效性，诊断过程的每一步都应该以一种或多种管理学思维方法做指导。目前国内外人力资源管理诊断模型主要是针对组织研发的。

一、卫生人力资源管理诊断模型

人力资源管理范围广泛，包括人力资源规划、工作分析、员工招聘、培训、员工职业生涯管理、绩效管理、薪酬管理、员工的激励和员工关系管理等。在人力资源管理过程中，人们从理论界和实践界的不同角度出发，构建了诸多人力资源管理及人力资源管理诊断的模型。这些模型往往应具有较强的可操作性，诊断的内容和生成的解决方案应尽可能规范化。本书仅介绍其中主要几种。

（一）HPWS 模型

高绩效工作系统（high performance work system，HPWS）由一系列人力资源实践（human resource practices）构成，主张只有由一系列最佳人力资源管理实践组合而成的工作系统才有益于绩效的提升，即形成高绩效工作系统。HPWS 认为人力资源系统是由多维度和多层次结构构成的系统，认为人力资源实践活动之间相互补充、协同作用，使该系统对绩效产生一定影响。人力资源管理活动内容丰富、结构复杂，要使其发挥对整体绩效的良性作用，有必要整合对绩效有直接关系的人力资源管理模块，从而形成有效的人力资源管理系统。在该系统中，各要素有机组合，系统和要素间相互制约；只有在系统中各要素的性质和功能才能得以体现，并受它所在系统的制约，以系统状况变化而转移；各要素相互作用的方式也影响要素功能的发挥。应使各部分之和大于各部分的简单相加，而不是受制于各组成部分力量间的相互摩擦、牵制、抵触，减少"内耗"，此种情形只有在合理的结构形态中才能得以实现。因此 HPWS 是一种通过提高员工的能力、态度和动机来提升绩效的人力资源管理实践的动态组合，这种组合能够对各类绩效结果产生相互协同的促进作用。

在医疗卫生领域，合理配置医疗卫生团队的成员是人力资源管理十分重要的工作。因此可将高绩效工作系统（HPWS）运用到医疗卫生团队的组建中，利用 HPWS 理念吸引优秀医学人才，组建高技术、高质量的医疗卫生团队，合理进行绩效分配，有效激励团队成员，促进高质量、高效率的医疗卫生团队建设。

（二）AMO 模型

伴随高绩效工作系统概念的发展，Appelbaum 等学者在文献研究基础上，于 2000 年正式提出了 AMO（ability，motivation，opportunity，能力 - 动机 - 机会）模型，它是高绩效工作系统的一种模型。其核心观点是：绩效与三项因素密切相关，分别是员工能力、动机和参与机会，组织绩效是与员工能力、动机和参与紧密相关的一个函数。AMO 模型认为人力资源管理影响组织绩效有 3 种机制：一是人力资源管理直接影响员工完成任务的能力，主要是知识、技能和能力方面，人力资源管理可以通过培训、任职资格管理、人才培养来提升员工能力；二是人力资源管理影响员工完成任务的动机，主要是对完成任务的员工提供合适的激励和报酬，包括工资、绩效、奖金、股权、精神激励等；三是提供和完善员工工作的机会，一般包括工作设计、参与水平和授权、工作轮换等。AMO 模型是人力资源管理领域用于解释高绩效工作系统与组织绩效之间关系，打开"黑箱"的重要理论工具。

目前该理论模型较多应用于企业中，但也有学者基于 AMO 模型对医院进行精益医疗的调查研究以构建激励水平评价指标体系，为提升医院精益管理水平和改善医院医疗服务质量提供参考依据。

（三）P-CMM 模型

人力资源能力成熟度模型（people capability maturity model，P-CMM）由美国卡耐基·梅隆大学软件工程研究所于 1995 年开发，是集人力资源管理系统的诊断与完善于一体的过程性人力资源管理指南，其特点在于通过过程性标准和结果性标准诊断员工能力成熟度，并明确不同成熟度的组织具体应如何改进。P-CMM 与其他方法相比，最大优势在于解决了多数指标重结果轻过程、只诊断不改进的问题。P-CMM 用"员工成熟度"体现人力资源管理水平，认为"员工成熟度"是不同人力资源管理水平的结果。P-CMM 通过评价将"员工成熟度"分为五个等级，从低到高分别为第 1 级：初始级；第 2 级：已管理级；第 3 级：已定义级；第 4 级：可预测级；第 5 级：优化级。除初始级外，处于不同成熟度等级的组织有不同的人力资源管理过程域，过程域下一般又设有每个过程域应达到的目标和完成该目标应进行的实践活动、应具备的能力与评价标准等。

该模型目前在我国得到较广泛运用并不断优化与改进，近几年在医疗卫生领域，特别是公立医院人力资源管理诊断领域得到较多运用。

（四）5P 模型

林泽炎博士提出了 3P 模式，从职务设计（position）、绩效评估（performance）、薪酬设计（payment）三方面开展人力资源管理活动，直观地揭示了职务设计、绩效评估、薪酬设计在人力资源管理中的核心作用。后来廖建桥教授对这个模式进行了修正，增加了人员选拔（people）、工作积极性（positive attitude）两个内容。其中职务设计是人力资源管理的基础，主要回答"需要多少岗位、多少人；每个岗位的职责是什么；需要什么技能"等问题，广义上还包括组织设计等内容。人员选拔是根据岗位职责和对履行相应岗位职责所需技能的要求，选择符合上述要求的人员，包括内部提拔和外部招聘，也可通过对在岗员工进行培训，最终实现人与岗的匹配。绩效评估既是对职务设计、人员选拔活动的评价，也是员工薪酬（包括奖惩）设计的依据，通过评估的反馈能提高员工工作积极性，所以说绩效评估具有承上启下的作用，前三个 P 实际上是员工的贡献与付出。薪酬设计中薪酬的概念不是狭义的工资，是指员工应得的所有回报，包括工资、奖金、福利、社会保障等。5P 模型中薪酬设计的基础是 3 个因素：职务要求、人员能力和工作绩效，其中任何一个因素都是必不可少的。工作积极性的核心思想是让员工主动工作，并从工作中得到快乐。与前面的 4 个 P 相比，工作积极性的内容最灵活，但也许是最重要的（图 13-2）。

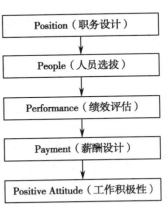

图 13-2　人力资源管理的
5P 模型图

5P 模型经过不断的发展和完善，能够较为全面、合理地对人力资源管理进行分析，有利于组织明确岗位数量和岗位需求，从而根据需求选拔人才，做到人员的能力与岗位匹配较好，充分发挥人力资源的才能，做到人尽其才。在医疗卫生领域，也可借助 5P 模型对卫生人力资源管理进行诊断，有助于设计合理的、有激励性的薪酬制度，提高医务人员的工作积极性。5P 模型适用性强，在日常人力资源管理中应用较为广泛。

（五）员工胜任力模型

胜任力模型又称为胜任特征模型。最早的胜任力概念是由美国学者戴维·麦克利兰（David McClelland）于1973年提出的，美国管理学家博亚特兹（Boyatzis）在其研究中认为胜任力是指个人所具有的潜在特征，这些潜在的特征使其工作产生有效的或是出色的绩效。斯宾塞（Spencer）认为胜任力可以是动机、特质、自我概念、态度或价值观、具体知识化、任职或行为技能。1994年，McClelland等学者在其研究中认为胜任力是可以被准确测量或计算的某些特性，这些特性能够明确地区别出高效率和低效率的绩效执行者。根据不同学者的观念和研究角度的不同，胜任力模型的界定和构建也具有一定差异性。目前学术界公认的两大胜任力理论基础模型是冰山模型（McClelland，1973和Spencer，1993）和洋葱模型（Boyatzis，1995）。

胜任素质又称能力素质，是指促使员工有卓越绩效的一系列综合素质，可以是通过员工的不同方式表现出来的知识、技能、能力、职业素养、自我认知、特质等的集合。识别员工的胜任素质可从三个层面进行：

1. 知识层面　知识是指员工从事某一职业领域工作所必须具备的专业知识，根据自身职责要求的知识内容，如管理工作、医疗卫生工作等；还包括员工在工作岗位上必须掌握的相关信息，如组织文化、服务对象特征与信息等。

2. 技能／能力层面　技能是指运用某项专业知识完成职责要求的具体工作所需的技术能力，例如疾病诊断能力、注射技术、突发公共卫生事件应对能力、人际沟通能力、分析问题能力、判断和推理能力等。有些能力是指员工与生俱来的并受外部环境影响不易改变的个人特质。

3. 职业素养层面　职业素养是指员工从事职责要求的具体工作所应具备的思想道德、意识形态和行为习惯，如社会伦理、道德、价值观、主动性、责任感、忠诚度、团队精神和成就感等（图13-3）。

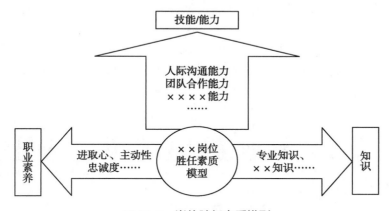

图13-3　岗位胜任素质模型

员工胜任力（胜任特征）模型可以较好地应用于医疗卫生领域人力资源管理工作中，包括基于员工胜任力（胜任特征）模型进行医务人员的培训、绩效考核和人才招聘等。通过胜任力（胜任特征）分析可以为员工提供合适的岗位，做到能力与岗位匹配，也可以为员工提供个性化的成长培养方案，开展侧重点不同的培训活动，真正实现医务人员的自我价值，调动医务人员的工作积极性，从而培养出高效、高质的医疗卫生人才。

胜任力（胜任特征）模型是从多方面考察、评价员工的工作能力，被大量运用到医疗卫生领域，大多是对相关岗位人员构建胜任力评价体系和对其胜任力进行调查研究。医疗卫生领域胜任力（胜任特征）模型理论研究较为丰富，但在实际应用中如何深入不同岗位人力资源管理的各环节中还有待进一步探究。

（六）PEST-SWOT 分析模型

按照系统论的观点，人力资源管理系统作为子系统，必然受到卫生组织内、外环境的影响。

1. PEST 模型　PEST 模型用于分析卫生组织的宏观外环境对人力资源管理的影响。该模型的逻辑思维是：分析卫生组织外部宏观环境可从政治（politics）、经济（economy）、社会（society）和技术（technology）四方面着手。①政治环境：政治环境是指卫生组织所在国的政治制度与体制，政局和发展趋势，政府制定的法律、法规等；②经济环境：包括所在国 GDP、居民可支配收入水平、财政货币政策、利率水平、汇率、通货膨胀、失业率水平、能源成本、市场机制、市场需求等；③社会文化环境：其中最主要的是人口环境和文化背景，人口环境主要包括人口规模、年龄结构、性别比例、人口分布、受教育程度、对工作偏好、宗教信仰等；④技术环境：包括新技术、新工艺、新材料的出现和发展趋势以及应用对相关行业的影响，政府对科研的支持与促进，技术转化速度等。

2. SWOT 模型　SWOT 模型也称 TOWS 分析法、道斯矩阵分析法、态势分析法，是 20 世纪 80 年代由美国旧金山大学的韦里克教授提出，目前已得到广泛运用的战略分析方法。SWOT 模型分析法的逻辑思维是通过对优势、劣势、机会、威胁进行客观的分析和系统诊断，最终寻找出在现有内外部环境条件下，如何更好地利用资源以及如何规划未来资源的方法。可见，它是将卫生组织发展战略与内部资源、外部环境有机结合，帮助卫生组织明晰人力资源发展优势和不足，把控面临的机会和挑战，并对制定未来的发展战略有积极的指导意义。

SWOT 分析法一般来说属于综合分析方法，从一开始就具有显著的结构化和系统性的特征。在形式上，SWOT 分析法表现为构造 SWOT 结构矩阵，并对矩阵的不同区域依据收集的资料进行各项罗列；在内容上，SWOT 分析法强调从结构分析入手，对外部环境和内部资源进行分析。依照矩阵形式排列，用系统分析的思想把各种因素相互匹配起来加以分析，从中得出一系列相应的结论，而结论通常带有一定的决策性。运用这种方法，可以对研究对象所处的情景进行全面、系统、准确的研究，从而根据研究结果制定相应的发展战略、计划以及对策等。

SWOT 分析的步骤：认真分析和理清组织的优势和劣势，可能的机会与威胁；将优势、劣势与机会、威胁相组合，从而形成 SO、ST、WO、WT 策略；针对 SO、ST、WO、WT 策略进行甄别和选择，制定应该采取的战略与策略（表 13-1）。

表13-1　SWOT 矩阵

	优势	劣势
机会	SO 战略（增长型战略）	WO 战略（扭转型战略）
威胁	ST 战略（多种经营型战略）	WT 战略（防御型战略）

PEST 分析法和 SWOT 分析法都常用于分析组织或者行业的发展趋势，并为组织的发展提供战略借鉴依据，帮助组织制定合理、长效的发展战略，明确发展路线，因此 PEST-SWOT 分析模型多应用于组织发展战略研究和策略选择中。人力资源管理战略也是组织发展战略中的重要部分，组织的发展离不开人力资源，卫生人力资源的数量和质量影响着医疗机构乃至整个医疗卫生领域，也需要结合政策背景、行业变化，考虑医疗机构甚至是整个医疗卫生系统的内外部环境，合理配置卫生人力资源，优化人力资源管理策略。

近几年也有学者针对人力资源管理具体各职能构建诊断模型，如有学者从匹配性、经济性、公平性、合法性和动态性五个维度构建薪酬体系诊断模型，也有学者从绩效设计、考核、结果反馈与应用三个维度构建绩效评价制度诊断模型等。

二、卫生人力资源管理诊断方法

（一）问卷调查法

调查问卷设计包括量表问卷和自制问卷，量表问卷是使用标准化等级量表，通过系统、组织、人员测评等多途径，对人力资源管理状况进行全面调查的方法；自制问卷是依据调查目的、诊断内容设计开放式、封闭式与混合式的问题，形成调查问卷，针对不同调查对象和调查内容，设计出不同结构的调查问卷。相比较而言，量表问卷的问题设计更为严谨。问卷调查法的优点在于调查的问题明确、内容针对性强、被调查对象的意向选择比较规范、调查结果便于统计与分析，为员工建立了一种表达意见和建议的渠道，特别是匿名调查问卷设计，可以较正式客观地获得相关信息。但问题的设计最好便于填表者理解，对填表者相关问题认知能力有一定要求，否则会造成调查结果的偏差。在进行问卷调查时应注意用词准确，所问之处与调查目的相一致；问题排列符合逻辑、便于作答者思考与回答；问卷需进行信度和效度检验等。

（二）观察法

人力资源管理诊断主体在评价过程中应经常到组织内进行现场观察，对组织管理的全过程进行详细认真的观察，仔细了解员工工作情况与工作氛围等，以识别影响人力资源管理的主要因素，并加以诊断。一位富有经验的诊断人员可以通过观察员工的行为了解相应的问题所在，准确获得有关人力资源管理状况的感性认识，提高诊断的准确性。这一方法特点是简单易行，但也有可能出现偏差，如由于时间限制，在一个诊断周期内难以了解员工的长期态度和行为，从而造成判断失误或归因错误等。

（三）访谈法

访谈法是诊断主体获取第一手资料的有效途径。访谈法也称咨询法，即由人力资源管理诊断者（内部人力资源管理人员或具有丰富知识和经验的高级人力资源专家或顾问）与员工进行访谈的方式收集相关诊断资料的方法。访谈法按访谈对象，可分为个别访谈、集体访谈等形式；按结构化程度，可分为结构式访谈和非结构式访谈。结构式访谈是由诊断人员准备好访谈的内容框架，以此进行讨论。非结构性访谈又称为深度访谈、自由访谈，是根据访谈的进展情况由诊断人员随时提出，以便获得员工的真实想法，有利于在发现问题的同时深入了解问题的原因。

（四）现有资料收集法

依据诊断目标和内容以及资料收集清单对现有资料进行收集，通常包括人力资源管理相关制度、目前人力资源管理系统运行状况等，从而发现问题。如对岗位说明书进行分析，发现是否存在不必要的岗位或者描述不够清晰、存在职责交叉等；对现有绩效考评制度进行分析，辨识不合理的地方；也可以对相关数据进行横向和纵向的比较，便于发现问题，并找寻其产生的根源。

（五）工作实践法

工作实践法又称参与法，是指诊断人员在规定时间内参与某一职位或从事所研究的工作，细致深入、全面了解和分析职位特征，从而准确开展诊断工作，通过实际工作接触和掌握收集第一手资料。这种方法的优点是有助于深刻体会和了解实际情况，特别是工作具体细节、组织的文化和环境等，能获得更真实、可靠的资料；缺点是仅适用于短期内可以掌握相关信息的工作，且由于诊断人员本身知识与技能的局限，不适用于对技术难度高、有一定危险性的职位，因此工作实践法运用范围较窄。

（六）工作记录法

工作记录法又称工作日记法，是让相关岗位员工以工作日记或工作笔记的形式将其日常工作中从事的每一项活动、遇到的问题，依时间顺序进行一一记录。工作记录法可在一定时间内获取第一手资料，可提供大量信息，包括工作计划、工作负荷、工作效率、工作中涉及的关系等。这种方法的运用须注意的是每天按时间顺序记录各项工作、一般需要借助工作日记表填写以保证信息的完整性、务必提供真实的信息记录、做好保管工作、以诚恳的态度配合诊断人员工作等。这种方法的优点是易于发现工作中的细节问题，亦有利于发现问题的征兆和源头所在；缺点是记录内容过于烦琐，对有价值信息的辨识和提取往往需要耗费大量的时间与成本，同时对记录者要求较高，要有较强的发现问题、记录问题的能力等。

本章小结

1. 围绕卫生人力资源管理诊断这一主题，本章重点阐述了卫生人力资源管理诊断的内涵、原则、作用，卫生组织人力资源管理诊断内容，卫生人力资源管理诊断流程，卫生人力资源管理诊断模型与方法。

2. 卫生人力资源管理诊断的终极价值归属在于卫生人力资源价值的提升。卫生人力资源管理诊断可以被界定为：诊断主体通过对卫生人力资源现状及管理体系进行调查研究，掌握其实际运行状况，对人力资源管理效果进行科学评估和分析，找出存在的问题并分析其产生原因，提出切实可行的改进措施或改革方案策略的活动过程。

3. 人力资源管理诊断是为卫生组织"把脉"；人力资源管理诊断有助于推动卫生组织重组设计，完善管理体制；人力资源管理诊断有助于促进员工交流，提高分工协作效率；人力资源管理诊断有助于提高综合管理水平，提升整体效益，卫生人力资源管理诊断有助于创造更高的社会价值。为确保人力资源管理诊断效果，要遵循客观性原则、科学性原则、系统性原则、指导性原则、员工参与原则、及时性原则、动态跟踪原则和战略发展性原则。

4. 卫生人力资源管理诊断内容主要包括两方面。一是人力资源战略层面诊断：环境、战略、组织结构与责权划分诊断；二是人力资源管理各环节诊断：人力资源规划、工作分析、招聘与配置、培训与开发、绩效管理、薪酬管理、劳动关系管理与人力资源激励诊断。具体诊断活动的内容取决于诊断目的。

5. 卫生人力资源管理诊断需要遵循一定的流程，可以分为预备诊断、正式诊断、效果评估与总结三个阶段。预备诊断阶段：组建诊断小组、收集内部和外部相关基础资料、拟订人力资源管理诊断计划、诊断方法的选择与调查工具的编制、诊断计划与内容有效沟通；正式诊断阶段：综合调查分析、专题调查分析、制订综合改善方案、信息反馈与沟通；效果评估与总结阶段：效果评估、总结。

6. 人力资源管理诊断模型主要介绍了 HPWS 模型、AMO 模型、P-CMM 模型、5P 模型、员工胜任力模型以及 PEST-SWOT 分析模型。人力资源管理诊断方法主要介绍了问卷调查法、观察法、访谈法、现有资料收集法、工作实践法和工作记录法。

思考题

1. 人力资源管理诊断的作用有哪些？
2. 人力资源管理诊断的内容主要包括哪些？
3. 如何选择合适的人力资源管理诊断方法？

（唐昌敏）

第十四章　卫生人力资源管理发展历程与展望

21世纪是一个新知识经济时代，人力资源已成为一种特殊资源，在社会组织生存以及发展中发挥着重要作用。在卫生事业发展进程中，卫生人力资源是其重要且最具活力的部分，为卫生事业的发展以及人群的健康水平带来了重大影响。本章将介绍中外卫生人力资源管理的发展历程和趋势，阐述人力资源管理在人事管理、人力资源管理、战略性人力资源管理、循证人力资源管理四个发展阶段的进阶与特点，从数字化与智能化、复合化与异质化、价值共创与体验化等方面的理论和实践，多角度探讨卫生人力资源管理现状及未来所面临的挑战与发展趋势。

第一节　卫生人力资源管理发展历程

卫生人力资源管理作为卫生健康领域的人力资源管理，在吸纳企业人力资源管理理论精华的基础上，以多种学科理论为基础，在丰富、坚实、卓越的卫生管理实践中，通过不断的思考、探索、凝练与升华，使卫生人力资源管理理论得到不断发展与完善。基于此，回顾卫生人力资源管理的发展历程，了解人力资源管理实践、思想与理论的起承转合，对于理解卫生人力资源管理相关理论与实践逻辑具有十分重要的意义。

一、人事管理阶段

人事管理阶段是人力资源管理的萌芽阶段，具备科学性、阶级性、实践性、综合性、政治性和权威性等特征。西方人事管理阶段主要包含经验管理、科学管理和人际关系管理三个阶段；我国人事管理阶段，按照历史时期可划分为古代人事管理、近代人事管理和中华人民共和国成立后的人事管理三个时期。中西方人事管理均在不同的历史发展时期形成了具有自身发展特征的管理理论和方法。

（一）西方传统人事管理阶段

西方传统人事管理阶段是指以美国、西欧等国家为主导的西方人事管理由萌芽、成长到迅速发展的时期。西方传统人事管理分为经验管理阶段、科学管理阶段和人际关系管理阶段。经验管理阶段主要是指18世纪后期至20世纪初，根据工业革命所具备的"机械设备的发展""人与机器的联系"和"雇用大量人员的工厂建立"三大特征，直接导致了劳动专业化、工人生产能力提高和工厂生产的产品剧增的现象，最终形成了"劳动分工"的思想，该阶段是人事管理的萌芽阶段，也被称为经验管理阶段。科学管理阶段是指20世纪初至20世纪30年代，科学管理思想的出现，宣告了管理时代的到来，管理从经验管理阶段步入科学管理阶段。弗雷德里克·温斯洛·泰勒（Frederick Winslow Taylor）等所倡导的"动作与时间研究"的理论，开创了现代劳动定额学以及工业工程学的先河。在泰勒提出科学管理思想后，企业中开始出现人事部门，专职负责企业员工的甄选与招聘和安置工作。人际关系管理阶段是指20世纪30年代至50年代后期，该阶段是人事管理的反省阶段。著名的"霍桑实验"引发了对科学管理思想的反思，将员工视为"经济人"的假设受到了现实挑战。霍桑实验揭示了人际关系在提升劳动生产率中的关键作用，进而开创了管理学中重视人本因素的新时代。根据该理论所产生的新理念与管理方法,如设置专门的培训主管、强调对员工的关心和理解、增强员工和管理者之间的沟通等,极大丰富了人事管理的职能。

(二)西方卫生领域的人事管理阶段

20 世纪开始,西方国家相继进行卫生领域改革。在此背景下卫生领域的人事管理主要体现在医疗机构的人事管理,主要分为三个阶段。

1. 单纯人事型阶段 在 20 世纪初至 20 世纪 40 年代,医疗机构内部的人事管理部门主要职责是对人事档案相关记录的保存管理工作,认为雇员只是另一种资源,人事管理相关雇员与医疗机构组织之间是无活力的依附关系,对组织决策的影响力很小,人事管理行为被组织雇员认可的程度很低。在单纯人事型阶段,管理人员并不了解医疗技术人员的具体工作,而是将其等同于一般人员看待,在管理过程中容易导致管理人员和医疗技术人员之间的矛盾。

2. 劳动关系型阶段 在 20 世纪 40 年代至 60 年代,卫生领域对人事管理的认识逐步受到外界因素的影响与牵制,其管理手段也开始丰富起来,管理人员和医务人员之间产生了互动的情形,人事管理行为会根据雇员的反馈进行逐步调整,雇员对人事管理行为的认可程度也在逐步提升。在这个阶段,医疗机构的人事管理人员开始梳理并总结适合医疗机构发展的人事管理策略,并且通过考核、薪酬等管理手段提高人事管理效率。

3. 分工合作型阶段 在 20 世纪 60 年代至 70 年代,卫生领域人事管理的功能定位更加清晰,工作职责得到扩展,人事管理职能得到完善与优化,医疗机构人事管理部门开始主导医疗机构人力总体规划并应用一些管理创新的方法对医务人员进行管理。医务人员也逐步接受人事管理安排并专注于医疗服务。在这个阶段,医疗机构内部的分工与结构进一步明晰,各类医疗服务人员在卫生人事部门的管理与指导下开展岗位工作。

(三)我国人事管理阶段

1. 古代人事管理思想 中国有五千年文明史,在古代文化典籍中蕴藏着丰富的人事管理思想,对有关人才的重要性、如何选拔人才、如何用好人才等方面都有经典论述。例如:①有关人才的重要性方面,唐太宗的名言"为政之要,惟在得人"就把"得人"看作"为政"的关键;康熙更是将人才提到治国的首要位置,认为"政治之道,首重人才"。②有关如何选拔人才方面,汉朝的王符指出:"德不称其任,其祸必酷;能不称其位,其殃必大",强调人的品行和能力必须与其职位相符,否则会带来严重的后果。③如何用好人才方面,诸葛亮曾说:"古之善将者,养人如养己子,有难,则以身先之;有功,则以身后之;伤者,泣而抚之;死者,哀而葬之;饥者,舍食而食之;寒者,解衣而衣之;智者,礼而禄之;勇者,赏而劝之。将能如此,所向必捷矣。"这段话说明作为将军,如果能爱兵如子,以心换心,以情感人,满足每个士兵不同的需要,就能调动士兵的积极性,军队必将战无不胜。

2. 我国近代人事管理 1840 年鸦片战争之后,中国演变为半殖民地半封建社会,此时人事管理具有两个基本特点:一是小型私人企业实行包工制度,将工作包给包工头,然后由包工头招收工人,组织生产,进行监督,发放工资;二是一些较大规模企业学习引进了泰勒的科学管理方法,开始对人员进行规范化管理。如天津某毛纺公司开始按照"雇用工人程序图"进行招工,取消学徒制,举办培训班,培训熟练技术工人,引进时间动作研究,确定劳动定额,实行差别计件工资制。

3. 中华人民共和国成立后的人事管理 中华人民共和国成立后,我国的人事管理得到了快速发展,从中央到地方逐步建立了相应的人事管理机构,吸收录用了大批国家干部,并制定了许多有关干部人事管理方面的规章制度、条例和方法,形成了一套较为完整的干部选拔、录用、调配、考核、任免、培训、工资福利、军队干部转业安置、大中专毕业生分配以及退职、退休等制度。特别是党的十一届三中全会以来,伴随着改革开放的不断深入和扩大,人事管理工作进入了新的发展阶段。1978 年,党中央召开了关于干部政策的重要会议,提出了要实行干部选拔任用的科学化、民主化、程序化原则，全面推动了人事管理制度改革。同时，随着经济体制改革的深入，企业改革也带来了人事管理的变革，逐步建立了以市场为导向的人才流动机制。随着市场经济体制的不断完善和发展，中国人事管理进入了全面深化改革的阶段。1995年，中共中央颁布了《党政领导干部选拔任用工作暂行条例》，提出了以德才兼备为标准的干部选拔任用原则。随后，各级政府和企事业单位相继出台了一系列人才引进、选拔、培养、使用等方面的政策和制度，推动了人事管理工作的进一步发展。

（四）我国卫生领域的人事管理

我国卫生领域的人事管理从古到今走过了漫长的探索发展之路。在此过程中，随着社会的不断进步与卫生事业的不断发展，在对国内外人事管理经验兼收并蓄的基础上，不断探索出具有中国医疗卫生特色的人事管理方法，也为后续的卫生人力资源管理奠定了基础。

1. 中国古代卫生领域的人事管理　我国古代即有医事制度，并伴随时代变化逐步加以完善。在西周初期即有宫廷医生。据《周礼》记载医师为"众医之长，掌医之政令，聚毒药以供医事"；在行政管理上制订有考核制度，"岁终，则稽其医事，以制其食（指奉给）"。据《周礼》记载，周代已有医案制度，开始记录医疗，"凡民之有疾病者，分而治之，死终则各书其所以，而入于医师"。西汉名医淳于意始创医案体例，称为"诊籍"。我国古代医事经制常有变更。秦设太医令丞主医疗；西汉设有太医令、太医监、太医丞、药丞、方丞等官职，分别担任医、疗、方等职责。秦汉时期，医事组织从集中服务宫廷逐渐延伸到宫廷之外。刘宋元嘉二十年（公元443年）太医令秦丞祖奏置"医学"，北魏太和年设太医博士、太医助教。隋唐时医政管理和医学教育合为一体，并在明清时期继续发展。

2. 中国近代卫生领域的人事管理　我国在1906年光绪年间设立中央卫生局，1912年民国元年内务部设卫生司，1925年北京市自办公共卫生事务所；在卫生防疫工作方面，我国于1910年开始自主设置防疫机构，如清政府因东北鼠疫在山海关设检疫所；在药政管理与药品的产、供、销方面，抗战胜利后国营制药事业、药政管理及药检工作逐步完善，卫生署设立了药品管理局。伴随着卫生组织的发展，卫生领域的人事管理也从个体医务人员管理逐步变化为具有科层制、多种类的医生、护士、公共卫生人员管理。新民主主义革命时期卫生领域的人事管理是随着中国共产党的诞生与发展和我国工农革命斗争而产生和进一步发展的。1931年11月开始组建军委总卫生部，同年建立了红军总医院、各军区医院以及各后方医院。解放战争时期，陕甘宁边区政府将原在民政厅下的卫生处扩大为卫生署，管理全边区的卫生工作和各解放区部队的卫生组织。卫生领域的人事管理也从军队医务人员的管理扩大至解放区范围内的医务人员管理。

3. 中华人民共和国卫生领域的人事管理　中华人民共和国成立之初，卫生领域的人力状况相对匮乏，在面临着传染病、寄生虫病和地方病普遍流行，医疗卫生资源短缺、水平低下的严峻形势下，我国确立了"面向工农兵、预防为主、团结中西医、卫生工作与群众运动相结合"的卫生工作方针，通过建立公立医院、国有化医疗资源、统一管理医院等措施，以公立医疗卫生机构承担基本医疗服务、传播卫生知识、开展疾病防治等职责为主，开展卫生领域的人事管理工作。该时期，卫生领域的人事管理职能基本局限于公立医疗卫生机构的人事档案管理、人员进出手续办理等日常服务性工作，人事管理部门较少与卫生技术人员进行联动。同时卫生系统的人事管理主要由政府直接领导和管理，医疗卫生机构缺乏人事自主权，卫生人事管理较为固化。为解决农村地区医疗资源匮乏、医疗服务不足的问题，毛主席在1965年提出了"626"指示，旨在通过培养和派遣一支群众性的卫生队伍，为农村居民提供基本的医疗卫生服务。赤脚医生是从农村地区的年轻知识分子、农民和壮年劳动力中选拔出来的；他们在短期内接受简单的基础医疗知识和技能培训，学习一些简单的医疗常识和急救技能，为农村居民提供基本的医疗卫生服务，包括诊断常见疾病、提供基本药品、开展健康宣教和疾病预防工作等；他们常常步行或骑自行车到达农村，深入村庄、田间地头为村民看病、送药、开展卫生宣传等工作，极大地改善了农村地区的医疗卫生状况,赤脚医生是我国在特殊时期迫切解决农村卫生人力不足问题的重大创举。改革开放时期是中国卫生领域的人事管理从计划经济体制向市场经济体制转型的时期,卫生领域开始尝试引入更加灵活和多样化的人才选拔机制,建立针对医疗卫生人才的专业评审和考核机制,以确保医务人员的专业水平和工作能力。针对当时社会事业"投入不足、效率低下、水平不高"等问题,开始对医务人员培养机制进行改革。除了传统的医学院校,进一步分类为医疗技术学校、护理学校等培养机构,以满足医疗卫生人才的多样化需求。与此同时,逐渐放宽了医务人员的流动限制,鼓励医生、护士等到农村和偏远地区工作,促进人力资源的合理配置。对医疗卫生人才的薪酬福利制度进行改革,逐步建立起卫生人员激励机制,如绩效工资、岗位津贴、奖金制度等,提高卫生人员的待遇和收入水平。

二、人力资源管理阶段

随着社会经济的飞速发展及科学技术的日新月异,企业的生产经营范围和规模也在不断扩大。与此同时,不断增大的企业组织本身,其管理的复杂性与难度也随之增强,加之日益激烈的市场竞争,导致企业人事管理面临着巨大的挑战。传统的人事管理理论所提供的原则和方法已经无法满足企业客观发展的要求,这时传统的"人事管理"被新兴的"人力资源管理"所替代,已经成为不可避免的发展趋势。在卫生领域,人事管理的范围也在不断扩大,人事部门、直线主管共同承担人事管理责任,人事管理的职责由内部扩展到外部,不再将员工看作是成本,而将其视为组织的财富,并对其进行合理开发,提升卫生人力资源的竞争力,满足组织不断发展的要求。西方卫生人力资源管理主要采用权力下放与弹性雇佣制、技术人员合理配置、医院组织变革与重组等措施对管理过程进行优化改革;中国则通过颁布多项政策文件对卫生人力资源管理进行规范与完善,并明确了中国卫生人才建设是卫生体制改革的主要任务之一。

(一)西方人力资源管理的发展

怀特·巴克(E. Wight Bakke)在1958年发表的《人力资源功能》详细阐述了管理人力资源的相关问题,把管理人力资源作为管理的普通职能加以讨论。该理论强调人力资源的管理职能是组织成功的必要部分。根据巴克的观点,人力资源管理的职能包括人事行政管理、劳资关系、人际关系以及行政人员开发。人力资源管理理论的发展为卫生领域的人力资源管理提供了参考与借鉴。

(二)西方卫生人力资源管理的发展

伴随着西方社会经济的发展与人口老龄化程度的提高,劳动力老龄化对卫生领域传统的人事管理制度产生了明显的影响,如医务人员的退休、替换和养老、保险制度等因素对人事管理各方面的影响已经显著地表现出来。面对社会经济发展与卫生人力市场的变化特点,西方卫生系统人力资源管理的改革主要体现在三方面:权力下放与弹性雇佣制,技术人员的合理配置,医院组织结构的变革与重组。

1. 权力下放与弹性雇佣制 卫生系统权力下放就是允许医院管理者在决定优先权和获得医疗资源方面具有更多的灵活性,医院在人员雇佣方面自主权的扩大也是西方卫生改革的重要内容。在此情形下,医院管理者更加重视通过引进绩效管理机制来控制劳动力成本,以满足提高生产率和医疗服务质量的目标。弹性雇佣制被认为是一种有效配置卫生人力资源的策略。大多数西方国家面临的主要挑战是人口老龄化和少子化导致的卫生保健部门劳动力数量下降,这一人力资源困境促使弹性雇佣制的产生,以鼓励家庭女性和老年人参与卫生服务。卫生人力资源管理通过调整医院组织结构与文化来适应女性及老年卫生人力就业人数的增长。在雇佣机制方面,弹性主要体现在数量与功能上,数量弹性体现在管理部门可以调整雇员的数量来满足医院需求上的变化;功能弹性则体现在雇员所完成任务的难易程度可以通过测定与适当调整以满足医院的需求变化。

2. 技术人员的合理配置　西方医院人力资源管理所面临的重要挑战是医务人员有效配置的机制问题。医疗保健服务属于劳动密集型产业，医务人员人力成本已经占到总成本的 2/3~3/4。因此许多医院面临着越来越严格的成本控制和改善质量的挑战，这也是卫生保健体制改革所产生的直接与间接效果。医疗技术人员的水平与合理配置机制成为控制医疗服务成本的核心问题，也是改善与提高医疗服务质量的主要因素。西方卫生人力资源管理主要考虑：①技术熟练人员的短缺是明确的现实状况；②必须加强人力成本控制(减少每单位产品的成本或提高生产效率)；③在减少单位成本的同时必须提高服务质量；④遵守医疗服务市场的有关法律与规则。基于上述考虑，西方卫生人力资源管理提出的应对策略有：①采取合理的调整护理人员技术结构比例的办法，如雇佣成本较低廉的低级护理员来取代成本比较昂贵的护士；②在医护人员的合理配置过程中，根据实际需要允许医院采取不同组合选择和医护比；③在特定的医院环境下，引入医疗技术或扩大医疗服务供给规模。

3. 医院组织结构的变革与重组　"医院的重组与再造"是 21 世纪美国卫生保健结构重新构建的方向。医疗机构的重组和整合频繁发生，医院集团大量出现。激烈的市场竞争、频繁的机构整合对卫生人力资源管理提出了挑战。"以患者为中心"的医院理念表达了重组医疗模式的特点，根据这一原则可以改善医疗服务质量，提高患者满意度、医务人员的工作满意度以及医疗服务的效率。在医院组织的重组与再造过程中，卫生人力资源合理配置面临着重组并不能迅速带来效益与效率改善的困境，相反，还须考虑雇员拥有的不同工作经验与不同的组织文化以及在合理配置过程中所花费的高成本。"以患者为中心"反映了医疗服务模式变革的核心，即医院医疗保健组织的结构与过程必须根据患者的需要来确定。在这一阶段，医务人员通过加入工会等专业性组织形成服务合力，医院通过改变技术人员的配置与雇员的水平来降低人力成本，并通过建立激励机制提升医务人员积极性等方式来应对组织变革及重组。

（三）我国人力资源管理的发展

改革开放以来，中国的经济、文化、科学技术等各方面都实现了空前发展，人力资源管理也经历了从计划经济体制下的劳动人事管理向现代人力资源管理的转变。20 世纪 80 年代前，中国基本处于传统计划经济体制下的劳动人事管理阶段。从 80 年代中后期开始，人力资源管理的基本理念逐步引入中国，但在人力资源管理实践中尚未大规模地应用，直到 20 世纪 90 年代中后期，大中型企业在运营过程中面临的人力资源管理问题越来越复杂，使管理者深刻意识到人力资源管理体制改革与创新发展的急迫性与现实需要，由此人力资源管理理论在管理实践中得到了普遍重视并开始广泛应用。

1. 人力资源管理导入期　在 20 世纪 80 年代的中国，对员工的管理仍属于计划经济体制下的行政命令式管理，劳动者只是生产关系的主体，而非和土地、资本等其他资源一样被看作是生产力的基本要素，人们对人力资源管理的认识仍停留在"员工是管理和控制的工具"的固有观念上。人事管理部门的工作仅是员工考勤、各种人事手续办理、人事档案管理等日常的事务性工作，用工管理主要依靠行政分配的方式且员工缺乏有效的考核，劳动合同的执行流于形式，缺乏有效的激励机制和竞争性用人机制。

2. 人力资源管理探索期　20 世纪 90 年代中期，我国开始探索人力资源管理理论在实践中的运用。很多企业作为人力资源管理实践的先行者，开始试图从招聘、培训、绩效考核、薪酬等方面完善人力资源管理的各项职能，在实践中，企业人力资源管理的专业技能得以提升。在此阶段，企业薪酬制度改革主要停留在分配方式的改革，真正的薪酬管理体系还没有系统而完善地建立起来，企业薪酬管理的依据和基础还不明确，岗位分析、绩效考核体系、薪酬体系的系统化管理仍处在探索之中。

3. 人力资源管理系统深化期　20 世纪 90 年代末，人力资源管理得到了系统性的深化，国家对人力资源管理的重视程度日益提高，人力资源管理的制度化成为主流。在此阶段，中国劳动力市场发育较为充分，劳动法律法规逐步健全，政府人力资源管理水平大幅度提升。企业拥有了用人自主权，伴随而来的是对人力资源管理实践重视程度的日益增强。此时，人力资源管理已成为企业管理的重要内容，人力资源管理部门的职能已由传统的人事管理职能逐步向战略性人力资源管理职能转化，人力资源管理部门逐步成为企业发展战略的参谋部、支持部、执行部。

（四）我国卫生人力资源管理的发展

20 世纪 80 年代后，我国开始逐步进行医药卫生体制改革，这一过程中人力资源管理开始吸收企业人力资源管理经验进而转变管理模式，卫生人力资源管理呈现出新的态势。我国陆续实施了卫生人力资源的规划配置、素质提升和权益保护等措施，不断加强和推进卫生人力资源全面建设。1978 年，为适应社会经济发展要求和社会对卫生服务的需求，卫生部颁布了《综合医院组织编制原则（试行草案）》，统一了全国医院人员编制标准及其要求，从国家层面加强推进我国的卫生人力资源建设。1998 年，为加强医师队伍建设，提高医师的职业道德和业务素质，保障医师合法权益，国家颁布了《中华人民共和国执业医师法》。1999 年，为了适应新的形势，配合城乡医疗保障制度的建立和完善，国家计委、财政部、卫生部联合制定了《关于开展区域卫生规划工作的指导意见》，对省（区、市）卫生人力的配置进行了系统指导和规范，进一步推动了我国卫生人力资源规划与建设。

2000 年以来，原卫生部联合中组部、人力资源和社会保障部等国务院相关部委先后颁布、出台了一系列重大卫生人事制度改革的政策与措施。《关于深化卫生事业单位人事制度改革的实施意见》确立了"建立起符合卫生工作特点的政事职责分开，政府依法监督，单位自主用人，人员自由择业，科学分类管理，配套措施完善的管理新体制，基本建立起人员能进能出，职务能上能下，待遇能高能低，人才结构合理，有利于优秀人才脱颖而出，充满生机和活力的运行机制"的新目标。《关于卫生事业单位内部分配制度改革的指导意见（试行）》则进一步扩大了事业单位内部收入分配自主权，充分调动了广大卫生人员的工作积极性、主动性和创造性，增强卫生事业单位的活力，促进卫生事业的发展。《医疗事业单位年薪制暂行办法》推动了医疗事业单位人员薪酬制度的改革和完善，以更好地激励医务人员的工作积极性和创造性，提高医疗服务质量。《卫生事业单位工作人员考核暂行办法》则进一步加强了卫生事业单位人员聘后管理，为卫生事业单位人员聘用建立了标准化范式。

2011 年卫生部颁布了《医药卫生中长期人才发展规划（2011—2020 年）》，为中国卫生人力的发展描绘出了振奋人心的宏伟蓝图。该《规划》的制定进一步强化了人才是第一资源的理念，是落实我国人才强国的总体要求，是突出人才优先、以用为本，大力推进医药卫生人才制度建设和管理机制创新，实现医药卫生人才全面发展的重要举措，在加快我国医药卫生事业发展和实现全面建成小康社会奋斗目标的征程上，医药卫生人才发挥着重要的作用。

在我国卫生人力资源管理进程中，医学教育规模的调整（扩大招生）、全科医生制度、薪酬制度、住院医师规范化培训制度等重要举措的实施，对我国卫生人力资源的数量与质量、在职人员激励程度均产生了重大影响。1991 年卫生部发布了关于扩大继续医学教育工作试点的通知，逐步建立起连贯性医学教育的完整体系和制度，推动了医学人才的高素质发展。1993 年，卫生部印发《关于实施临床住院医师规范化培训试行办法的通知》，住院医师规范化培训的实施，重构了我国医学教育体系，培养了一大批合格的住院医师，引导医学毕业生分层次就业，尤其是对中西部地区卫生人力资源质量的提升产生了重要影响。2011 年《国务院关于建立全科医生制度的指导意见》公布，意见指出，到 2020 年，我国将初步建立起全科医生制度，基本实现城乡每万名居民有 2~3 名合格的全科医生，基本适应人民群众基本医疗卫生服务需求。该制度推广并逐步形成以全科医生为主体的基层医疗卫生队伍，提高了基层医疗卫生服务水平，缓解了人民群众"看病难、看病贵"的难题。

2021年国家五部门联合印发了《关于深化公立医院薪酬制度改革的指导意见》，进一步激发了医务人员的工作活力，提升了医疗机构的工作绩效。同年，为贯彻落实中共中央《关于深化人才发展体制机制改革的意见》和中共中央办公厅、国务院办公厅《关于深化职称制度改革的意见》要求，人力资源和社会保障部、国家卫生健康委和国家中医药管理局联合颁布了《关于深化卫生专业技术人员职称制度改革的指导意见》，再次强调卫生专业技术人员是我国专业技术人才队伍的重要组成部分，是新时代实施"健康中国"战略的中坚力量。

三、战略性人力资源管理阶段

战略性人力资源管理是人力资源管理发展到高级阶段的现代人力资源管理，它在组织人力资源管理基础性工作健全、完善的前提下，以全新管理理念将人力资源管理提升到组织战略管理的高度，实现了管理职能和角色的根本性转变。

（一）西方战略性人力资源管理

战略性人力资源管理产生于20世纪80年代中后期，其核心是企业能够实现目标所进行和所采取的一系列有计划、具有战略性意义的人力资源部署和管理行为。其发展内涵可概括为：①突出"以人为本"的管理理念；②强调人力资源管理在企业战略制定与实施中的核心作用；③重视人力资源管理的战略性；④关注企业整体层面的绩效。

（二）战略性人力资源管理在卫生领域的发展

卫生人力资源管理的目的是实现卫生组织战略目标及满足卫生人员工作需求，其一切管理活动都必须与实现卫生组织战略目标保持一致。卫生人力资源管理涵盖卫生人员从获取、配置、使用到开发的全过程。卫生人力资源管理活动丰富、灵活，并随着社会发展、管理理念的变化而不断变化。战略性人力资源管理在卫生健康领域的应用，对医疗保健的有效性、质量管理水平，特别是对组织获得竞争优势、达到可持续发展至关重要。

（三）我国战略性人力资源管理概况

2000年以来，我国战略性人力资源管理越来越受到重视，管理实践也逐步展开、推进。战略性人力资源管理首先出现在大中企业并逐步扩大至公共部门。我国企业人力资源管理在从传统人力资源管理向战略性人力资源管理转变的过程中不断探索与实践，不断总结与提升，在此过程中也出现过一些问题：①部分企业对人力资源的战略属性认识不足；②人力资源战略与企业战略关联度不够。为应对上述问题，我国企业逐步形成了两种类型的战略性人力资源管理模式。

1. 以环境为基础的人力资源战略管理模式　该模式包括两方面：一方面侧重于内容，即战略类型和特性，以及它们之间的相互联系；另一方面侧重于过程，即人力资源战略的形成、确认、分析和决策的机制与过程。

2. 基于胜任力"捆绑式"的人力资源战略管理模式　基于胜任力"捆绑式"的人力资源战略管理模式是建立在资源基础理论上的，体现企业文化，适应竞争环境，将人力资源的规划、招聘、培训、薪酬、绩效管理和职业发展等有效捆绑，强调其内部一致性，形成持续竞争优势。

（四）我国卫生领域的战略性人力资源管理

我国卫生领域战略性人力资源管理的主要措施有：树立"以人为本"的战略性人力资源管理理念，加强人才建设，培养和引进高级卫生技术人才；重视人力资源管理，树立人力资源战略思想；制定合理的人员考核与多层次的激励机制，提高人才待遇，制订科学合理的长期人才交流、培训和开发计划。公立医院作为我国医疗卫生服务的主体，对战略性人力资源管理在管理实践中的应用方面做了很多有益的探索，主要包括以下几方面。

1. 以医院发展需求为战略性人力资源管理的重点　①提高医院工作效率：通过每个员工的努力，提高医院工作效率及医疗服务价值；②提高经济效益：医院的效益兼具社会效益和经济效益，在保障医院公益性的同时必须注重经济效益；③提高适应能力，确保组织生存：由于外部环境和内部环境在不断变化，竞争十分激烈，新医改等政策对医院的适应力提出更高的要求。

我国大多数大型公立医院为应对新形势下公立医院所面临的众多挑战，均将医院发展战略与完善的人力资源管理制度紧密结合，以人力资源作为医院的核心竞争力。首先，大型公立医院往往技术实力雄厚，功能定位明确，所解决的医疗卫生服务问题较为复杂，因此所采取的竞争策略基本为差异化竞争策略，这些大型医院会努力将医疗卫生服务做精、做细、做优，以达到医院可持续发展的核心战略需求。其次，这些医院的人力资源管理部门会紧跟医院发展战略的要求，不断完善人力资源管理制度建设，不断总结凝练人力资源管理实践中的经验，创新管理理念与管理方法，以满足医院长期发展对人力资源的需要；很多大型公立医院具有完善的人才引进和培养制度，与国内外医学院校、各大医院合作密切，人才招募渠道多样化，引进力度也较大，容易得到优秀人才的青睐；这些医院在绩效考核、薪酬激励、组织文化方面做得也比较好，对保留优秀人才起到了很好的作用。

2. 以患者服务需求为战略性人力资源管理的重点　主要包括：①以精湛的医护技术解决患者的病痛；②为患者提供高质量的配套服务；③对患者及其家属的投诉快速反应；④在保障优质服务的同时尽量降低成本与费用；⑤不断创新服务以满足患者的差异化需要。

以患者服务需求为战略性人力资源管理的重点体现了医疗机构对高质量服务的追求。许多医院通过调整管理架构设置了患者服务中心，承担提供导医咨询、疾病分诊、优化门诊就诊流程、开展健康教育、进行患者和员工满意度调查等职责。医院通过新机构的设置与合适的人力配置，可有效缩短患者等待时间，提高患者满意度，使医院医疗服务获得患者的认可，进而提升医院信誉。

3. 以员工发展为战略性人力资源管理的重点　主要包括：①公平对待员工：主要体现在绩效考核、薪酬管理、人员晋升等制度的设计，工作程序的设计等方面要体现公平公正。②提高员工士气：需要基于综合激励措施来提高员工士气。③保障员工的安全与健康：员工是医院最宝贵的财富，人力资源管理要充分重视并在制度、措施上保障员工的安全和健康，真正落实"以人为本"的理念。④关心员工的发展：帮助员工做好职业生涯规划管理，在人员安排上做到人岗适配，充分发挥员工特长，建立完善的职业发展通道，让员工以医院为发展平台实现职业目标。⑤整体开发：注重医院整体性人力资源的开发和管理，培养医务人员与患者、医务人员与同事沟通的能力和技巧，增强心理相容性，为员工创造较为宽松的心理环境。⑥重视继续教育：医学技术与科技的飞速发展，要求卫生技术人员必须通过不断学习进行知识更新，跟上医疗技术发展的步伐；医院要具备完善的信息系统，使员工能够便捷地获取专业信息，满足日常学习之用；除此之外，还要选拔优秀人才走出去，参与国际交流，了解医学发展前沿，助力医院与国际先进医疗技术保持同步或领先地位。

以员工发展为战略性人力资源管理的重点体现了医疗机构"以人为本"的管理理念。许多医院坚持以员工为核心，努力形成尊重、关爱、和谐、温馨的"家"文化，打造员工最具幸福感的医院。通过开展评选"感动医院"年度人物、服务标兵、年度十大新闻等一系列积极向上、团结协作、比学赶超活动，弘扬正能量，全面提升医院精神文明建设水平。通过工作场所再设计、开设健身房、成立各种俱乐部、开展心理援助项目等方式，为员工创造更好的工作和生活环境。在加强医院文化建设的同时，从机制改革入手，完善人力资源管理体系，近几年很多医院在符合国家相关要求的前提下，开展了以资源为基础的相对价值比率（resource-based relative value scales，RBRVS）的绩效薪酬体系设计，制订医院绩效分配方案，完善分配机制，体现多劳多得、优绩优酬、兼顾公平的原则，以此激发广大医务人员的工作积极性。

4. 围绕公立医院战略性人力资源管理的研究　主要呈现四个阶段。第一阶段是破冰期（2010年以前），随着我国医疗卫生体制改革的推进，"改革"成为卫生领域的持续性研究热点，学者们主要对"十一五"时期公立医院人力资源管理改革的举措开展研究,提出公立医院战略性人力资源管理的核心是加强现代医院管理职业化配套制度建设。第二阶段是调整期(2011—2015年),基于对基层医疗机构关注度增加的政策导向,在该阶段学者们的关注点从公立医院逐渐向基层医疗卫生机构转移,提出战略性人力资源管理需从整体考虑以应对综合性公立医院对基层医疗机构卫生人力资源的虹吸效应。第三阶段是延伸期(2016—2019年),研究热点是要把强基层的中心转移到卫生人力资源上,通过建立高层次紧密型的医联体,促进我国分级诊疗政策进一步落实,积极探索医联体内医师有序流动方式,促进医师人力资源共享,提高医联体的运营效率。第四阶段是提升期(2020—2023年),在公立医院高质量发展的背景下,探索公立医院运营中战略性人力资源管理的重构成为研究热点。在战略性人力资源管理阶段,在公立医院人力资源配置研究上,学者们对绩效管理与激励策略、人员流动与留任意愿、工作环境与员工福利等方面内容更加重视。注重政策与改革层面,关注公立医院人力资源配置与国家分级诊疗、县级医院发展、医联体建设等政策因素之间的关系,在整体上更加注重组织行为,管理学、心理学、社会学理论及大量临床数据被广泛应用于该领域研究热点。

四、循证人力资源管理阶段

循证人力资源管理(evidence-based human resource management)是一种以可获得的最佳证据为基础,并将可获得的最佳证据应用到人力资源管理决策中去的管理模式。循证人力资源管理与传统人力资源管理的区别主要表现在职业化程度不同、对待证据的态度不同、研究理论和组织实践的结合程度不同、人力资源使用方式不同等方面。

(一)循证人力资源管理的概念

循证的概念在医学领域最早被提出,大卫·萨科特(David Sackett)在20世纪末首次对循证医学的定义进行了阐述。2006年,丹尼斯·M.卢梭(Denise M. Rousseau)率先将循证思想从医学领域移植到管理学领域,认为循证管理是一种将最佳的科学证据转化为组织实践的管理方法,使得管理者所做出的决策和广泛的调查研究与组织的实践紧密联系在一起,从而促进组织的管理方式由原先的以个人经验和直觉为基础转变为以社会科学研究成果、组织的实践等最佳证据为基础。卢梭在总结循证管理特点的基础上对循证人力资源管理进行了论述,认为循证人力资源管理是指管理者所作出的人力资源决策要以批判思维、使用最佳可获得证据和公司的实践为基础。循证人力资源管理的核心,即运用数据、事实、分析方法、科学手段、有针对性的评价及准确的案例研究,为人力资源管理方面的建议、决策、实践以及结论提供支持。

循证人力资源管理具有以下特点。①职业化程度:具有职业化程度高、专业知识技能过硬的人力资源管理团队,并掌握相应的实战技巧;②对待证据的态度:循证人力资源管理对经验、流行观点、理论持中立态度,强调对证据的收集与使用,并且以客观方式、批判性思维对证据进行分析和总结,从而找出最佳证据应用到人力资源管理实践;③研究理论和组织实践的结合程度:循证人力资源管理重视科研成果和组织实践的结合,要求人力资源管理者与科研机构工作者密切联系和交流,时刻掌握人力资源管理领域的最新研究成果及发展动态,也鼓励人力资源管理者将最新的研究成果和自身的实践联合起来;④对待创新的态度:积极鼓励人力资源管理者去创造、创新,这对于人力资源管理者创造性思维的形成具有重要的促进作用;⑤人力资源使用方式:循证人力资源管理秉持人尽其才的原则,合理总结、分析员工的战略价值差异,通过对不同员工采取差异化的使用方式来优化人力资源投入。

(二)循证人力资源管理在卫生领域的未来发展

循证的概念诞生至今,应用领域从临床诊疗到公共卫生再到广义循证观的提出,推动了医疗卫生决策的科学化进程,深刻影响着卫生领域的各层面。我国大多数卫生政策与卫生人力资源的关系非常密切。卫生政策通常是由卫生管理人员来制定和实施的,卫生服务提供者(医生、护士等)是实施卫生政策的重要执行者。制定和实施卫生政策对卫生人力资源提出了很高的要求。卫生政策制定者需要理解卫生政策的背景、内容、过程以及各利益相关者,需要在政策制定过程中合理使用证据,进行循证决策,并助力将卫生政策最终转化为有效的卫生服务。

在循证理念指导下的卫生人力资源规划有利于组织明确在未来一定时期内人力资源管理的重点,有利于发挥卫生人力资源管理职能以及相关政策的合理定位,保持卫生人力资源长期竞争优势。工作分析是人力资源管理的基础性工作。循证人力资源管理通过工作分析、设计与评价,掌握卫生组织中各类职位相关信息,以证据为依据明确各职位对任职者的要求,在此基础上,将工作分析的结果与人力资源管理各职能模块有效衔接起来,从而为整个卫生人力资源管理体系的建设提供基础,满足卫生组织发展的客观要求。

卫生人力资源的甄选、测评、激励和使用也都需要足够的证据支持,在卫生领域中,运用循证人力资源管理有以下优势:①提供工具来帮助区分核心数据和非核心数据;②保障决策过程的客观性和平衡性;③避免在决策过程中过分依赖于毫无根据的假设或直觉。

人事管理、人力资源管理、战略性人力资源管理、循证人力资源管理的比较总结见表 14-1。

表14-1　人事管理、人力资源管理、战略性人力资源管理、循证人力资源管理比较

内容	人事管理	人力资源管理	战略性人力资源管理	循证人力资源管理
管理重点	成果	过程	全方位	基于证据
管理理念	成本	资本	将人才作为竞争优势	科学证据转化为组织实践
管理目标	追求成本最小化	追求效用最大化	追求人力资本增值	追求业务绩效度量
管理制度	强调外部控制	倡导自我控制	注重自我约束、实现个人承诺	关注财务和组织绩效指标
管理对象	员工	劳资双方	劳资双方、环境	劳资双方、环境、数据
管理内容	以事为中心的绩效考核	开发员工的潜能	围绕战略目标运作管理系统	基于证据实现以人为本
管理计划	短期、应急、战术性	长期性、系统性	长期性、整合性、战略性	长期性、系统性、循证性
管理方案	单一	在竞争中变动	与组织战略高度匹配	专注于组织战略和证据标准
劳资关系	从属、对立关系	平等、和谐关系	共同发展	共同学习

第二节　卫生人力资源管理发展趋势

人力资源是医疗卫生领域最重要的资源,而人力资源作用的发挥、价值的体现是依靠人力资源管理来实现的。医疗卫生领域的人力资源如何进行管理,倡导何种理念、建立何种制度、采用何种方法进行管理,其结果也必然不同。数字化与智能化、复合化与异质化、价值共创与体验化将为卫生人力资源管理提供新的视角。

一、数字化与智能化

随着信息技术的迅猛发展,卫生人力资源管理也逐步向数字化与智能化转型。数字化管理

不仅提高了效率和精确度，还为卫生行业提供了更加可靠、可持续的人力资源解决方案。

（一）卫生人力资源数字化与智能化功能

1. 卫生人力资源管理信息系统 卫生人力资源管理信息系统是指用于管理和优化医疗卫生机构人力资源的信息系统。它涵盖了招聘、培训、绩效评估、人事管理和员工福利等方面内容。该系统通过集成各种数据和功能模块，为医疗机构提供了一个全面的人力资源管理平台。信息系统所建立的人事、医务、护理、科教、行风、党务等员工一体化综合技术电子档案使用起来十分便捷，大幅度提升了工作效率。基于人员综合档案构建的员工人力资源综合评价体系，整合员工基本信息、临床能力、科研能力、教学能力、廉政行风等多维度客观数据，使之更加便捷地取用各种数据，在人事决策等方面发挥了重要作用，极大提升了行政管理效率。

2. 卫生人力资源的智能化绩效管理 卫生人力资源的智能化绩效管理是利用信息技术和工具来评估、监督和优化医疗卫生机构内部人员的工作业绩的管理方法。智能化绩效管理通过建立绩效评价系统，将各项工作目标和标准化指标转化为数据。医疗机构可以根据具体岗位和职责制定相应的绩效指标，包括测评医疗质量、工作效率、患者满意度等方面的指标，以便更加客观地评估卫生人员的工作表现。同时，智能化绩效管理能够利用信息系统来实现绩效数据的收集、整理和分析工作。医疗机构可以借助数据分析工具，实现对卫生人员工作绩效进行定量化和可视化的分析，有助于及时发现问题，并有针对性地为卫生人员提供个性化发展建议和培训计划。另外，智能化绩效管理可以实现绩效评价的自动化和实时化。通过信息系统，医疗机构可以建立起绩效评价的自动化流程，包括绩效考核的设定、数据收集、评价结果生成等，不仅能够提高评价的效率和准确性，同时也能够对卫生人员的工作表现实现及时反馈。

3. 卫生人力资源的数据驱动决策 卫生人力资源中的数据驱动决策是指利用数据分析和信息技术来指导与支持医疗机构人力资源管理决策的过程。通过收集、整理和分析各种数据，包括卫生人员的人事数据、绩效数据、医疗服务数据等，为决策者提供客观、准确的信息基础，从而更好地制定和实施人力资源策略及计划。数据驱动决策可以帮助医疗机构深入了解卫生人员的工作情况和绩效表现。通过收集和分析卫生人员的工作数据，包括工作时长、任务完成情况、患者反馈等，可以客观评估卫生人员的工作表现，找到需要改进之处，并为人才管理和培训提供有针对性的指导。数据驱动决策能够帮助医疗卫生机构进行卫生人力资源规划和预测。通过分析卫生人员流动情况、离职率、患者就诊需求等数据，预测未来人力资源需求，为招聘、培训和岗位调配提供科学依据，保障医疗服务的持续稳定。

（二）卫生人力资源数字化与智能化的未来场景

1. 人工智能与医院管理 随着科技的飞速发展，人工智能（artificial intelligence，AI）和自动化技术不仅在临床诊疗中得以应用，而且在医院管理中也正在逐步融入与应用，在提升卫生人力资源效率方面表现出巨大潜力。如，诊前人机交互智能导诊，根据患者症状主动引导相应就诊科室。对于患者常见问题，智能语音客服能提升患者咨询体验，采用 AI 语音理解命中率超过 96%。患者来院等待就医时，提供自助填写图形化的预问诊问卷，医生站自动拼接病历，提升病历质量与问诊效率。对于体检人群，智能导检模型实时计算当前各项目队列，准确修正排队安排，同时考虑特殊人群、特殊项目优先级，为体检者动态规划体检安排，节约体检等待时间。患者入院时 AI 开始主动分析，将传统被动干预模式转化为主动发现模式，展示多维度患者画像，实时推荐疑似、传染病可能。在手术及治疗环节给出手术用血智能预测、手术风险智能评估、手术辅助规划引导等参考信息，并在出院和后续随访工作中完成再入院风险预测、患者匹配自动入组、院外数据自动采集等。用主动式、集成式 AI 提升医疗质量、降低风险，为患者高质量的持续就医体验提供智能化支持。

2. 医疗机构数字化培训管理 传统的医院人员培训存在诸多挑战，如培训资源不足、培训计划难以安排、培训效果难以评估等。现在数字化培训管理系统能够帮助我们解决这些问题。该系统通过建立一个在线培训平台,集成各种培训资源和课程内容,包括视频教程、在线课程、培训资料等。卫生人员可以根据自身需求和岗位要求,灵活选择适合的培训课程并进行线上学习,实现了培训资源的充分利用和共享。同时,该系统可以实现培训计划的智能化和个性化。医院可以根据卫生人员的岗位和职责制订个性化的培训计划,系统会自动提醒卫生人员完成相应的培训任务,并记录培训进度和成绩,为卫生人员的职业发展提供科学依据。该系统还可以实现培训效果的评估和反馈。通过在线考试和测评,医院可以及时了解培训质量,发现问题及时解决,可实现培训效果的持续优化。通过数字化培训管理系统,员工可以根据自身的工作时间灵活安排学习计划,医院的培训管理也变得更加精准化、便捷化。

3. 医疗机构智能化人才招聘 医疗机构可通过引入人工智能技术来改善员工招聘流程。医疗机构通过数字化转型引入智能招聘系统,以建立智能招聘平台为基础,整合了自然语言处理和机器学习算法,进而提升招聘效率。该平台能够自动分析和筛选大量的简历,根据预设条件和关键词快速识别出符合要求的候选人。这样,招聘团队可以节省大量时间和精力,专注于与最有潜力的候选人进行深入交流。其次,医疗机构可以利用数据分析工具对招聘过程进行优化和改进。通过收集和分析招聘数据,包括候选人来源、招聘渠道效果等,评估不同招聘策略的效果,及时调整招聘方案,提高招聘的成功率和效率。AI技术还可以应用于面试,依托虚拟面试系统,候选人可以通过在线平台进行虚拟面试,系统会自动分析候选人的语言、表情和行为,提供针对性的反馈和建议。这种虚拟面试系统不仅减少了面试人员的时间和成本,还提高了面试的客观性和公正性。

(三)卫生人力资源智能化的未来发展

智能化人力资源管理是指利用先进的人工智能技术、大数据分析和其他信息化系统,对人力资源管理过程进行全面的智能化处理和优化。智能化的优势在卫生人力资源管理中显著体现在自动化数据处理功能。自动化数据处理能够提高数据处理的效率和准确性。通过自动化工具,卫生机构可以迅速收集、整合和存储大量的人力资源数据,包括员工的基本信息、考勤记录、绩效表现等。这种自动化方式避免了手动输入和处理的烦琐过程,减少了人为错误,从而确保数据的准确性和一致性。自动化数据处理有助于实现人力资源管理的实时监控和动态调整。通过实时收集和分析数据,卫生机构可以及时了解人力资源的当前状态和未来趋势,从而作出相应的调整和优化。例如根据实时考勤数据,可以灵活调整员工的工作安排,确保人力资源的合理配置。自动化数据处理还能够帮助卫生机构进行更精准的人才选拔和绩效评估。通过对大量数据的深度挖掘和分析,可以识别出员工的潜在能力和发展趋势,为人才选拔和晋升提供更科学的依据。同时,自动化数据处理也可以为绩效评估提供客观、全面的数据支持,使评估结果更加公正、准确。

二、复合化与异质化

伴随着数字化的快速发展,跨学科知识融合能力与创新能力变得越来越重要,如何借鉴其他学科领域的理论及经验促进复合化与异质化发展、推动卫生人力资源管理创新,已经成为未来卫生健康领域的前沿需求。医院通常由各种职业和背景的人员组成,如何有效管理这种复合化与异质性的工作队伍以实现最佳配置是未来卫生人力资源管理的热点。

(一)复合化与异质化的理论与模型

1. 胜任力理论与模型 胜任力在人力资源管理中是一个核心概念,它是对某一特定任务角色所必须具备的胜任力总和的描述。胜任力涵盖了知识、技能、自我认知、社会角色、特质和动机等多方面,它们共同构成了员工在工作中表现出色的关键能力组合。胜任力模型的特点包括

①明确定义的核心能力：胜任力模型通常明确定义了在特定职位上成功所需的核心能力，涵盖技能、知识、经验、行为特征等方面。②与工作岗位相关性强：胜任力模型是根据特定工作岗位的要求而设计的，因此与该岗位的工作职责和目标密切相关，能够有效地评估员工在该岗位上的表现。③可量化和可测量性：胜任力模型提供了一套可量化和可测量的标准，用于评估员工在各项能力上的表现。这些标准通常与绩效评估或培训发展计划等管理活动密切相关。④多维度：胜任力模型通常涵盖多个维度，以全面评估员工的表现，包括技术能力、领导力、沟通能力、团队合作等，以确保员工在各方面都具备必要的能力。⑤反馈和发展导向：胜任力模型不仅能用于评估员工的表现，还可用于提供反馈和制订发展计划。通过识别员工在各项能力上的强项和发展领域，帮助员工了解并确定自己的发展优势与发展方向，并为其提供相应的培训和发展机会。⑥灵活性：胜任力模型通常具有一定的灵活性，能够根据组织的特定需求和变化进行调整与定制，以确保与组织的战略目标和文化相契合。

2. 人力资源生态系统理论与模型　人力资源生态系统理论（human resource ecosystem theory）强调了人力资源与其周围环境之间的相互作用和影响。它将人力资源管理视为一个生态系统，包括各种元素（员工、组织、社会、经济环境等）之间的相互依存和相互影响。该理论强调了人力资源管理不仅是在内部管理员工的事务，而且需要考虑到外部环境对人力资源的影响及组织对外部环境的影响。

3. 内隐领导理论的概念与内容　内隐领导理论（implicit leadership theory）是特质领导理论的一种。该理论认为人们内心中关于领导的概念化，即"领导者应该是什么样的"在人们头脑中的内隐印象受文化因素影响深刻。内隐领导理论是管理行为理论的深化，其核心是提出了 CPM 模型，其中 C 代表领导者个人品德（character and moral），P 代表绩效（performance），M 代表维持（maintenance）。目前以内隐领导理论为基础设计的管理人员考核体系在很多领域得到应用，值得卫生人力资源管理者借鉴。

4. 组织间网络理论的概念　组织间网络理论（theory of interorganizational network）强调了组织内外部各种元素之间的相互关系和互动。它认为组织不仅仅是一个独立的实体，而是由各种组成部分之间复杂的相互关系构成的网络。这些组成部分可以是个体、团队、部门、合作伙伴、供应商等，它们之间的联系和互动对于组织的运作和绩效具有重要影响。

（二）卫生人力资源管理复合化与异质化的未来场景

1. 胜任力模型　在卫生组织管理层选拔中，胜任力模型发挥着关键作用。通过评估候选人的领导力、决策能力、创新思维和团队管理等胜任力特征，可以选拔出具备优秀管理潜质的候选人，为卫生组织的发展提供有力保障。在医疗团队建设中，通过对团队成员的胜任力进行评估，了解团队成员的优势和不足，从而制订针对性的培训和发展计划，或进行人力的重新调配，这有助于提升医疗团队的整体素质，有利于人员之间的有效协作，系统提高医疗服务的效率和质量。在护理管理中，胜任力模型被广泛应用于护理人员的选拔、培训和绩效评估。通过构建护理岗位的胜任力模型，可以明确护理人员所需的核心能力，如专业技能、沟通能力、团队协作和患者关怀等，有助于选拔出具备优秀胜任力的护理人员。在公共卫生领域，胜任力模型被用于公共卫生人员的培养和评估。公共卫生人员需要具备扎实的专业知识、良好的沟通能力和应变能力，以应对各种公共卫生事件。通过构建公共卫生岗位的胜任力模型，可以选拔和培养具备这些核心能力的公共卫生人员，提升公共卫生应急响应和防控能力。

2. 人力资源生态系统　在卫生领域，人力资源生态系统理论可以帮助卫生组织更好地理解和管理人力资源。在员工与组织的关系方面，人力资源生态系统理论强调了员工与组织之间的相互作用。在医疗机构中，员工的态度、行为和绩效受到组织文化、领导风格、工作环境等多种因素的影响。通过深入了解员工和组织之间的关系，医疗机构可以采取措施提升员工满意度、减少员工流失，从而提高医疗服务的质量和效率。在社会和经济环境的影响方面，卫生领域受到政策、法规、技术和市场等多种社会与经济因素的影响。人力资源生态系统理论可以帮助医疗机构更好地理解外部环境的变化对人力资源管理的影响，并及时调整管理策略和措施，以适应变化的环境并提升竞争力。在员工健康与福利方面，人力资源生态系统理论强调了员工的健康和福利对组织绩效的重要性。员工的健康状况直接关系到患者安全、医疗服务的质量和效率。医疗机构可以通过提供健康保障、改善工作环境、心理健康支持等措施，保障员工身心健康，全面提高员工的工作体验感与工作幸福感。在人才流动与知识管理方面，该理论强调了人才流动和知识管理对组织发展的重要性。在卫生领域，人才流动和知识传承对医疗卫生服务的连续性和稳定性具有重要影响。医疗机构可以通过建立人才培养发展计划、知识管理系统等措施，提升组织培养、吸引、留住优秀人才的能力，并通过知识的传承与发展，提升医疗服务的质量和可持续发展能力。

3. 内隐领导　内隐领导理论强调领导力不仅体现在外显的领导行为上，还存在于个体的心理认知结构中，这些心理认知结构对于领导力的发挥有着重要的影响。在卫生领域，内隐领导理论的应用可以帮助理解卫生组织中的领导力现象，并为领导力发展提供新的视角和方法。在隐性领导品质的发掘方面，内隐领导理论强调个体内部的认知结构对领导行为的影响。在卫生组织中，有些员工可能拥有领导潜质，但并不一定展现在明显的领导行为中。通过对员工的心理认知结构进行评估和分析，可以发掘那些具有潜在领导品质的员工，为他们提供适当的培训和发展机会，从而激发他们的领导潜力。在内隐领导观念的塑造方面，该理论认为个体的内隐领导观念会影响其对领导行为的接受和表现。在卫生组织中，领导者可以通过塑造组织文化、制定明确的愿景和目标等方式，激发员工内隐领导观念的积极发展。通过鼓励员工参与决策、提供良好的沟通氛围和互动机会，可以增强员工对领导的信任和支持，促进领导力的发挥。在隐性领导力的评估方面，传统的评估方法主要侧重于外显的领导行为和能力，而忽略了个体内部的认知结构对领导力的影响。内隐领导理论提供了一种新的评估方法，可以通过心理测量工具和行为观察等方式，评估个体的内隐领导品质和潜力。在卫生组织中，这种评估方法可以帮助发现潜在的领导者，为领导人才的选拔和培养提供科学依据。在领导力发展的个性化路径方面，内隐领导理论强调个体差异对领导力的影响，因此领导力发展应该采取个性化的路径。在卫生组织中，可以根据员工的个性特点和内隐领导潜力，制订个性化的领导力发展计划。通过提供针对性的培训、导师指导和实践机会，可以帮助员工发挥其潜在的领导力，并为卫生组织的管理和发展注入新的活力。

4. 组织间网络　在卫生领域，组织间网络理论的应用可以帮助医疗机构更好地理解和管理其内外部的关系，以提高医疗服务的质量和效率。在跨部门合作方面，医疗机构通常由多个部门或单位组成，如医疗服务部门、行政部门、财务部门等。组织间网络理论强调了各部门之间的相互依存和协作关系。通过建立有效的跨部门合作机制，医疗机构可以更好地整合资源、优化流程，提高医疗服务的协同性和综合性。在供应链管理方面，医疗机构与供应商之间的关系对于医疗服务的供给和质量至关重要。组织间网络理论可以帮助医疗机构理解供应链中各环节之间的联系和影响，从而优化供应链管理，确保医疗资源的及时供给和有效利用。在患者关系管理方面，医疗机构与患者之间的关系是医疗服务的核心。组织间网络理论可以帮助医疗机构建立良好的患者关系管理机制，包括建立患者信息系统、提供个性化服务、建立患者反馈机制等，从而提高患者满意度和忠诚度。在合作伙伴关系管理方面，医疗机构通常需要与各种合作伙伴合作，如其他医疗机构、保险公司、政府部门等。组织间网络理论可以帮助医疗机构建立有效的合作伙伴关系，共同应对行业挑战，开展合作项目，实现资源共享和优势互补。在社区关系管理方面，医疗机构与社区之间的关系对于医疗服务的推广和普及至关重要。组织间网络理论可以帮助医疗机构建立紧密的社区关系，开展健康教育、预防控制、公共卫生等活动，提升社区居民的健康意识和健康水平。

三、价值共创与体验化

（一）卫生人力资源管理的价值共创

价值共创是指在卫生服务的全过程中，不仅卫生机构本身在为患者提供医疗服务的过程中创造价值，同时还要考虑到患者、医务人员、管理者等多方的通力合作，共同努力、共同创造出更大的价值。价值共创的概念突出了利益相关者之间的合作与共赢，强调了多方参与的重要性，倡导了共同推动卫生服务领域的发展与进步。卫生人力资源管理的价值共创是指在卫生领域中，通过卫生机构、员工以及其他利益相关者之间的合作与协作，共同创造和提升价值，实现卫生服务的最大化效益。这一概念强调了卫生人力资源管理的重要性，并将其定位于卫生服务提供者与利益相关者之间的协同合作和共同努力的重要平台。

1. 跨科室交流的价值共创　跨科室交流在卫生人力资源管理中扮演着至关重要的角色，它充分体现了价值共创的理念。这种交流不仅有助于提升医疗服务的质量和效率，还能促进医务人员的专业成长和团队协作，从而为患者提供更加优质、全面的医疗服务。跨科室交流打破了科室间的壁垒，实现资源共享和知识互补。在医疗机构中，不同科室往往拥有各自的专业知识和技术特长。通过跨科室交流，医务人员可以相互学习、借鉴，共同解决临床中遇到的难题。交流不仅能够提升医务人员的专业素养，还能够推动医疗技术的创新和发展。跨科室交流提升了医疗服务的质量和效率。在面对复杂疾病和多系统问题时，跨科室协作显得尤为重要。通过跨科室交流，不同科室的医务人员可以共同制订治疗方案、优化诊疗流程，从而确保患者得到及时、有效的治疗。协作不仅能够提升患者的就医体验，还能够降低医疗成本，提高医疗资源的利用效率。跨科室交流促进了医务人员的团队协作和文化建设。在交流过程中，医务人员可以增进彼此的了解和信任，形成共同的价值观和目标。团队协作和文化氛围有助于提升医务人员的归属感和凝聚力，激发他们的工作热情和创造力。在实际操作中，跨科室交流通过多种形式实现，如定期举办学术研讨会、临床病例讨论会、多科室联合查房等。这些活动不仅可以为医务人员提供学习和交流的平台，还可以促进不同科室之间的合作和协调。同时，医疗机构还可以通过建立信息化平台、制定跨科室协作规范等方式，为跨科室交流提供支持和保障。

2. 医患管理的价值共创　医患管理是指卫生人员与患者之间建立良好的沟通、信任和合作关系，共同协作，共同参与管理医疗过程，以提高患者满意度、医疗质量和医疗安全的一种管理方式。医患管理注重建立和维护良好的医患关系。医务人员通过真诚沟通、耐心倾听和尊重患者，建立起信任与合作的基石。患者则在医务人员的引导下，积极参与诊疗过程，理解并遵循医疗建议。良好的互动关系有助于提升患者的就医体验，增强他们对医疗服务的满意度和信任感。在价值共创方面，医患管理通过优化服务流程、提升服务质量、加强患者教育等方式，实现了医生、患者和医疗机构之间的共同价值提升。患者得到了更好的医疗服务，医生获得了职业成长和成就感，医疗机构则提升了社会声誉和经济效益。这种价值共创的理念有助于推动医疗服务的持续改进和创新发展。

（二）卫生人力资源管理的体验化

数字经济、共享经济的发展使人们越来越重视消费的体验化。尤其是新生代员工这一职场主力军成长于互联网背景下，互联网塑造了他们的消费习惯，使他们注重购物、游戏的体验感；同时，网络技术也培养了他们敢于创新、勇于尝试的个性，加之物质生活的富足、较高的教育水平使他们更加看重知识的获得。由此，新生代员工的工作方式、成就方式也都不同于以往，在工作中也更加重视工作带来的体验感。人力资源管理需在选、用、育、留环节增强体验感，以此吸引、获取和留住优秀的新生代员工。智能化、体验化的招聘方式，工作环境以及培训方式等，将提高新生代员工对工作的新鲜感和热情，为其才能的发挥提供更具吸引力的平台。科技的发展也为设计具有体验感的工作和培训提供了丰富的手段与方式。伴随体验经济的发展以及新生代员工队伍的壮大，人力资源管理的体验化趋势也将愈加明显。

为了吸引和留住优秀的新生代员工，需要在人力资源管理活动中为员工提供更具吸引力的工作体验。在选拔环节，可以运用智能化的招聘方式，如利用大数据和人工智能技术筛选简历，精准匹配岗位需求和个人能力。同时，可以通过线上线下的互动方式，让应聘者更好地了解组织文化和工作环境，增加其对未来工作的期待和兴趣。在用人环节，通过优化工作流程、提供舒适的工作环境、配备先进的医疗设备等方式，提高卫生人员的工作效率和满意度。此外，还可以设计具有挑战性的工作任务和提供多样化的职业发展路径，激发卫生人员的工作热情和创造力。在培训环节，可以利用虚拟现实、在线课程等先进技术，为卫生人员提供更加生动、实用的培训体验。通过模拟真实的工作场景和案例，帮助卫生人员快速掌握知识和技能，提升他们的专业素养和综合能力。在留人环节，需要关注卫生人员的情感需求和心理体验。通过定期的团队建设活动、卫生人员关怀计划等方式，增强卫生人员的归属感和忠诚度。同时，建立完善的激励机制和薪酬福利待遇，让卫生人员感受到组织的关爱和认可。

四、卫生人力资源管理未来展望

卫生人力资源作为推动卫生事业发展的核心力量，其重要性已成为世界共识。在我国，卫生人力资源作用的发挥不仅关系到人民群众的健康福祉，还直接影响着国家卫生事业可持续发展的能力。展望未来，可以从构建中国特色的卫生人力资源管理体系、探讨卫生人力资源管理的数智化新命题、多学科协同深化卫生人力资源管理研究以及面向新质生产力需求的卫生人力资源管理四方面入手，思考我国未来卫生人力资源管理面临的热点问题与发展趋势。

（一）构建中国特色的卫生人力资源管理体系

随着我国经济的持续发展和人民群众生活水平的不断提升，卫生健康事业已成为国家发展的重要基石。而卫生人力资源作为卫生健康事业的核心要素，其管理体系的构建对于提升医疗服务质量、保障人民健康具有至关重要的意义。因此，构建具有中国特色的卫生人力资源管理体系，是未来卫生事业发展的重要方向。中国特色的卫生人力资源管理体系应立足于我国国情和文化传统，借鉴国际先进经验，形成符合我国实际的管理模式。具体而言，首先要完善卫生人力资源的规划和配置机制，根据地区差异、人口构成与分布、疾病谱变化等因素，科学合理地制定卫生人力资源发展规划，确保各级各类医疗卫生机构的人力资源配置与医疗卫生服务需求相匹配。其次，要加强卫生人力资源的培养和开发，通过优化教育培训体系、提升培训质量、拓宽培养渠道等方式，不断提高卫生人才的综合素质和专业能力。此外，还应建立健全激励机制和约束机制，激发卫生人才的创新活力，保障其合法权益，促进人才的合理流动和优化配置。在构建中国特色的卫生人力资源管理体系过程中，还应注重政策引导和制度保障。政府应加大对卫生人力资源的投入力度，完善相关政策法规，为卫生人才的发展创造良好的环境和条件。同时，要加大行业自律和监管力度，确保卫生人力资源的规范管理和有效利用。

（二）探讨卫生人力资源管理的数智化新命题

随着信息技术的迅猛发展和数字化转型的深入推进，卫生人力资源管理也面临着新的机遇和挑战。数智化作为当前社会发展的热点话题，其在卫生人力资源管理中的应用前景广阔。因此，探讨卫生人力资源管理的数智化新命题，对于提升管理效率、优化服务流程具有重要意义。

数智化在卫生人力资源管理中的应用主要体现在以下几方面：首先，通过大数据和人工智能技术的运用，可以对卫生人力资源的需求、配置和使用情况进行精准分析和预测，为决策提供更加科学、客观的依据。其次，数智化手段可以优化招聘、培训、考核等管理流程，提高管理效率和质量。例如，利用智能招聘系统可以快速筛选合适的候选人，降低招聘成本；通过在线培训平台可以实现远程教育和资源共享，提升培训效果。此外，数智化还可以提升医疗服务质量和患者满意度，通过智能化排班系统、电子病历管理等方式，提高医疗服务效率和准确性，改善患者就医体验。然而，数智化在卫生人力资源管理中的应用也面临着一些挑战和问题。如数据安全和隐私保护问题、技术更新和人才培养问题等。因此，在推进卫生人力资源管理的数智化过程中，需要注重平衡技术创新与管理需求的关系，加大技术研发和人才培养力度，确保数智化应用的顺利实施和有效运行。

（三）多学科协同深化卫生人力资源管理研究

卫生人力资源管理作为一门综合性学科，涉及管理学、医学、心理学等多个领域的知识和技术。因此，多学科协同深化卫生人力资源管理研究，对于推动学科发展和提升管理水平具有重要意义。在多学科协同深化卫生人力资源管理研究方面，可以加强与其他学科的交叉融合和协同创新。例如，与管理学相结合，研究卫生人力资源的优化配置和激励机制；与医学相结合，研究医疗服务流程的优化和患者满意度的提升；与心理学相结合，研究卫生人才的心理健康和职业发展等问题。通过多学科的合作与交流，可以形成更加全面、深入的研究成果，为卫生人力资源管理实践提供有力支持。此外，还可以加强国际交流与合作，借鉴国际先进经验和技术手段，推动卫生人力资源管理的国际化发展。通过参与国际学术会议、项目合作等方式，了解国际前沿动态和趋势，提升我国卫生人力资源管理的水平和影响力。

（四）面向新质生产力需求的卫生人力资源管理

随着科技的快速发展和医疗模式的不断创新，卫生事业面临着新质生产力需求。新质生产力不仅要求医疗服务的高效性和精准性，还强调服务的个性化和人性化。因此，卫生人力资源管理需要适应新质生产力的需求，不断创新和优化管理方式。面向新质生产力需求的卫生人力资源管理，首先要关注人才的创新能力和跨界合作能力。通过搭建跨学科、跨领域的合作平台，促进不同领域人才的交流与合作，培养具备创新思维和跨界能力的卫生人才。其次，要加大人才培养和引进力度，吸引更多优秀人才投身卫生事业。通过优化人才政策、提升薪酬待遇水平等方式，增强卫生人才的归属感和获得感。同时，卫生人力资源管理还需要关注新技术、新模式的应用和推广。例如，利用人工智能、大数据等先进技术优化医疗服务流程、提升诊疗水平；探索远程医疗、互联网医疗等新模式，拓展医疗卫生服务范围和提升服务质量。通过不断创新和应用新技术、新模式，全面推动卫生事业的发展与进步。

纵观卫生人力资源管理的发展历程，我们看到，人力资源管理理论的不断涌现、管理实践的日益丰富，都是和时代的发展、科技的进步、优秀文化的推动密不可分的。卫生人力资源是保障卫生事业发展最关键的支撑性资源，因此，对卫生人力资源管理理论与实践的思考、探索与创新任重而道远、永无止境。

本章小结

1. 卫生人力资源管理经历了人事管理、人力资源管理、战略性人力资源管理、循证人力资源管理四个发展阶段，每个阶段都有各自的特点。

2. 卫生人力资源管理的未来发展趋势包括数字化与智能化、复合化与异质化、价值共创与体验化等多方面。数字化与智能化不仅提高了效率和精确度，还为卫生行业提供了更加可靠、可持续的人力资源解决方案。体现复合化与异质化特征的胜任力理论、人力资源生态系统理论、内隐领导理论、组织间网络理论为卫生人力资源管理的理论与实践提供了新的视角。价值共创与体验化则体现在选、用、育、留环节增强体验感，以此吸引、获取和留住优秀的新生代员工，并通过卫生机构、员工以及其他利益相关者之间的合作与协作，共同创造和提升价值，实现卫生服务的最大化效益的意义。展望未来，需要从构建中国特色的卫生人力资源管理体系、探讨卫生人力资源管理的数智化新命题、多学科协同深化卫生人力资源管理研究以及面向新质生产力需求的卫生人力资源管理四方面入手，全面提升我国卫生人力资源的管理水平和发展质量。

思考题

1. 卫生人力资源管理经历了怎样的发展历程？
2. 请思考卫生人力资源管理的未来发展方向和趋势。
3. 数字化转型对卫生人力资源管理产生了什么作用？

（周思宇）

推 荐 阅 读

[1] 毛静馥 . 卫生人力资源管理 . 北京：人民卫生出版社，2013.

[2] 董克用，李超平 . 人力资源管理概论 .5 版 . 北京：中国人民大学出版社，2019.

[3] 中国就业培训技术指导中心 . 企业人力资源管理师（一级）.4 版 . 北京：中国劳动社会保障出版社，2020.

[4] 中国就业培训技术指导中心 . 企业人力资源管理师（二级）.4 版 . 北京：中国劳动社会保障出版社，2020.

[5] 雷蒙德·诺伊，约翰·霍伦贝克，巴里·格哈特，等 . 人力资源管理：赢得竞争优势：第 9 版 . 刘昕，柴茂昌，译 . 北京：中国人民大学出版社，2018.

[6] 戴维·尤里奇 . 人力资源转型：为组织创造价值和达成成果 . 李祖滨，孙晓平，译 . 北京：电子工业出版社，2015.

[7] 张鹭鹭，代涛 . 医院管理学 .3 版 . 北京：人民卫生出版社，2023.

[8] 张亮，胡志 . 卫生管理学 . 北京：人民卫生出版社，2024.

[9] 张亮，胡志 . 卫生事业管理学 . 北京：人民卫生出版社，2013.

[10] 孙会峰 . 战略性人力资源管理 . 北京：电子工业出版社，2013.

[11] 方振邦，杜义国 . 战略性人力资源管理 .3 版 . 北京：中国人民大学出版社，2021.

[12] 胡冬梅 . 影响高绩效工作系统的因素及作用研究 . 北京：科学出版社，2017.

[13] 孙梅 . 我国卫生人力资源问题与策略研究 . 北京：中国协和医科大学出版社，2021.

[14] 廖泉文 . 招聘与录用 .3 版 . 北京：中国人民大学出版社，2015.

[15] 赵永乐，姜农娟，凌巧 . 人员招聘与甄选 .2 版 . 北京：电子工业出版社，2014.

[16] 彼得·J. 罗伯逊，特里斯特里姆·胡利，菲尔·麦卡什 . 牛津生涯发展手册：背景、理论与实践 . 北森生涯研究院，译 . 北京：世界图书出版公司，2023.

[17] 加里·德斯勒 . 人力资源管理：第 14 版 . 刘昕，译 . 北京：中国人民大学出版社，2017.

[18] 罗伯特·里尔登，珍妮特·伦兹，加里·彼得森，等 . 职业生涯发展与规划：第 4 版 . 候志瑾，译 . 北京：中国人民大学出版社，2016.

[19] 叶龙，史振磊 . 人力资源开发与管理 . 北京：清华大学出版社，2006.

[20] 董克用 . 人力资源管理 . 北京：高等教育出版社，2023.

[21] 莫寰，张延平，王满四 . 人力资源管理：原理、技巧与应用 . 北京：清华大学出版社，2007.

[22] 李德志 . 公共部门人力资源管理与开发 .2 版 . 北京：科学出版社，2008.

[23] 方振邦 . 医院绩效管理 . 北京：化学工业出版社，2016.

[24] 勒娟 . 工作压力管理 . 北京：人民邮电出版社，2007.

[25] 梁万年，胡志，王亚东 . 卫生事业管理学 .4 版 . 北京：人民卫生出版社，2017.

[26] 白睿 . 组织诊断：企业健康的衡量方法、模型与实践 . 北京：中国法制出版社，2021.

[27] 奚国泉，徐国华 . 人力资源诊断与决策实训教程 . 上海：上海财经大学出版社，2016.

[28] 乔治·T. 米尔科维奇，杰里·M. 纽曼 . 薪酬管理：第 9 版 . 成得礼，译 . 北京：中国人民大学出版社，2008.

[29] 葛玉辉 . 人力资源管理 .2 版 . 北京：清华大学出版社，2008.

[30] 曹世奎 . 医药人力资源管理 .3 版 . 北京：中国中医药出版社，2023.

中英文名词对照索引